高等医药院校教材

（供专科中医学专业用）

中 药 学

（修订版）

主　编　李钟文

副主编　徐生旺　刘联声

编　委　杨国祥　聂伯纯　朱　义　谭复成

审　定　傅元谋　丁国明

U0335384

中国中医药出版社

北　京

图书在版编目（CIP）数据

中药学 / 李钟文主编．—2版，—北京：中国中医药出版社，2002.6（2019.8重印）
高等医药院校专科教材
ISBN 978-7-80089-225-7

Ⅰ．中⋯ Ⅱ．李⋯ Ⅲ．中药学 Ⅳ.R28

中国版本图书馆 CIP 数据核字（2002）第 027224 号

中国中医药出版社出版

发行者：中国中医药出版社
　　　　（北京经济技术开发区科创十三街 31 号院二区 8 号楼　电话：64405750　邮编：100176）
　　　　（邮购联系电话：84042153　64065413）
印刷者：赵县文教彩印厂
经销者：新华书店总店北京发行所
开　本：787×1092 毫米　16 开
字　数：467 千字
印　张：19.25
版　次：2002 年 6 月第 2 版
印　次：2019 年 8 月第 30 次印刷
书　号：ISBN 978-7-80089-225-7
定　价：52.00 元
如有质量问题，请与出版社发行部调换（010 64405510）
HTTP://WWW.CPTCM.COM

专科中医学专业主要课程教材
编审委员会

主　任： 李安邦

副主任： 陆莲舫　万德光　郑守曾　曾诚厚

委　员：（按姓氏笔划）

丁国明	丁　锷	万德光	马宝璋	王元勋	王景宜	韦永兴
尤庆文	邓振鹏	石学敏	龙文君	付元谋	丛春雨	宁　越
皮巨川	乔　模	许相文	刘宝贵	刘淑珍	孙国强	李安邦
李良信	李钟文	李超凡	李敬孝	杨护生	吴垂光	吴崇奇
陆莲舫	陈陶后	陈齐光	张光明	张发荣	张安祯	张华珠
张珍玉	张跃林	赵敬华	郑守曾	祈　涛	胡永年	奎传经
段振离	顾婉先	党兰玉	陶兴华	徐生旺	郭志强	涂晋文
黄国麒	黄委风	黄建业	惠纪元	韩宏志	曾君望	曾诚厚
蔡美秋	蔡绪江	廖润泉	魏毓奇			

前　　言

　　为发展普通高等中医药专科教育，加强专科教材建设，提高专科人才培养质量，国家中医药管理局组织编写出版了专科中医学专业16门教材。

　　本套教材主要是为培养适应县、乡、厂矿等基层医疗卫生机构需要的中医临床人才服务的。计有《中医学基础》《中药学》《方剂学》《正常人体解剖学》《生理学》《西医临床学基础》《西医诊断学基础》《中医内科学》《中医妇科学》《中医儿科学》《中医外科学》《中医骨伤科学》《中医急症学》《针灸推拿学》《西医内科学》《西医外科学概论》等16门专科中医学专业主要课程教材。

　　在编写过程中，力求体现中医特色与专科特点，坚持科学性与适应性相统一，既注意吸取适合农村和基层需要的中医药学术新进展和诊疗新技术，又注意在取材的深度和广度上符合专科层次的要求。为了保证编写质量，特别加强了教材的审定工作，各门教材编写出初稿后，均由各部门教材审定人和编审委员会根据教材的要求进行全面认真的审定。

　　编写专科中医学专业教材，属探索性的工作，可供借鉴的经验较少，要使本套教材适应普通高等中医药专科教育的需要，还需进行长期的努力。要通过大量实践，不断总结经验，加以提高，才能逐步完善。因而殷切期望广大师生和读者提出宝贵意见，以便在今后修订时加以改进。

全国专科中医学专业主要课程

教材编审委员会

编 写 说 明

　　《中药学》是由国家中医药管理局组织编写的全国专科中医学专业系列教材之一。供全国高等医药院校三年制专科中医学专业用。

　　全书分总论、各论两大部分，书末附有历代本草著作简介、引用方剂索引、中文药名索引。

　　总论部分，简要介绍了中药学的发展概况，重点论述了中药学的基本理论，包括产地、采收、炮制、性能、应用等内容。

　　各论部分，共收载常用药物431种（包括附药58种）。所载药物品种的名称与来源，一般以《中华人民共和国药典》和历代本草所载者为准。对不同来源或同一来源不同药用部分，而疗效相似的药物，则作为附药加以简述。有些药材来源不一，包括同属植物或其他习惯作该药材使用的药物，或古今药物来源、名称有变化者，则在附注中加以注明。

　　各论药物根据其功效分为19章。每章药物首列概述，简要概括论述该类药物的含义、性能特点、功效应用、配伍方法、使用注意等内容。各章中每一药物分别按药名、出典、基源（包括来源、药用部分、产地、采收、炮制）、性味归经、功效主治、临床应用、用量用法、使用注意、附药、附注等项编写。

　　功效、应用是本书论述的重点。中药的临床应用，以其功效为依据，以中医药基本理论作指导。在论述应用中，着重阐述辨证用药的理论，介绍其常用的配伍，并列举常用方剂，以加强理论与实际的联系。在每章之末，对该类药物的功效、应用进行类比小结，以便掌握该类药物的主治与辨证应用。

　　本书的编写分工，按各章的顺序其执笔人分别为：总论第一、第四章，李钟文；第二、第三章，刘联声；第五章，涂生旺；各论第一、第十四、第十九章，谭复成；第二、第十六章，涂生旺；第三、第十三章，李钟文；第四、第五、第六章，聂伯纯；第七、第八、第九、第十章，刘联声；第十一、第十二、第十五章，朱义；第十七、第十八章，杨国祥。附篇内容全由主编完成。

　　专科《中药学》教材的编写，尚属首次，不足之处，在所难免。希望各院校在使用过程中，通过教学实践，不断总结经验，提出宝贵意见，以便今后修订，逐步提高本教材的质量。

编　者

1992 年 12 月于长沙

目　　录

总　　论

　　中药在我国的应用，已有几千年的历史。在长期实践中，积累了应用中药的丰富经验。经 20 世纪 80 年代全国药物资源普查，我国药物品种已达 12807 种。这些药物多数有长期的应用历史，是中医用以防治疾病的主要武器，为保障我国人民的健康和民族的繁衍起了重要作用。

　　我国药物的来源甚为复杂，但主要来自三大类别，即植物、动物、矿物，其中又以植物药占大多数，应用也最普遍，故古代相沿把我国传统药学称为"本草"学。由于这些药物的应用是以中医学理论作指导，有其独特的理论体系和应用形式，并充分反映了我国自然资源及历史、文化等方面的若干特点，所以一般把它称为中药。古代的"本草"学，也相应被称为"中药学"。中药学是研究中药基本理论和各种药物来源、采收、性能、功效、应用的一门学科。

　　中药学是祖国医学宝库的重要组成部分，是学习中医、中药专业的基础理论课程之一。学习中药学，必须以中医基本理论为指导，但同时也应注意中药学科的特点。既要把药性理论与各类药物的功效有机结合，更要了解和掌握每味药物的性能特点与应用范围。在学习本门课程时，要注意理论联系实际。通过中药学的系统学习，逐步掌握中药基本理论和辨证用药及各类药物的功效应用等知识，为学习中医方剂学和各专业课程打下坚实的基础，并为继承、发扬、整理、提高中医药学作出贡献。

第一章　中药的起源和中药学的发展概况

　　中药的知识，是我们祖先在防治疾病过程中逐步认识和积累起来的，它的产生和发展都离不开人类的生产与生活实践。

　　古代对中药起源的传说，多与"神农"有关。如《淮南子·修务训》载"神农……尝百草之滋味，水泉之甘苦，令民知所避就。当此之时，一日而遇七十毒。"这些记述，生动地反应了我们祖先认识药物的实践过程。

　　原始社会初期，生产力极其低下，人们在寻觅食物时，由于饥不择食，不可避免误食某些有毒的动植物，而引起某些药效反应，或发生中毒现象。有时也因偶然吃了某些动、植物，使原有的疾病得以减轻甚至消失。人们在长期同疾病作斗争的过程中，通过反复的尝试和经验积累，不断总结，从而丰富了用药知识。随着社会的发展和文化的进步，传播药物知识的方式也由最初的"口耳相传"发展到文字记载。

早期药学知识的文字记述，可追溯到公元前一千多年的西周时期。如在《周礼·天官冢宰》篇中就有"医师，掌医之政令，聚毒药以供医事"及"以五味、五谷、五药养其病"等记述。先秦时期的诸子书中，有关药物资料的记述颇多。如在《诗经》中，就载有不少药物的名称。《山海经》中记述有治疗作用的药物已达百余种。在《内经》中不仅记载了13方，20多种药物，而且总结了一些药性理论与用药法则。70年代初，从长沙马王堆出土的先秦古医帛书《五十二病方》等著作中，载有大量药方，药物总数已达300余种，其内容涉及到药物的品种、产地、形态、采集、炮制、制剂和临床应用、用法、禁忌等诸方面。说明至迟在秦汉之际，我国药物学已具有相当规模。西汉时期（公元前202年）是我国封建王朝的兴盛时期，为总结先秦积累的大量药学资料准备了必备条件。公乘阳庆传给淳于意的《药论》，应为史籍中记载最早的药物学专书，可惜其书已亡佚。《汉书》中三次记述了有关"本草"的史料，不仅有"本草待诏"的记载，而且在《楼护传》中，称"护诵医经、本草、方术数十万言"，把本草与医经、方术并列，可见"本草"成为一门单独的学科，最迟应是西汉年间。现存最早的药学专著，公认为《神农本草经》（简称《本经》），就是成书于汉代。由于其书并非一时一人之手笔，很难定其具体成书年代。原书早已亡佚，现在所见到的内容，乃是经陶弘景整理而转传于历代本草之中被保存下来的部分。全书载药365种，是汉代以前药学知识和经验的总结。该书序录部分，概括地总结了中药的基本理论，如三品分类、四气五味、有毒无毒、配伍规律、服药方法、剂型宜忌等，奠定了中药学的理论基础，对后世本草学理论的发展影响深远。所载各药的内容，以性味、功效、主治为主，多数药效确切可靠。如麻黄定喘、大黄泻下、猪苓利水、黄芩清热、黄连止痢、海藻治瘿、当归调经、雷丸杀虫等等。它是我国现存最早的珍贵药学文献，也是中药学成为一门完整学科的重要标志。但是，限于当时的科学水平，书中也不可避免地存在某些缺点和错误。

自《神农本草经》成书后，历经后汉、三国、两晋，至南北朝，《本经》的药物不断地增加了新的功效和用途，同时新的药物也不断发现和增加，这些新的药学资料，由历代名医相继记录整理，撰成了《名医别录》一书。梁代陶弘景（公元456～536年）搜集各种不同传本的《神农本草经》，以此作为基础，加以整理注释，并增加《名医别录》新选出的365种药物，计730种，编撰成《本草经集注》。全书七卷，对魏晋以来药学发展情况作了较全面的总结。为了使新旧内容不致混淆，采用了朱书《本经》，墨书《别录》的方法加以区别。他还创立了按自然属性进行分类的方法，把药物分成玉石、草木、虫兽、果、菜、米食及有名未用七类，较之《本经》的三品分类，是药学的一大进步，对后世的药物分类产生了深远的影响。此外，对药物的形态、性味、产地、采制、真伪鉴别等都有新的论述，大大地丰富了本草学的内容。他还首创了"诸病通用药"，为临床医生用药提供了方便

在两晋、南北朝时期，对中药学的发展起过重要作用的，还有风行一时的道家炼丹术与新兴学科分支——炮炙学的创立。如东晋时期葛洪的《抱朴子》即是服食炼丹的代表作之一，书中记载了许多制药化学实验。炼丹术的兴盛，既扩大了矿物药的应用范围，也促进了制药化学的发展。刘宋时期雷敩的《炮炙论》，记述了各种药物通过适宜的炮制，可以提高疗效，减轻毒性和烈性，保证用药安全，从而发展了药物加工炮制技术。

隋唐时代（公元581～907年），我国在政治上实现了南北统一，生产力有了很大的发

展，经济文化日益繁荣，中外交流也日渐增多，西域、印度的医药文化不断输入，丰富了我国医药宝库，推动了我国医药学术的进步。反映这一时期中药学发展概貌的，首推盛唐时的《新修本草》。该书由当时在朝廷握有重权的长孙无忌、李勣领衔，并由具有丰富药学知识的苏敬实际主持，共 23 人参加编纂。在编写过程中，政府通令全国各地选送所产地道药材，并进行实物描绘。显庆四年（公元 659 年），全书完成，由唐政府颁行全国，这是最早由国家颁行的具有药典性质的本草书籍，它比世界著名的欧洲纽伦堡药典要早八百多年。《新修本草》原书共 54 卷（正经 20 卷、药图 25 卷、图经 7 卷、目录 2 卷），收载药物 844 种（实际 850 种），是一部图文并茂、卷帙繁浩的药学巨著。该书不仅反映了盛唐时期药学的进步和成就，而且其编写方法和形式，都对后世药学的发展有着深远的影响。该书颁行不久，很快传到国外，至迟约 70 年后即传入了日本，对日本的医药学产生了巨大影响，后来还把它作为医学生的必修课本。

唐代的私人药学著作颇丰，但对中药学发展影响较大的为数不多。开元年间（公元 713~741 年）陈藏器搜罗了《新修本草》遗漏的民间药物，加上当时新发现的一些药物，仔细考核，订正谬误，编成了《本草拾遗》十卷，进一步丰富了本草学的内容。陈氏还创立了以药物功效进行分类的方法，最先按"十剂"分列药物，对于临床辨证用药更有指导意义。此外，孟诜的《食疗本草》对可作食物的药品作了专门研究，从一个侧面反映了中药的发展概况，扩大了中药的应用范围。

成书于五代时期的《蜀本草》，为后蜀主孟昶命翰林学士韩保昇等所增订，以《新修本草》作蓝本，增补注释，并增加部分新药，名为《重广英公本草》，其书约成于广政年间（公元 938~964 年），对中药学的发展也产生了一定影响。

宋代由于生产力的提高，经济的繁荣，特别是科学、文化的进步，临床医学的发达，促进了药物学的发展。药物品种的增加，用药经验的积累，炮制、制剂技术的改进，成药应用的推广，使宋代药学呈现了蓬勃发展的局面。对于本草、方书的整理，政府曾多次组织修订、增补。公元 973 年，宋廷首先诏令刘翰、马志等修订本草，定名为《开宝新详定本草》，次年又经李勣、扈蒙等重新校勘，定名为《开宝重定本草》（简称《开宝本草》）。全书共 20 卷，载药 984 种，新增药物达 134 种，还增加了一些注释，由于刻版印刷工艺的改进，把陶氏首创的朱墨分书，改成了黑（阳文）白（阴文）字体，为保存古本草作出了重大贡献。1057 年（嘉祐二年）由掌禹锡、林亿、苏颂等在《开宝本草》的基础上，经三年的修订，编成了《嘉祐补注神农本草经》（简称《嘉祐本草》），于 1061 年刊行。全书共 21 卷，收载新旧药物 1082 种（实为 1083 种），新增药物 99 种（新补 82 种，新定 17 种）。1058 年宋朝政府又仿唐《新修本草》旧例，诏令全国征集各州郡所产药材标本及实物图形，并注明形态、采收、功用等，进口药材则另有要求。这些材料经苏颂等人整理，于 1061 年编成了《本草图经》。全书共 20 卷，载药 780 种，其中新增民间药物 103 种。共绘制药图 933 幅，成为我国现存的第一部刻版药物图谱。该书对药物的来源和鉴别进行了详细讨论，同时也记录了药物的应用和大量单方。以上这些官修本草对于推进药学的发展都起了积极的作用。

宋代医家编撰本草著作甚多，但在中药学发展史上有突出贡献者，首推唐慎微的《经史证类备急本草》（简称《证类本草》）。他把《嘉祐本草》与《本草图经》综合编撰，复从经史、医籍、方书中所搜集的大量单方和有关药学资料附编其后。初稿约成书于 1082 年。全书共 31 卷，收载药物 1744 种，新增药物 526 种，附方 3000 余首。它具有药品众多、资料丰富、内容广泛、体例完备等特点，为保存古代本草文献和推进本草学的发展起了承先启后的作用。由于它学术价值极高，宋朝政府曾多次令人修订，而有"大观"、"政和"、"绍兴"等不同年号的《证类本草》刊行。其它如宋初不著姓氏的《日华子诸家本草》（一说为五代后期），北宋末年寇宗奭所著的《本草衍义》，南宋时陈衍所撰的《宝庆本草折衷》等，各具特点，对后世本草学发展均有积极影响。

金元期间，中药学发展的特点是突出临床实用，注重药性理论探讨。本草著作大多简明扼要。如张元素的《珍珠囊》，李东垣的《用药法象》，王好古的《汤液本草》，都是一脉相承。他们既继承《本经》原旨，又探讨《内经》的药性理论，对气味阴阳、升降浮沉、脏腑补泻、归经引经等药性理论，给以全面阐发。丰富了药性理论内容，促进了中药基本理论的发展。元代，对中药学产生过一定影响的，有忽思慧所著的《饮膳正要》，该书虽为饮食疗法专著，但记录了不少回、蒙等少数民族食疗方药。尤其该书首次记载了用蒸馏法制酒的工艺，对于提高酒剂的药效更具有进步意义。

明代是中药学在封建时代发展的鼎盛时期，这一时期留下的本草著作甚多。弘治年间（1503～1505 年）由刘文泰等人编纂的《本草品汇精要》，内容甚为丰富，编辑体例严谨，尤其所绘彩色药图，甚为精美，惜未能刊行于世，没有发挥其应有的作用。明代最具有代表性的本草著作，首推《本草纲目》。作者李时珍（1518～1593 年），是我国伟大的医药学家。他以毕生精力，刻苦钻研本草，"渔猎群书，搜罗百氏"，书考八百余家；实地考察，采访四方，足迹遍及大江南北。费三十年之殚精，三易其稿，终于 1578 年编成了集我国 16 世纪前药学大成的《本草纲目》这部科学巨著。全书共 52 卷，收载药物 1892 种（实为 1897 种），附方 11000 余首，改绘和新增药图 1109 幅，新增药物 374 种。书中药物以五行（水、火、土、金、木）、三界（矿、植、动）为依据，按自然属性和生态条件为分类基础，将其分为 16 纲，60 小类，为中古时期最完备的分类系统，是我国科技史上极其辉煌的成就。也为世界科学技术进步作出了贡献。书中综合了 16 世纪前动物学、植物学、矿物学、地矿学以及化学等多学科的知识，因此它的影响远远超出了药物学的范围。该书从 17 世纪末即传播到海外，先后被全译或节译成日、朝、英、法、德等多种文本，流传亚欧北美等地，成为我国在世界流传最广的本草著作。

清代的本草著作，大多为适应临床用药而作。以删繁就简，阐述经义，探讨药性，阐发机理为主。在中药学发展史上占有一席之地的，当推赵学敏的《本草纲目拾遗》。他在广泛收集民间药物资料的基础上，按《本草纲目》分类体系进行整理。全书收载药物 921 种，而新增的药物即达 716 种之多，为本草学的发展提供了大量宝贵资料，是本草学中新增药物最多的药学著作。由于该书资料是从众多医药书籍、地方志书及笔记小说中搜集来的，引用文献达六百余种，其中不少本草、医书现已佚失，赖该书引用得以部分保存，故有较强的文献价值。书中还附有大量简易有效医方，尚有发掘应用价值。此外，还有吴其浚的《植物名实图考》，其书虽以记述植物为主，但也记录了大量的民间药物资料，对丰富本草学的内容作出了贡献。

我国本草学，从西汉创立迄于清代，历经两千余年变迁，各个时期都有其成就与特色，且代代相传，日渐递增。据统计，现存的本草书籍在 400 种以上。记录了我们祖先与疾病作斗争积累下来的丰富经验，使之成为祖国医学伟大宝库的重要组成部分。

新中国成立后，党和政府十分重视中医药学的继承发扬和整理提高，并将其发展列入国家宪法之中，充分地反映了人民的愿望和社会需要，为中药学的发展开辟了广阔的前景。中医药院校的建立与发展，培养了大批中医药人才。中医药研究机构遍及全国各省市，广泛开展中药化学、药理、临床的研究，发掘出大批有效新药。多次开展全国性的药材资源普查，整理出版了一批地方药志和全国性专门著作。如《中药志》、《全国中草药汇编》、《中药大辞典》、《新华本草纲要》等大型药学著作。尤其是20世纪90年代，由国家中医药管理局组织全国著名中药专家学者编纂的《中华本草》更是盛况空前，全书分十大卷，收载的药物已达8980种。《中华人民共和国药典》从1965年开始，分部收载了大量中药、中成药，并逐步完善其质量控制标准，反映了民族文化特色，显示了我国当代药学科技水平。在中药材生产方面，由于开展了野生变家种、家养等方面的研究工作，产量、质量都有了很大的提高。对一些药源稀少或长期依赖进口的药材，如沉香、番红花、血竭、麝香、鹿茸等，进行了引种和驯化饲养的研究，均取得了可喜的成果。对某些天然药材，进行人工合成或半合成的工作也有了可喜的进展。有关中药炮制、制剂技术的研究，也取得了较大的突破，使中药加工、中成药生产朝着规范化、标准化、科学化方面发展。大批的古代本草文献相继整理出版。凡此种种，标志着中药学博大精深，蓬勃发展。我们必须充分发挥现代多学科的优势，协作攻关，使我国的中药学更加发扬光大。

第二章　中药的产地和采收

中药绝大部分来自天然的动物、植物和矿物。中药的产地和采收直接影响到药物的质量和疗效。对中药产地和采收的研究，能保证和提高药材生产质量，对合理开发利用药物资源是十分重要的。

第一节　产　　地

天然药材的分布和生产都离不开一定的自然条件。我国幅员辽阔，有江河湖泽，山陵丘壑，平原沃土，高原冰川和辽阔海域，形成了复杂的自然地理环境。各地水土、气候、日照、生物分布等生态环境差别很大，因而为多种药用植物的生长提供了有利的条件。由于各种药用植物和动物经过在某一地区长期的生长繁衍，逐渐对该地区环境产生了适应性，这就形成了某些药物的生产地域性。同一种药物，因产地不同，其质量和疗效可能就有差异，所以中药传统应用经验，常强调这种药物是否"地道"。那种一地所产，其品种、质量、疗效均优的药材，称为"道地药材"（也称"地道药材"）。历代医家都十分重视道地药材的生产和应用。众多的本草文献也都记载了名贵药材的品种产地，从而指导临床用药。如东北的人参、细辛、五味子，甘肃的当归，宁夏的枸杞，青海的大黄，山西的党参，河南的地黄、牛膝、山药，云南的茯苓，广西的三七，四川的黄连、川芎、贝母，山东的阿胶，江苏的薄荷，浙江的白术，广东的橘皮，陕西的沙苑子，安徽的木瓜，福建的泽泻等等，自古以来都被视为道地药材，沿用至今。

但是，由于人民生活水平的提高，临床用药量的需求日增，加之各种道地药材的生产毕竟是有限的，难以完全满足需要。建国以来，广大医药工作者对道地药材进行了一系列的研究，做了大量的工作，通过引种、栽培扩大了药材的种植范围，在保持疗效的基础上，满足了部分短缺药材的需要。总之，道地药材的真正要求，是以确保药材质量和临床疗效为标准，不必局限于产地地域。

第二节　采　　收

中药的采收时节和方法，直接影响到中药的质量和疗效。因为动植物在其生长发育的不同时期，药用部分所含有效成分各不相同，因此药物的疗效也往往有较大差异，故药材的采收，应该在有效成分含量最高的时候进行。由于中药大多数是植物药材，各种植物在其生长发育的各个不同时期，根、茎、叶、花、果实各个不同部分，其有效成分含量不尽相同。通常以入药部分的成熟程度为采收依据。一般可归纳如下。

一、全草

大多数在植株充分生长，枝叶茂盛，或花初开时采集。从根以上割取地上部分，如益母草、荆芥、豨莶草等；须连根入药的则可拔起全株，如车前草、紫花地丁、蒲公英等。个别需用嫩苗入药者更要适时采收，如茵陈蒿。

二、叶类

通常在花蕾将放或正盛开的时候采收。此时叶片茂盛，性味齐全，药力雄厚，最适于采收，如枇杷叶、荷叶、大青叶、艾叶等。有些特定的品种，如嫩桑叶需在刚长出时采收，而霜桑叶则需在深秋经霜后采收。

三、花类

花类药材，一般采收未开放的花蕾或刚开放的花朵，以免香气散失，花瓣散落而影响质量，如金银花、槐花、辛夷、菊花、旋覆花等。对花期短的植物或花朵次第开放者，应分次及时摘取；个别药如红花则应在花冠由黄变红时采收。若以花粉入药者，则需于花盛开时采收，如蒲黄等。

四、果实、种子

果实类药物大多数都是在果实成熟时采收，如瓜蒌、槟榔、马兜铃等；少数需在果实未成熟时采收，如青皮、枳实、乌梅、覆盆子等。以种子入药的通常在完全成熟后采集，如莲子、沙苑子、菟丝子等。有些既用种子又用全草入药的，可在种子成熟后割取全草，将种子打下后分别晒干贮存，如车前子、苏子等。有些种子成熟时易脱落，或果壳易裂开而散失种子者，则应在刚成熟时采集，如小茴香、牵牛子等。有些浆果容易变质，最好在略熟时于清晨或傍晚时分采收，如枸杞子、女贞子等。

五、根、根茎

一般以秋末或春初，即二八月采收为佳。因为早春、深秋季节根或根茎中有效物质含量较高，此时采集则产量和质量均优，如天麻、苍术、葛根、大黄、桔梗、玉竹等。但也有例外，如半夏、延胡索等则要在夏天采收。

六、树皮、根皮

树皮，一般在春、夏时节植物生长旺盛，植物体内浆液充沛时采集，此时药性较强，疗效较好，并容易剥离，如杜仲、黄柏、厚朴等。根皮，以秋后采收为宜，此时植物养分多贮于根部，如牡丹皮、地骨皮、五加皮等。

七、动物类

动物昆虫类药材，在保证药效的前提下，应根据其生长活动季节捕捉。一般潜藏在地下的小动物，如全蝎、蜈蚣、土鳖虫、地龙等，宜在夏末秋初捕捉，此时气温高，湿度大，宜于生长，是采收的最好时节。它如蝉蜕多在夏秋季节黑蚱羽化时采集，桑螵蛸在秋末春初采集，露蜂房在蜂巢形成后采集，鹿茸则需在春、秋雄鹿幼角尚未角化时采收，驴皮则应在冬至后剥取。又如石决明、牡蛎、海蛤壳等海生贝壳类药材，多在夏秋季采，此时发育生长旺盛，钙质充足，药效最佳。

矿物类药材，大多可随时采收。

中药的采收应注意保护药源，决不可只顾眼前利益，无计划的滥采，以致损害药源。因此，采收时必须注意以下几点：

1．计划采收 既要满足当前的需要，又要考虑长远的利益，做到用什么采什么，用多少采多少，不要贮存过多，以免积压变质，造成浪费。

2．留根保种 入药部位为地上部分的，不要连根拔起；必须用根或根茎的，或带根全草入药的，采收时应该留种，留下一部分根、块根，或留下一些生长茁壮的植株，以利繁殖。

入药部位为叶的，应适当保留一部分叶，不能一次摘光，以利植物生长。

3．充分利用 用根或根茎的药物，若根、茎、花、叶都有相同功用，应该着重采用其地上部分。药用部分是茎叶入药的，也要考虑其它部分是否入药，尽量做到物尽其用。

4．发展养植 要适当养植，变野生为家种或家养，特别是对于本地难以采集或野生较少的品种，适当地进行引种繁殖，以扩大药源。

第三章　中药的炮制

中药炮制是指药物在应用或制成各种剂型以前，根据医疗、调剂、制剂的需要，而进行加工处理的过程。炮制古时又称"炮炙"、"修事"、"修治"。由于中药材大都是生药，其中不少药材必须经过一定的炮制处理，才能符合治疗的需要，以充分发挥药效。因此，按照不同的药性及治疗要求而有多种炮制方法。有些药材的炮制还要加用适宜的辅料，并且注意操作技术和讲究火候。故《本草蒙筌》谓："凡药制造，贵在适中，不及则功效难求，太过则气味反失"。可见炮制是否得当对保障药效，安全用药，便于调剂和制剂都是十分重要的。中药炮制的应用与发展，有着悠久的历史，方法多样，内容丰富。

第一节　中药炮制的目的

中药炮制的目的可归纳为以下几点：

一、清除或降低药物毒性、烈性和副作用

有些药物因其毒副作用较大，药性剧烈，经过加工炮制后，可以明显降低药物毒性及其副作用，确保用药安全，如醋制甘遂，酒炒常山，姜、矾水制半夏、天南星等，均能降低其毒副作用。

二、增强药物功能，提高疗效

中药通过炮制加入适宜的辅料来增强药物疗效和作用趋向。如麻黄、款冬花，蜜炙后可增强润肺止咳的作用；延胡索经醋炙后能增强活血止痛功效；知母、黄柏经盐炙后可增强入肾经泻肾火的作用。

三、改变药物性能，以适合病情需要

如地黄生用苦甘性寒，功能凉血，若制成熟地则性转甘微温，而以补血见长。何首乌生用能泻下通便，制熟后则专补肝肾等。

四、便于制剂和贮藏

矿物及介壳类药材质地坚硬，必须经过煅淬粉碎处理，使有效成分易于溶出，便于制剂。如醋淬自然铜、代赭石、煅龙骨。大多数植物类药材经修制后，再经晒干、烘干、炒制等干燥处理，使其不易霉变、腐烂等。

五、除去杂质和非药用部分，纯净药物

各种中药材采集后必须除去杂质和非药用部分，以保证药物用量准确。如一般植物类药的根和根茎当洗去泥沙，拣去杂质，枇杷叶要刷去毛，蝉蜕去头足等。

六、矫臭矫味，利于服用

动物类药或其它有特殊气味的药物，服用时易引起恶心、呕吐等不良反应，若将此类药物加辅料炒炙等方法处理，可除掉不良气味，如五灵脂经醋炙后可消除腥臭气味，僵蚕经麸皮炒后，可除去不良气味。

第二节　中药炮制的方法

炮制方法很多，概括前人的记载，总结现代实际炮制经验，常用的炮制方法大致可分为五类。

一、修制

修制是将中药材经过纯净、粉碎、切制等工序，为便于贮藏、调剂、制剂等进行炮制的准备阶段。

1．清除杂质　采用挑、筛、簸、洗等方法，去掉泥土和杂质，除去非药用部分，使药物纯净。如五灵脂、乳香等除去木屑、泥沙；枇杷叶、石韦刷去绒毛；厚朴、肉桂刮去粗皮；丹参、龙胆草去残茎，莲子去心；山茱萸去核；党参、桔梗去芦头等。

2．饮片切制　将净选加工后的药材用水处理，使其软化，根据医疗的需要，将其切制成片、丝、段、块等规格，以利于干燥、贮藏、称量、调剂。如槟榔宜切薄片，桑白皮宜切丝，白茅根宜切段，葛根宜切块等。

3．粉碎处理　采用捣、碾、镑、锉等方法，使药物粉碎，以符合制剂和其他炮制要求。如石决明、珍珠母捣碎便于煎煮；琥珀研末便于吞服；犀角（用代用品）、羚羊角镑成薄片，或锉成粉末，便于制剂或服用。

二、水制

用水或其它液体辅料处理药材的方法称为水制法。目的是清洁药物、软化药材、调整药性。常用的方法有淋法、洗法、泡法、漂法、水飞等。下面介绍三种常用方法。

1．润法　又称闷法，根据药材质地的软硬及加工时的气温、工具的不同，采用淋润、洗润、泡润、浸润、晾润、盖润、伏润、露润、复润等多种方法，使水或其它液体辅料缓缓渗入药材组织内部，至内外的湿度均匀，便于切制。如淋润荆芥，酒洗润当归，姜汁浸润厚朴，伏润天麻，盖润大黄等。

2．漂法　是将药物置于宽水或长流水中，反复地换水以漂去药物的盐分、腥味及毒性成分，便于制剂和服用。如水漂昆布、海藻去盐分、水漂紫河车去腥味等。

3．水飞法　将某些不溶于水的矿物药，利用粗细粉末在水中的悬浮性不同而分取药材极细粉末的方法，称为水飞法。此法所制粉末既细，又减少了研磨中粉末的飞扬损失。常用于矿物类、贝甲类药物的制粉，如飞朱砂、飞炉甘石、飞雄黄等。

三、火制

火制是将药材直接或间接用火加热处理的方法。根据加热的温度和时间的要求不同，常用的火制方法有炒、炙、煅、煨四种方法。

1．炒法　将药物置锅中加热，不断翻动，炒至一定"火候"取出，根据"火候"大小又可分为炒黄、炒焦、炒炭或加辅料炒等。

（1）炒黄：将药物炒至表面微黄或能嗅到药物固有的气味为度。如炒牛蒡子、炒苏子等。

（2）炒焦：将药物炒至表面焦黄，内部淡黄为度。如焦白术、焦槟榔等。

（3）炒炭：将药物炒至外部枯黑，内部焦黄为度，即"存性"。如地榆炭、艾叶炭等。

炒黄、炒焦使药物宜于粉碎加工，并缓和药性，种子类药物炒后则易于煎出有效成分。炒炭能缓和药物的烈性及副作用，或增强其收敛止血的作用。

还有拌固体辅料如土、麸皮、米炒等，可减少药物的刺激性，增强疗效，如土炒白术、麸皮炒枳壳、米炒斑蝥等。用砂、滑石粉、蛤粉炒，使药物受热均匀酥脆，易于煎出有效成分或便于服用，如砂炒穿山甲、蛤粉炒阿胶等。

2．炙法　是将药物加入一定量液体辅料拌炒，使辅料逐渐渗入药材组织内部的炮制方法。通过此法能改变药物性味、功效，并起到解毒、矫臭、矫味作用，更好地发挥疗效。常用的液体辅料有酒、醋、盐水、姜汁、蜜等。

（1）酒炙法：是药物加一定量的酒拌炒的炮制方法。目的是引药上行，增强活血通络作用。如大黄生用入下焦泻下作用峻烈，酒制既可引药上行，以清上焦实热，又能增强活血祛瘀作用。

（2）醋炙法：是药物加一定量米醋拌炒的炮制方法。目的是引药入肝，增强活血止痛作用，并能降低毒副作用，还可矫臭矫味。如醋制柴胡、香附可增强疏肝止痛作用，醋制五灵脂可矫腥臭气，并引药入肝，增强化瘀止血作用。

（3）盐炙法：是药物加入一定量食盐水溶液拌炒的炮制方法。目的是引药下行入肾或增强滋阴降火作用。如知母生用清热泻火之力较强，盐水炒后可引药下行，专入肾经增强滋阴降火作用。

（4）姜炙法：是药物加入一定量姜汁拌炒的炮制方法。目的是增强温胃止呕作用，缓和药性。如姜汁炙竹茹可增强降逆止呕作用，姜厚朴可消除对咽喉的刺激性。

（5）蜜炙法：是将药物加入一定量炼蜜拌炒的炮制方法。目的是增强润肺止咳，补中益气作用，并可缓和药性，矫味矫臭，消除副作用。如甘草生用泻火解毒、止咳；蜜炙甘草甘温益气、缓急止痛、润肺止咳。蜜炙紫菀、款冬花均可增强润肺止咳作用。

3．煅法　是将药物用高温（300℃～700℃）直接或间接煅烧的炮制方法。目的是改变药物原有性状，使质地酥脆，易于粉碎和煎煮，充分发挥疗效。如直接煅烧代赭石，间接煅烧血余炭。

4．煨法 将药物用湿面或湿纸包裹，置热火灰中加热至面或纸焦黑为度，或将药直接置于加热的麦麸中的炮制方法。目的是除去药物中的部分挥发性刺激性成分，以降低副作用，缓和药性，增强疗效。如肉豆蔻生用含大量油质，有滑肠作用，并且有刺激性，煨制后降低了油质，减少刺激性，增强涩肠止泻作用。

四、水火共制

水火共制是既要用水（或其它液体辅料）又要用火，共同加工的一类炮制方法。包括蒸、煮、燀、淬等方法。

1．蒸法 是将药物加辅料或不加辅料装入蒸制容器内隔水加热至一定程度的炮制方法。目的是改变药物性能，扩大用药范围，减少副作用，保存药效，利于贮存，便于切片。如生地黄清热凉血，熟地黄滋阴补血。生黄芩清热泻火力强，酒蒸制后可缓和黄芩苦寒之性，防止伤脾阳，并可入上焦清肺热；黄芩蒸后可使药材软化，便于切片，利于贮存。

2．煮法 是用清水或液体辅料与药物共同加热的炮制方法。目的是消除或降低药物的毒副作用，改善药性，增强疗效。如，芫花用醋煮后，可降低毒性；远志用甘草水煮可增强安神益智之功。

3．燀法 是将药物置沸水中浸煮短暂时间，取出分离种皮的炮制方法。目的是为在保存有效成分的前提下，除去非药用部分或剥取有用部位。如苦杏仁燀去皮，除去非药用部分；扁豆经燀法分取扁豆衣和扁豆仁。

4．煅淬法 将药物直接煅烧至红透，迅速投入冷水或液体辅料中，骤然冷却的炮制方法。目的是改变药物性能，增强疗效，减少副作用，除去不纯成分，并使药物酥脆，易于粉碎，利于有效成分的煎出。如醋淬自然铜，可增强化瘀止痛作用，并能使质地酥脆，易于粉碎及有效成分的煎出。

五、其他制法

1．法制法 是将药物加入一种或数种辅料，按规定程序，反复炮制的方法。目的是增强疗效，改变药性，清除或降低毒副作用。如法半夏，即半夏用甘草、石灰制后降低了毒性，增强了疗效；制南星可降低毒性，增强化痰作用。

2．制霜法 是将药物去油制成松散粉末或置入瓜中析出细小结晶的炮制方法。目的是降低毒性，缓和药性，增强疗效。如巴豆霜去油后降低毒性，缓和泻下作用；西瓜霜为白色结晶粉末，增强清热泻火作用。

3．发酵法 是药物在一定的温度和湿度条件下，由于霉菌和酵酶的催化分解作用，使药物发酵、生衣的炮制方法。目的是改变药物原有性能，产生新的治疗作用，扩大用药品种。如神曲，利用多种药物，经发酵而产生消食和胃的功能；淡豆豉，为大豆发酵后的制成品，具有香气，能升能散，具有解表除烦作用。

4．发芽法 将成熟的果实及种子，在一定的温度、湿度条件下，促使萌发幼芽的炮制方法。目的是产生新的功效，如麦芽、谷芽等。

5．精制法 是先经过水溶除去杂质，再经浓缩，静止后析出结晶的炮制方法。多用于水溶性天然结晶药物。如朴硝精制成芒硝。

第四章 中药的性能

中药的性能，指与药物治疗作用有关的性质与功能。是药物共同具有的一些普遍特性。中药的性能理论，又称为药性理论。它既是药物功效的高度概括，也是认识药物功效的理论基础。药物治疗疾病的作用甚为复杂，将其多种多样的性质与功能概括起来，主要有四气、五味、升降浮沉、补泻、归经、有毒无毒等方面。药物的这些性能，前人认为都是药物的偏胜之性，又简称为偏性。

药物治病的基本原理，在于利用各种药物各自具有的若干特性，即药物的偏性，来调整人体内的邪正消长、阴阳衰盛，从而达到祛除病邪，消除病因，协调脏腑功能，以恢复机体阴阳平衡。

中药的这些基本性能，是通过长期的临床实践，在中医基本理论指导下，不断地认识而总结出来的，同时也通过反复实践得到不断深化和发展。中药的性能理论，不仅是认识药物功效的基本理论，而且是指导辨证用药的重要依据。

第一节 性 和 味

中药的性味理论，通称为四性和五味。每一药物都具有一定的性和味。性味理论各从不同的角度来概括药物的基本特性；同时它又是其它药性理论的基础。自古以来，各种本草书籍在论述药物功效时，都首先标明其性味，以便于对各种药物个性与共性的认识，并以此作为说明药物功效的主要依据。因此，性味理论是中药性能理论的核心部分。以性味来说明药物的功效，也是中药理论的一大特点。

一、五味

五味药性，是最早为人们所认识到的中药性能。五味，一般指药物所具有的辛、甘、酸、苦、咸五种基本味。但实际也包括了其它药味，如淡味、涩味等。药物的味，一般可以通过口尝而辨别，但自从把五味作为概括药性的理论后，有些本草书中所记载的药味与实际所尝得的药味不尽相符，是从药物的功效中概括出来的味。因此作为药性的五味，应包括味觉感知的真实滋味与药物疗效概括出来的味。不同味的药物有不同的功效；其味相同的药物，在药效上也有其共同或相近似之处。历代本草书籍中对五味的作用皆有论述，现分别综述如下：

辛味：具行散之性。有发散、化湿、行气、行血等作用。一般用来治疗表证、湿阻、气滞、血瘀等病证。如发散表邪的麻黄、薄荷；芳香化湿的藿香、白豆蔻；行气宽中的木香、乌药；活血化瘀的红花、川芎等，都具有辛味。

甘味：具缓和之性。有补益、和中、缓急等作用。一般用于虚弱病证，或缓解拘急疼痛，或调和诸药等。如补中益气的人参、黄芪；补血滋阴的熟地黄、何首乌；缓急止痛、调和诸药的甘草、蜂蜜等，都具有甘味。

酸（涩）味：具敛涩之性。有收敛、固涩等作用。多用于多汗、泄泻、尿频、滑精及出血等滑脱病证。如山茱萸、五味子味酸，龙骨、牡蛎味涩，均能敛汗涩精；五倍子、赤石脂能涩肠止泻，均具涩味。

苦味：具燥泻之性。有燥湿、泻下、泻热等作用。多用于治疗湿证、热证、便秘等病证。如黄连、龙胆草的清热燥湿；黄芩、栀子的清热泻火；大黄、芦荟的泻下通便等，都具有苦味。此外，还有苦能降泻、苦能坚阴之说。前者如杏仁、葶苈子能降气平喘；后者如知母、黄柏味苦性寒，能滋阴降火，用治阴虚火旺之证。虽曰坚阴，实亦取其泻火以存阴。

咸味：具软下之性。有软坚化结，泻下通便等作用。多用于瘰疬痰核、瘿瘤痞块及热结便秘、大便燥结等病证。如昆布、海藻的软坚化结；芒硝的泻下通便等，都是以其咸味获效。

淡味：具渗利之性。有渗湿、利水等作用。多用于水湿停蓄所致的泄泻、水肿、小便不利等病证。如茯苓、薏苡仁的渗湿利水等，都取其淡味获效。

五味既有各味的个性，有些又具有一定的共性。《素问·至真要大论》说："辛甘发散为阳，酸苦涌泄为阴，咸味涌泄为阴，淡味渗泄为阳。"故按其阴阳属性归纳，辛、甘、淡属阳，酸、苦、咸属阴。

以上是五味药性的基本内容。但就某一具体药物来说，则当具体分析。多数药物具有几种味，对于这些药物功效的认定，必须全面综合。此外，上述的五味作用，只是药性的一个方面，必须结合其它特性，才能全面认识和掌握药物的功能。

二、四性

四性，指药物所具有的寒、热、温、凉四种不同药性，也称为四气。它是根据药物作用于人体后所产生的不同反应和对寒热病证的不同治疗效果而为人们所认识的。四性是从性质上对药物多种医疗作用的高度概括，古人把这些不同性质，用一年四季春温、夏热、秋凉、冬寒的气候特征加以概括，所以称为"四气"。

药物的四性，虽有寒、热、温、凉四种，但归纳起来不过两类，就是寒凉类与温热类，这是互相对立的两类药性。而各类中的温与热、寒与凉，则分别具有一定的共性，即温次于热，凉次于寒，它们之间仅有程度上的差异，而无本质的区别。在历代本草书籍中还有大热、大寒、微温等记述，也在于进一步区别其寒热的程度。药物的四性，根据阴阳属性归纳，则寒凉属阴，温热属阳。

药性相同的药物，在作用上也具有一定的共性。四性的药性作用，可以根据其共性分寒凉与温热两类来概括：

寒凉性的药物：分别具有清热、泻火、解毒等作用。多用于治疗阳盛热证。如石膏、栀子的清热泻火，黄连、金银花的清热解毒等，都属于寒凉性质的药物。

温热性的药物：分别具有散寒、温里、助阳等作用。多用于治疗阴盛寒证。如附子、肉桂能回阳救逆，干姜、吴茱萸能温中散寒等，都属于温热性质的药物。

此外，尚有一类平性药物，是指具寒热之性但不甚明显，或不具寒热之性质，作用比较缓和的药物。这些药物的性能，大多由它所具有的"味"来体现。

药物的四性，是临床辨证用药的重要依据。《神农本草经·序例》云："疗寒以热药，疗热以寒药"。这是寒热药性应用的基本原则。但对寒热错杂的病证，就须根据病情，选择相应的寒热性质不同的药物配伍应用，才能收到预期的效果。

三、性味结合

中药的四性、五味，是中药的最基本特性，也是药物性能的主要标志。多数药物都具有性和味的性能，性味性能相结合，就构成了该药性能的基础。因此，在认识具体药物的作用时，必须把性味理论综合起来分析，才能比较全面地掌握药物的性能。如紫苏味辛性温，辛能发表，温能散寒，故紫苏的主要作用为发表散寒。黄连味苦性寒，苦能燥湿，寒能清热，故黄连的主要作用为清热燥湿。

一般来说，性味相同的药物，其主要作用也大致相同。如辛温的药物，多具发散风寒和温中散寒等作用；苦寒的药物多具有清热泻火、清热解毒等作用。性味不同的药物，其作用则有很大差异。其中又有性同味异者，如同是温性的药物，具有散寒、温里的共同性质，但桂枝辛温发表，黄芪甘温补气，苍术苦温燥湿。还有味同而性异者，如同是辛味药物，具行散之性，但紫苏辛温，发散风寒；薄荷辛凉，发散风热；附子辛热，温里散寒；石膏辛凉，清热散火。此外，性味相同的药物，还有兼味的不同，其性能也有差异。

只有全面地认识和掌握每一味药物的性味特点，才能准确地了解药物的功效，以指导临床用药。

药物性味理论的结合，不仅构成了药性理论的核心，同时也是辨证用药的重要依据。在一般情况下，都是性与味的作用联合应用，既用性的作用，又用味的作用。但在某些情况下，性味作用的应用，则有所偏重，或偏在用其性，或重在用其味。这又当在临床实际中灵活掌握。

第二节　升降浮沉

升降浮沉，是药物在体内的作用趋向性能。药物的作用趋向特性，是与疾病所表现的证候和病机的趋势相对而言的。各种疾病在病机和证候上，常常表现出向上（如呕吐、喘咳）、向下（如泻利、崩漏、脱肛）、向外（如自汗、盗汗）、向内（如疹点隐没）等病势趋向。能够改善或消除这些病势趋向的药物性能，就把它称为升降浮沉。由于它是取法于自然界生物在一年中的生长活动现象，即春升生、夏浮长、秋降成、冬沉藏的生长活动规律，以概括药物的作用趋向，并用来指导临床用药，因此，有些书籍中也称它为"药类法象"。

升和降与浮和沉，是两类相对的药物趋向性能的概括。升是上升，降是下降，浮表示发散，沉表示泄利。综上可见，升与浮，沉与降，在其作用趋向上有其相似之处。归纳起来，升浮的作用趋势是向上、向外；而沉降的作用趋向是向下、向内。用阴阳属性加以归纳，则升浮属阳，沉降属阴。

药物的升降浮沉性能，总括起来在于调整脏腑气机的紊乱，使之恢复正常；或因势利导，以驱邪外出。

凡具有升阳、发表、散寒、涌吐、开窍等功效的药物，其作用趋向都是向上、向外，其药性都主升浮。凡具清热、泻下、渗湿利水、重镇安神、潜阳熄风、降逆平喘、收敛等功效的药物，其作用趋向都是向下、向内的，故其药性多属沉降。

药物的各种功效，多数具有升降浮沉的趋向性，但有些药物功效则无明显的趋向性，如活血化瘀、化湿、杀虫等类药物的作用。还有一些药物的功效则呈双向性趋向。如麻黄既能发汗解表，又能平喘、利水；川芎则具"上行头目，下行血海"的作用。古人谓之"能升能降"。然而此类药物为数不多。

对于升降浮沉性能的认识，主要以其功效为依据，但与药物本身的气味、质地亦有密切联系。以药物气味而论，一般其味辛甘、性温热的药物，多现升浮性能；而味酸苦咸、性寒凉的药物，多具沉降性能。从药物的质地看，一般认为质地轻浮的药物，如花、叶、藤茎之类，多主升浮；而质地沉重的种子、矿石、鳞介之类，多主沉降。

然而，药物的升降浮沉，并非一成不变，常受不同的炮制方法与配伍组方的影响而改变或消失。如药物的炮制，经酒制则能升，姜制则能散，醋制则收敛，盐水制则下行。为了适应病情的需要，常用炮制方法来改变其作用趋向。药物配入复方之中，其功效的趋向性，亦受其它药物的制约或加强。升浮性质的药中配以沉降之品，可以改变其升浮程度；沉降性质的药中配以升浮之品，其沉降的趋向亦受到一定的制约。故李时珍说："升者引之以咸寒，则沉而直达下焦；沉者引之以酒，则浮而上至巅顶。""升降在物，亦在人也。"说明配伍对升降的影响如何，关键在于用药的人。

药物的趋向性能，也是药物应用的一个重要依据。一般说来，病位在上在表者，宜用升浮性质的药物，而不宜用沉降性质的药物；病位在下在里者，宜用沉降性质的药物，而不宜用升浮的药物，以达因势利导、驱邪外出之效。病势上逆者宜降不宜升；病势下陷者，宜升不宜降，以收调整和恢复脏腑机能之效。因此，了解和掌握药物的升降浮沉性能，也是辨证用药的一个重要法则。

第三节　归　　经

归经药性，是药物对于机体某一部分或某些部分（脏腑、经络）的选择性治疗作用，在于指明药物在机体中的作用部位和范围。同一性味或同类性质的药物，其作用部位与作用范围各有不同。如同属寒性药物，都具清热作用，但有的偏于清肺热，有的偏于清心火，有的偏于泻胃火，有的偏于泻肝胆之火；又如同属补气药，亦有补肺气、益脾气、养心气和温肾气的不同。因此，将各种药物对各脏腑、经络病变的治疗作用进行系统归纳，就形成了归经的药性理论。

归经理论，是以脏腑、经络理论为基础，以药物具体疗效为其主要依据的。脏腑、经络都是机体的机能单位和构成部分，也是疾病发生和传变的场所。人体各部所产生的病变，可通过脏腑、经络而获得系统认识。如心经有病，每见心悸、失眠、健忘等症；脾经有病每见倦怠、腹泻等症；肺经有病，每见咳嗽、气喘等症。归经理论把药物的具体疗效与脏腑、经络的病症结合起来，用以说明某些药物对某些脏腑、经络的病变起主要作用。如朱砂、茯苓，能宁心安神，归入心经；党参、白术，能健脾补中，故归入脾经；麻黄、杏仁，能止咳平喘，而归入肺经等。可见归经理论，是具体指出药效的所在，同时也说明它主要是从药物的疗效中总结出来的。

药物的归经，还与药物本身的五味有一定联系。古人根据五行学说，把药物的五味与五脏联系起来，用以说明药物与脏腑之间的关系。在《内经》中就有：辛入肺、甘入脾、酸入肝、苦入心、咸入肾的论述。现在药物归经的实际中也不乏此类例证。但在应用这些理论时，应当注意五脏之间是相互联系的，且药物的疗效也往往是多方面的。因此，在确定药物的归经时，必须根据药物的各种特性进行全面分析，并结合具体情况来论定。

不同的药物其归经的部位与范围各有不同。一般作用单纯的药物，只归某一经、一脏，常谓专归某经。多数药物作用复杂，往往归入两经以上。这些药物常有主归某经，兼入某经之称。例如杏仁，既能止咳平喘，又能润肠通便，而归肺与大肠两经。但以归肺经为主；石膏既能清肺热，又能泻胃火，归肺胃两经，但以泻胃火为其主要作用而归胃经。有些药物的归经，除指出其归某脏某腑之外，还进一步指出其归某经气分或血分，对其作用范围更为具体。药物归经的定位，主要以与脏腑有络属关系的十二正经为主，但部分药物还兼归奇经八脉，具有一些特殊作用。

掌握归经理论，有利于临床的辨证用药。根据疾病的临床表现，确定其脏腑经络部位，按归经药性选择适当的药物组方，可提高用药的针对性。其次在了解和掌握药物功效上，对于那些功效复杂的药物，通过归经理论可以执简以驭繁，便于理解记忆。

同一脏腑、经络的病变，又有寒热虚实的不同性质。因此，在药物应用时，除掌握药物的归经之外，还必须结合药物的四性、五味、补泻等性能。如黄芩、干姜、人参、葶苈子都归肺经，可治肺病喘咳之证，但黄芩苦寒，主治肺热咳嗽；干姜辛温，主治寒饮咳嗽；人参甘温，可治肺虚喘咳；葶苈子苦寒，主治肺实喘咳。其它脏腑经络病变也是一样。可见，只有综合考虑药物的各种性能，才能使药物的功效全面发挥。

归经理论指导临床用药，还要根据脏腑经络相关学说，注意脏腑病变的相互影响，临床用药往往不是单用某一经的药物。如肺病兼见脾虚之证，可兼用归脾经的药物以"补脾益肺"；肝阳上亢之证，每见肾阴不足，可加用归肾经的药物，以"滋肾养肝"。因此，不但要掌握每一药的归经，而且还要熟悉脏腑间的相互关系，才能得心应手，应用自如。

第四节　有毒与无毒

关于"毒"的概念，古今认识不相一致。在古代医药文献中，常把药物统称为"毒药"，认为凡是药物皆有偏性，这种偏性从某种意义上说就是"毒"。到《神农本草经》时代，则根据其临床效用偏性来划分药物良毒，并以其良毒把药物分成上、中、下三品。凡能久服补虚的药物，则称其为无毒；而能治病攻疾的药物，则称为有毒之品。这种药物分类虽然比较粗略，但从历史发展的整体看，有其进步意义。现代对毒性的认识，是指药物的毒害作用，许多药物在其性味之下，标注了大毒、小毒、有毒等内容，指明该药具有一定毒性或副作用，应用不当，即可导致中毒或产生不良反应。

药物有无毒性，是通过药物的临床实践而为人们所认识的。本草书中有关毒性的记载，都是古人经验教训的总结。对于这些内容应当引起高度重视。

具有毒性的药物，大多具有较强的医疗作用。有些药物的毒性，本身就是它的治疗作用所在。因此，只要使用得法，往往可获良效。尤其对某些沉疴痼疾，往往须应用一些有毒之品才能奏效，古有"药弗眩瞑，厥疾弗瘳"的说法，即指此而言。对于一些久治不愈的恶疮肿毒，更需"以毒攻毒"。因此，决不能因为这些药物具有毒性而拘泥不用。

药物毒性的有无也是相对的，毒性的强弱大小，也不是一成不变的。有毒的药物，通过严格的加工炮制，适当的配伍，以及剂型的选择，用量的控制，可以减轻以至消除其毒性。相反，无毒的药物，如果用不得法，超量久服，亦可产生毒性或副作用。如人参一药，体实之人，大量或长期服用，即可引起中毒，甚至死亡。因此说没有绝对无毒的药物，从这种意义上来看，古人以"毒药"作为药物的总称，是有一定道理的。

掌握药性的良毒，以及毒性之大小，可以帮助理解其作用的峻猛与缓和，从而根据病情的虚实和疾病的浅深，来选择适当的药物和确定相应的剂量。并根据其毒性的性质，分别采用炮制、配伍、用法等措施来减轻或消除其毒性，以保证临床用药的安全有效。

第五章 中药的应用

中药的应用是指在中医理论指导下，根据疾病需要使用药物的原则和方法。主要内容包括配伍、用药禁忌、剂量、用法等。掌握这些原则和方法是提高疗效和确保安全用药的前提，在中药学中占有重要的地位。

第一节 配 伍

早期的药物应用，多以单味药防治疾病。随着用药经验的积累和丰富，逐步认识到单味药难以达到复杂疾病治疗的要求，从而逐步将多味药配合应用来治疗疾病。在应用多味药物治疗疾病的过程中总结出了配伍理论。如《神农本草经·序例》所谓"有单行者，有相须者，有相使者，有相畏者，有相恶者，有相反者，有相杀者。凡此七情，合和视之。"可见"七情"之中除单味药防治疾病的"单行"外，其余六种均指药物的配伍关系。现将其内容分述如下：

一、相须

即性能相似的药物配合应用，以增强原有功效的配伍方法。如石膏、知母均属寒性药，均有清热泻火功效，二药配伍后明显增强了清热泻火功效。附子、肉桂均属辛热之品，均有补火助阳、散寒止痛的功效，二药配伍，增强了补火助阳、散寒止痛的功效。全蝎、蜈蚣均属辛味之品，均有熄风止痉、通络止痛、解毒散结的功效，二药配伍后，增强了原有的功效。这些例证，均属相须配伍，是中药中常用的配伍形式。

二、相使

即部分性能相似的主、辅药物配合应用，辅药能增强主药原有功效的配伍方法。如黄芪、茯苓二味均属甘味药，均有补气、利水、消肿等部分相似功效，均可用于气虚水肿、小便不利，二药配伍后，茯苓增强了黄芪的补气、利水、消肿功效。

三、相畏

即一种药物的毒副作用，被另一种药物消减的配伍方法。如生半夏有刺激咽喉、出现红肿疼痛，甚则声音嘶哑的毒副作用，生姜能消除或减轻它的毒副作用，称为半夏畏生姜。

常山有刺激胃出现恶心、呕吐的毒副作用，与陈皮配伍后能消除或减轻常山的这种毒副作用，称为常山畏陈皮。

四、相杀

即一种药物消除或减轻另一种药物毒副作用的配伍方法。如生姜能消除或减轻半夏的毒副作用，故称生姜杀半夏。故相畏、相杀是同一配伍关系的两种不同提法。

五、相恶

即一种药物能消除或减低另一种药物功效的配伍方法。如人参的补气功效能被莱菔子的破气作用削减，故称人参恶莱菔子。沙参的滋阴生津功效能被祛风利水的防己削减，故称沙参恶防己。

六、相反

即一种药物和另一种药物合用能产生毒副作用的配伍方法。如"十八反"中的药物。

李时珍将上述配伍关系总结为"相须者，同类不可离也；相使者，我之佐使也；相恶者，夺我之能也；相畏者，受彼之制也；相反者，两不相合也；相杀者，制彼之毒也"。真可谓言简意赅，说理透彻。

上述药物的六种配伍关系中，相须、相使有协同作用，能提高和增强功效，是中药常用的配伍方法。相畏、相杀能消除或减轻毒副作用，在应用毒性药或烈性药时必须考虑选用。相恶能消减功效，一般应避免使用。相反能产生毒副作用，应禁忌使用。

药物配伍应用是中药应用的主要形式。药物按一定法度加以组合，并确定一定的分量比例，制成适当的剂型，即为方剂。方剂是药物配伍的发展和完善，也是药物配伍应用的较高形式。

第二节 用 药 禁 忌

为了确保疗效，避免药物造成的损害，在使用中药时必须严格遵守用药禁忌。用药禁忌包括配伍禁忌、妊娠禁忌、服药禁忌三个方面。

一、配伍禁忌

即指药物配伍应用后会产生毒副作用，严重时危及生命安全，即称配伍禁忌。历代关于配伍禁忌药物的认识说法并不一致。至金元时期，把有关禁忌配伍的药物概括为"十八反"和"十九畏"。现将内容列举如下：

1．十八反　甘草反甘遂、大戟、海藻、芫花；乌头反贝母、瓜蒌、半夏、白蔹、白及；藜芦反人参、沙参、丹参、玄参、细辛、芍药。

2．十九畏　硫黄畏朴硝，水银畏砒霜，狼毒畏密陀僧，巴豆畏牵牛，丁香畏郁金，川乌、草乌畏犀角，牙硝畏三棱，官桂畏石脂，人参畏五灵脂。

此后的《本草纲目》及《药鉴》等书所记，略有出入。《中国药典》已将反与畏列为不宜同用，药物超出了十八反及十九畏内容。多数医家认为反畏配伍属禁忌，但亦有将配伍禁忌的药物一同使用的，认为有相反相成的作用，用以治疗顽固性疾病。可见配伍禁忌属于常规用药禁忌，而反畏配伍中的某些药物则属于特殊使用。十八反、十九畏目前尚未得到完全统一的认识，还须在今后的临床和实验工作中进一步进行深入研究。目前仍须视为配伍禁忌，如确无把握，不宜使用，以免发生意外。

二、妊娠用药禁忌

某些药物具有损害胎元以致堕胎的副作用，所以应该作为妊娠禁忌的药物。根据药物对于胎元损害程度的不同，一般可分为禁用与慎用二类。禁用的大多是毒性较强，或药性猛烈的药物，如巴豆、牵牛、大戟、斑蝥、麝香、三棱、莪术、水蛭、虻虫等；慎用的包括通经去瘀、行气破滞，以及辛热等药物，如桃仁、红花、大黄、枳实、附子、干姜、肉桂、牛膝、木通等。

凡禁用的药物，绝对不宜使用；慎用的药物，则可根据孕妇患病的情况，酌情使用。但没有特殊必要时，尽量避免，以防发生事故。

三、服药时的饮食禁忌

服药时的饮食禁忌是指服药期间对某些食物的禁忌，也就是通常说的"食忌"或"忌口"。一般在服药期间，对于生冷、油腻、辛辣、腥臭等不易消化者，应避免食用。如寒性病不宜吃生冷食物；热性病忌辛热和油腻食物；疮疡及皮肤病患者忌食鱼、虾、蟹、羊肉等腥臭食品及刺激性食物；经常头目眩晕、烦躁易怒的患者，忌食胡椒、葱、辣椒、酒等。此外，古代文献记载：服用甘草、黄连、桔梗、乌梅忌吃猪肉；服用丹参、茯苓、茯神，忌食醋及鳖肉；常山忌葱、蒜、萝卜；地黄、何首乌、土茯苓、使君子忌茶；蜜反生葱等。

第三节　剂　　量

中药计量单位，古代分为重量单位，如铢、钱、两、斤；度量单位尺、寸；容量单位斗、升、合。1979年全国对中药用量统一采用公制计量药物，即1公斤等于1000克，1克等于1000毫克。对1979年以前中药用量换算为克时采用近时值，即1市斤等于500克，1两等于30克，1钱等于3克，1分等于0.3克，1厘等于0.03克，1毫等于0.003克。

各论中每味药物标明的用量，除特殊注明外，都是指成人汤剂中一般使用的干燥生药的一日量。方剂中亦有使用药与药之间的比较量，即相对量。以上是成人一般使用的剂量，但成年人的具体情况、疾病轻重、区域环境、服药季节等不同，用量亦有不同。为了使药物切合具体病情，现将临床确定药物剂量的影响因素分述如下：

疾病因素：一般原则是疾病重的用药量大，疾病轻的用药量小。否则病重而药量轻，病不能愈而延误病情；病情轻而量大反伤正气，出现副作用。久病患者用量宜轻，以图缓治；新病患者用量宜重，以图急治。

患者因素：老年人、妇女对药物耐受性较弱，用量宜小；小儿体重轻，用量宜小；一般原则是小儿 5 岁以下为成人量的 1/4，5 岁以上为成人量的 1/2，15 岁以上可按成人量使用。

季节因素：夏季天气炎热而容易出汗，服用解表发汗药时，尤其是辛温发汗药及温热药用量宜小；反之，服用敛汗药及寒凉药时用量可大。冬季服用清热泻火的寒凉药宜小，而温热性的药物宜大。秋冬季节偏于干燥，清润药物用量可大。

地区因素：我国土地辽阔，各地气候差异甚远，在用药剂量上亦有明显差别。如高寒地区，民多肌肤致密，温热药及发散解表药用量可稍大，潮湿地区，祛湿药用量较重。

药物因素：确定药物用量时，主要从药物本身的作用、副作用加以考虑。但在临床具体确定药量时，还应从以下几方面考虑：质重的用量宜大，质轻的用量宜轻，气味淡薄者用量宜大，气味浓厚者用量宜稍小。至于有毒药物的用量应严格控制在安全限度以内。单味药使用剂量宜大，复方中使用剂量宜小，处方中主药的剂量一般应大于辅药的剂量。

总之，确定用药剂量主要根据病情需要，但对其它多种因素亦应适当考虑。

除了峻烈药、剧毒药、精制药、贵重药外，一般中药 1 日常用内服量为 5 克至 10 克，部分用量较大的为 15 克至 30 克。

第四节　特殊中药的煎服法

中药的一般煎法在方剂中讲述，这里仅就一些特殊中药的煎法，分述如下：

先煎：主要指金石、矿物、贝壳类药物，应打碎先煎 20 分钟至 30 分钟，然后与其它药物同煎。由于这些药物质地坚硬，有效成分不易煎出，先煎的目的是使有效成分充分溶出，发挥药效。须先煎的常用药物有磁石、代赭石、生石膏、生龙骨、生牡蛎、海蛤壳、珍珠母、石决明、龟板、鳖甲等。

后下：主要指芳香药，需在其它药物煎沸一段时间后再放入。其目的是防止芳香性有效成分挥发而降低药效。常用药物有薄荷、青蒿、香薷、砂仁、白豆蔻等。此外有的药物如大黄、钩藤等亦不宜久煎，以免影响药效。

包煎：主要指性质粘腻、粉末、有绒毛的药物，应当用纱布包后与其它药同煎。目的是防止药液发粘糊锅或刺激咽喉出现咳嗽。常用药物有滑石粉、青黛、旋覆花、车前子、蒲黄等。

另煎：主要指某些贵重药，应单独煎煮后与其它药兑服。目的是避免药液被其它药渣吸收而影响疗效，本煎法可使这些贵重药液全部服下。常见的有人参、西洋参、羚羊角、鹿茸等药。

烊化：即溶化，主要指胶类及粘性强的药物，如阿胶、鹿角胶、龟板胶、蜂蜜、饴糖等。其法为将胶类药打碎后再倒入煎好的药汁趁热溶化，如有不能完全溶化时，再稍加热促其溶化。饴糖、蜂蜜则直接放入煎好的药液中即可。其目的是为了防止糊锅或形成糊状，影响其它药物有效成分煎出。

冲服：主要用于有些贵重药粉、液体状药物。药粉如麝香、牛黄、珍珠粉、羚羊角粉、元明粉、鹿茸粉、三七粉等，液体状药物如竹沥、姜汁等需要冲服。其目的是充分发挥药效、避免药材浪费。另外雷丸受高热时可使有效成分破坏，宜研粉冲服，朱砂不溶于水，冲服为宜。

以上是常见的特殊煎法，至于少数特殊药物的煎法，在讲授具体药物时还要介绍。

各　　论

第一章　解表药

　　凡以发散表邪，解除表证为其主要作用的药物，称为解表药。

　　解表药物多具辛味，性有凉、温之别，以归肺与膀胱经为主。

　　本类药物具有辛散的特点，善走肌表，能促使病人发汗或微发汗，使表邪从汗而解。主要用于感受外邪而致的表证。根据药性与功能的不同，可分为发散风寒与发散风热两类。

　　应用解表药时，除须针对风寒、风热表证的不同，分别选用发散风寒与发散风热的药物外，还要根据患者体质与出现的兼证而选用相应药物配伍。如正气虚者，应配伍助阳、益气、养阴等扶正之品，以扶正祛邪。

　　解表药为发散之品，对于多汗及热病后期津液耗伤者，或久患疮痈、淋证、失血患者，虽有外感表证，亦需慎用。又其性辛散轻扬，一般不宜久煎，以免影响药效。

第一节　发散风寒药

　　凡以发散风寒表邪为其主要作用的药物，即称为发散风寒药。

　　本类药物，性味多为辛温，主要归入膀胱与肺经，兼入肝、肾、脾、胃等经。

　　发散风寒药以发散风寒表邪为主，且其发汗作用较强。有些药物兼有止咳平喘、祛风止痛、透疹、利水、温阳、通鼻窍等作用。主要用于外感风寒所致的恶寒、发热、无汗、头痛、身痛、舌苔薄白、脉浮等表证。部分药物还分别用于风湿表证及风疹瘙痒等。对具有表证的咳喘、水肿、疮疡和风湿痹证，也可选用。

　　临床应用时，应根据风寒表证的兼有症状选择针对性较强的药物并作相应的配伍。由于本类药物发汗作用较强，应用时宜取微汗为度，不可过量，以免汗多耗散津液；对体虚外感、自汗、盗汗者当慎用。

麻　黄

《本　经》

为麻黄科多年生草本状小灌木草麻黄 Ephedra sinica Stapf、木贼麻黄 E. equisetina Bge. 和中麻黄 E. intermedia Schrenk et C. A. Mey. 的干燥草质茎。主产于山西、内蒙古、河北、甘肃、辽宁及四川等地。立秋至霜降之间采收。阴干切段。生用或蜜炙用。

【性味归经】　辛、微苦，温。归肺、膀胱经。

【功效主治】　发汗解表，宣肺平喘，利水消肿。用于风寒感冒，咳嗽气喘，水肿，风湿痹痛及阴疽，痰核。

【临床应用】　1. 麻黄辛温发散，质轻上浮，能宣肺气，开腠理，散风寒，以发汗解表。用于外感风寒所致的恶寒、发热、头身疼痛、无汗、脉浮紧的表实证，常与桂枝相须为用，以增强发汗之力，如麻黄汤。

2. 麻黄既能发散风寒，又能宣降肺气而平喘。用于肺气壅遏的咳嗽气喘，常与杏仁、甘草配伍，即三拗汤。若兼内有痰饮，可配伍半夏、干姜等，以温化痰饮而平喘止咳，如小青龙汤。若属热邪壅肺而致喘咳者，可与石膏、杏仁等药配伍以清肺热平喘，如麻杏石甘汤。

3. 麻黄发汗、利水，故能消除水肿。对水肿而兼有表证者，常与生姜、白术等同用，如越婢加术汤。

此外，取麻黄温散寒邪的作用，配合其它相应的药物，可以用于风湿痹痛及阴疽、痰核等病证。

【用量用法】　2～10克，宜先煎。解表生用，平喘止咳多蜜炙用。

【使用注意】　本品发汗力强，故用量不宜过大。

桂　枝

《本　经》

为樟科多年生乔木肉桂 Cinnamomum cassia Presl. 的干燥嫩枝。主产于广西、广东及云南等地，尤其以广西为多。通常于春季采收嫩枝。晒干或阴干，切成薄片或小段。生用。

【性味归经】　辛、甘，温。归心、肺、膀胱经。

【功效主治】　发汗解表，温经通阳。用于风寒表证，风寒湿痹，关节疼痛，水肿，痰饮，胸痹，心悸，瘀滞经闭，痛经，癥瘕，脘腹疼痛。

【临床应用】　1. 桂枝辛温发散，甘温通阳，透达营卫，散风寒而解表，有汗无汗均可应用。用于外感风寒，若表虚有汗而表证不解，恶风发热者，常与白芍配伍以调和营卫，如桂枝汤。若表实无汗，则与麻黄同用，以增强发汗之功。

2. 桂枝能祛风散寒、温经通络而缓解疼痛，用于风寒湿痹、关节疼痛等证，常与附子配伍，以增强散寒止痛之功，如桂枝附子汤。

3. 桂枝能温化阳气，化湿利水。用于心脾阳虚，阳气不行，水湿内停而致的痰饮，症见心下逆满，起则头眩者，常与茯苓、白术等配伍，如苓桂术甘汤。用于膀胱气化不行而致的小便不利、水肿者，常与茯苓、泽泻等配伍，如五苓散。

4．桂枝能温通助阳，尤善温通心胸阳气。用治胸痹，常与薤白、枳实等同用，如枳实薤白桂枝汤。用治心阳虚，症见心悸者，常与炙甘草配伍，如桂枝甘草汤；如再配益气养血滋阴之人参、地黄等，可用治气虚血少所致的心动悸、脉结代之证，如炙甘草汤。

5．桂枝能温经通脉，散寒祛瘀。用治血瘀经闭、痛经，常与吴茱萸、当归等同用，如温经汤。若与茯苓、桃仁等同用，还可用治血瘀癥瘕，如桂枝茯苓丸。

此外，取本品温中散寒之功，亦治脘腹冷痛，常与白芍、饴糖等配伍，如小建中汤。

【用量用法】 3～10克。

紫 苏 叶
《别 录》

为唇形科一年生草本植物紫苏 Perilla frutescens（L）Britt．的干燥叶。全国各地均产。夏秋二季均可采收。阴干，或晒干，切碎，生用。

【性味归经】 辛，温。归肺、脾经。

【功效主治】 发汗解表，行气宽中。用于风寒表证，脾胃气滞，胸闷，呕吐，妊娠呕吐。

【临床应用】 1．紫苏既能发散风寒，又能开宣肺气。用于风寒感冒，常与防风、生姜等同用；若兼咳嗽者，常与杏仁、前胡等配伍，共奏宣肺发表，散寒止咳之效，如杏苏散。若表寒兼气滞胸闷者，常与香附子、陈皮等配伍，如香苏散。

2．紫苏辛温芳香，能理气宽中，和胃止呕。用治胸闷、呕吐之证，偏寒者，可与藿香配伍；偏热者，可与黄连配伍；兼痰湿者，可与半夏、厚朴等配伍。

3．紫苏且能行气宽中，止呕安胎。用治妊娠呕吐，胎动不安等证，常与砂仁、生姜等配伍。

此外，紫苏亦用于鱼蟹中毒的腹痛吐泻，配生姜煎汁频服即可。

【用量用法】 3～10克。

附药 紫苏梗

为紫苏 Perilla frutescens（L.）Britt．的茎。味辛、甘，性微温。归肺、脾、胃经。其功效能宽胸利膈，行气安胎。适用于胸腹气滞，痞闷作胀及胎动不安等症，常与香附子、陈皮等理气药同用。用量5～10克，不宜久煎。

荆 芥
《本 经》

为唇形科一年生草本植物荆芥 Schizonepeta tenuifolia Briq．的干燥地上部分。我国南北分布甚广，主产于江苏、浙江及江西等地，多系人工栽培。秋冬采收。阴干切段。生用或炒炭用。单用花穗者名荆芥穗。

【性味归经】 辛，微温。归肺、肝经。

【功效主治】 祛风解表，透疹，止血。用于外感表证，风疹瘙痒，麻疹不畅，疮疡肿痛，出血证。

【临床应用】 1．荆芥药性平和，善于祛风解表，风寒、风热表证均可配伍应用。若治风寒表证，常与羌活、防风等配伍，如荆防败毒散；若治风热表证，常与金银花、连翘等配伍，如银翘散。

2．荆芥既能宣散透疹，又能祛风止痒。用治风疹瘙痒，麻疹透发不畅，常与升麻、牛蒡子等配伍应用。

3．荆芥能辛散解毒消疮，又可用于疮疡初起，兼有表证者，常与金银花、连翘等同用。

4．荆芥经炒炭后，有止血作用。可用治崩漏、便血、衄血等多种出血证，常与其它止血药同用。

【用量用法】 3～10克。用于止血宜炒炭。

防 风

《本 经》

为伞形科多年生草本植物 Saposhnikovia divaricata（Turcz.）Schischk．的干燥根。主产于黑龙江、吉林及辽宁等地。春秋季采挖。除去芦头上之棕毛，晒干。润透切片，干燥。生用。

【性味归经】 辛、甘，微温。归膀胱、肝、脾经。

【功效主治】 祛风解表，胜湿止痛，解痉。用于外感表证，风疹瘙痒，风湿痹痛，破伤风。

【临床应用】 1．防风为治外感表证的常用药，能散肌表之风寒湿邪而止痛。善治风寒或风寒夹湿所致的恶寒发热、头痛、身痛，或肢体关节疼痛等症，常与荆芥、羌活等同用，如荆防败毒散。若与连翘、黄芩等配伍，亦可用治风热表证。

2．防风辛散，且能祛风止痒。用治风疹瘙痒，常与荆芥、蝉蜕等同用。

3．防风既能祛风散寒，又能胜湿止痛。用治风寒湿邪客于肌肉、经络、关节所致的风湿痹证，关节疼痛，常与羌活、秦艽等同用，如蠲痹汤。

4．防风能祛风止痉。用治破伤风引起的牙关紧闭，抽搐痉挛，角弓反张等症，常与天南星、白附子等配伍，如玉真散。

此外，防风近代用于解砒毒，配伍绿豆、红糖适量，水煎服，疗效显著。

【用量用法】 3～10克。入煎剂或酒剂用。

羌 活

《药性论》

为伞形科多年生草本植物羌活 Notopterygium incisum Ting ex H. T. Chang 或宽叶羌活 N. forbesii Boiss．的根茎或根。主产于四川、云南及甘肃等地。初春及秋季采挖，除去茎叶须根，干燥。切片。生用。

【性味归经】 辛、苦，温。归膀胱、肝、肾经。

【功效主治】 祛风散寒，胜湿止痛。用于外感风寒，头身疼痛，风湿痹痛。

【临床应用】 1．羌活升浮发散，既解表散寒，又兼能祛湿，可治外感风寒夹湿所致的发热恶寒，头痛，身痛等症，常与白芷、防风等配伍，如九味羌活汤。

2．羌活入肝肾二经，善祛筋骨间风寒湿邪，通利关节而止痛。尤其长于治上半身风湿疼痛，常与防风、姜黄等同用，如蠲痹汤。

【用量用法】 3～10克。

【使用注意】 气血虚弱之痹证，阴虚头痛不宜用。

白 芷

《本 经》

为伞形科多年生草本植物白芷 Angelica dahurica（Fisch．ex Hoffm．）Benth．et Hook．f．或杭白芷 A．dahurica（Fisch．ex Hoffm．）Benth．et Hook．f．var．formosana（Boiss．）Shan et Yuan 的干燥根。主产于浙江、湖南、湖北及四川等地。夏秋间叶黄时采挖，除去须根，晒干。润透切片。生用。

【性味归经】 辛，温。归肺、胃经。

【功效主治】 散寒解表，祛风燥湿，消肿排脓，止痛。用于风寒表证，头痛，牙痛，痈疮肿痛，寒湿带下。

【临床应用】 1．白芷辛温香燥，既能发散风寒，又可通鼻窍，止头痛。用治外感风寒，头痛、鼻塞，常与防风、羌活等配伍应用，如九味羌活汤。

2．白芷芳香上达，善祛风止痛。用治阳明经头痛，眉棱骨痛，单用本品为丸，即都梁丸；或与川芎、防风等配伍应用，如川芎茶调散。治鼻渊头痛，常配苍耳子、辛夷花。治牙痛，可与细辛同用；若属风火牙痛，又可与石膏、升麻等配伍应用。

3．白芷辛温行散，既能止痛，又能消肿排脓。对疮疡初起未成脓者能消散，已成脓者能破溃排脓，为治疮疡的常用药，外敷、内服均可。如《卫生易简方》以其研末醋调外敷，以治肿毒热痛；治痈肿疮毒，常与金银花、穿山甲等配伍，如仙方活命饮。

4．白芷能燥湿止带，为治带下的要药。若治寒湿带下，常与白术、山药等同用；若治湿热带下，常与苦参、黄柏等同用。

此外，本品尚可用治皮肤风湿瘙痒及毒蛇咬伤。

【用量用法】3～10克。

细 辛

《本 经》

为马兜铃科多年生草本植物北细辛 Asarum heterotropoides Fr．Schmidt var．mandshuricum（Maxim．）Kitag．、汉城细辛 A．sieboldii Miq．var．seoulense Nakai 或华细辛 A．sieboldii Miq．的全草。前两种习称"辽细辛"，主产辽宁、吉林，"华细辛"主产陕西。夏季果熟期或初秋采挖。除去泥沙，阴干。切段。生用。

【性味归经】 辛，温。归肺、肾经。

【功效主治】 散寒解表，祛风止痛，温肺化饮，宣通鼻窍。用于风寒头痛，牙痛，痹痛，风寒感冒，寒饮咳喘，鼻塞鼻渊。

【临床应用】 1．细辛辛温发散，入肺经，散在表之风寒，入肾经，除在里之痼冷。为治阳虚外感之要药。用治素体阳虚，外感风寒，常与麻黄、附子同用，如麻黄附子细辛汤。

若一般外感风寒表证，常与羌活、防风等同用，如九味羌活汤。

2．细辛芳香气浓，性善走窜，功能祛风、散寒、止痛。故常用治外感风寒，偏正头痛，每与川芎、白芷等同用，如川芎茶调散。若风冷牙痛，可单用或与荜茇同煎汤含漱。若风湿痹痛，常与防风、独活等同用，如独活寄生汤。

3．细辛既能温肺化饮，又能化痰止咳，常用于寒邪犯肺，内有停饮，咳嗽气喘、痰多清稀者，每与麻黄、干姜等配伍，如小青龙汤。

4．细辛既能散寒解表，又能宣通鼻窍。用治鼻渊头痛、流涕鼻塞者，可与白芷、辛夷等配伍。

【用量用法】　1～3克。外用适量。

【使用注意】　用量不宜过大。反藜芦。

藁　本

《本经》

本品为伞形科多年生草本植物藁本 Ligusticum sinensis Oliv. 和辽藁本 L. jeholense Nakai et Kitag. 的干燥根茎或根。主产于湖南、辽宁、四川等地。春季采挖，除去芦头、须根，晒干。润透切片。生用。

【性味归经】　辛，温。归膀胱经。

【功效主治】　祛风散寒，胜湿止痛。用于风寒头痛，巅顶头痛，风寒湿痹，关节疼痛。

【临床应用】　1．藁本性升散，上达巅顶，善祛太阳经之风寒，且能止痛。用治风寒及巅顶头痛，常与白芷、川芎等同用，如神术散。若外感风寒湿邪，一身尽痛，又每与防风、独活、蔓荆子等同用，以祛风散寒、除湿止痛，如羌活胜湿汤。

2．藁本能祛除肌肤经络之寒湿，而有止痛作用。用治风寒湿痹，关节疼痛，常与羌活、防风等同用。

此外，寒滞肝脉脘腹疼痛，亦可选用。

【用量用法】　3～10克。

生　姜

《别录》

本品为姜科多年生草本植物姜 Zingiber officinale（Willd.）Rosc. 的新鲜根茎。全国各地均产，以四川、贵州等地主产，质量亦较好。秋冬二季采挖。除去须根及泥沙，切厚片入药。捣汁用名生姜汁。削取外皮名生姜皮。煨熟者名煨姜。

【性味归经】　辛，微温。归肺、脾经。

【功效主治】　发汗解表，温中止呕，温肺止咳。用于风寒表证，胃寒呕吐，风寒咳嗽。

【临床应用】　1．生姜发汗解表，药力较缓和。用于风寒感冒轻证，民间常配伍红糖煎汤趁热服；也可入辛温解表剂中作辅助药，以增强发汗作用。

2．生姜善温胃止呕，有"呕家圣药"之称。治胃寒呕吐或寒湿中阻所致的呕吐，常与半夏、藿香同用。若属胃热呕吐者，则可与黄连、竹茹等清热止呕药同用。

3．生姜辛而微温，既发散风寒，又温肺止咳。用于风寒客肺、痰多咳嗽，常与紫苏、杏仁等同用。

此外，本品能解生半夏、生南星及鱼蟹之毒，单用或配伍紫苏同用。水火灼伤，将生姜洗净捣烂绞汁，以药棉蘸姜汁敷于创面，疗效显著。

【用量用法】 3～10克。煎服或捣汁冲服。发汗解表宜生用，温中止呕多煨用。

附药 生姜皮 生姜汁

生姜皮 即生姜的外皮。辛，凉。有和中利水消肿之功。治水肿、小便不利，常配伍大腹皮、茯苓皮同用，如五皮饮。用量3～10克。

生姜汁 即以鲜生姜捣烂榨取汁。辛，微温。功同生姜，但辛散之力较强，并能祛痰止呕。用于恶心呕吐不止及痰迷昏厥的急救。一般用量3～10滴，冲服或滴入口中。

葱 白

《本 经》

为百合科多年生草本植物葱 Allium fistulosum L. 近根部的鳞茎。我国各地均有种植。随时可采。鲜用。

【性味归经】 辛，温。归肺、胃经。

【功效主治】 发汗解表，散寒通阳。用于风寒表证，阴寒腹痛。

【临床应用】 1．葱白辛散发表。为治风寒感冒轻证之常用药，多与淡豆豉配伍，以增强发汗解表之功，即葱豉汤。

2．葱白温通散寒。可用于寒凝气阻，少腹冷痛，或膀胱气化失司，小便不通等症，可单用炒热，外敷脐腹。若与附子、干姜配用，又能散寒通阳，可用于腹泻、脉微厥冷之阴盛格阳证。

此外，本品亦有解毒作用，用治疮痈肿毒，可单用捣烂敷患处，或加蜂蜜外敷。外敷有散结通络下乳之功，可治乳汁瘀滞不下，乳房胀痛等症。

【用量用法】 3～10克，或3～5枚。外用适量。

淡 豆 豉

《别 录》

为豆科植物大豆 Glycine max（L.）Merr. 的成熟种子经蒸罨加工发酵制成。各地均有生产。

【性味归经】 辛，微温。归肺、胃经。

【功效主治】 解表，除烦。用于风寒表证，心烦不眠。

【临床应用】 1．淡豆豉既能发散表邪，又能宣散郁热。用于外感风寒之证，常与葱白配伍；若与荆芥、金银花等配伍，亦可用于外感风热初起，发热、头痛等症。

2．淡豆豉能宣散肺胃郁热而除烦。用治热病胸中烦闷、不眠等症，配伍栀子以清热除烦，即栀子豉汤。

【用量用法】 10～15克。

附注 本品由于加工所用辅料的不同而性质亦异。用麻黄、紫苏同制，药性偏于辛温，适用于外感风寒之证；用桑叶、青蒿同制，药性偏于寒凉，只适用于外感风热或温病初起之证。

附药　大豆黄卷

为黑大豆浸水湿润发芽，晒干而成。又名清水豆卷。性味甘，平。归胃经。功效清热利湿。多用于暑湿、湿温、湿热内蕴所致的发热少汗、胸闷不舒、骨节烦痛等症。也可用治湿痹筋挛、膝痛、水肿胀满等症，常与茯苓、滑石等配伍。用量 10～15 克。

香　薷

《别　录》

为唇形科多年生草本植物海洲香薷 Elsholtzia splendens Nakai ex F. Mackawa 的全草。主产于江西、河北、河南等地。以江西产量最大。夏秋季抽穗开花后割取地上部分，晒干。切段。生用。

【性味归经】　辛，微温。归肺、胃经。

【功效主治】　发汗解表，化湿和中，利水消肿。用于暑湿表证，水肿，小便不利。

【临床应用】　1. 香薷微温芳香，外能发汗解表，内可和中化湿。用治夏季乘凉饮冷，外感于寒，内伤于湿所致的发热恶寒、头痛及腹痛、吐泻等症，多与扁豆、厚朴等同用，如香薷散。

2. 香薷既能发散表邪，亦可通利水湿。用治水肿及小便不利，可单用浓煎服之；若兼脾虚者，又常与白术同用，有行水健脾之效，即薷术丸。

【用量用法】　3～10 克。利水退肿宜浓煎。

苍 耳 子

《本　经》

为菊科一年生草本植物苍耳 Xanthium sibiricum patr. 的果实。分布全国各地，主产于江西、山东、湖北、湖南等地。秋季采收，晒干。炒去硬刺用。

【性味归经】　辛、苦，温。有小毒。归肺经。

【功效主治】　散风通窍，祛风湿。用于鼻渊头痛，风湿痹痛。

【临床应用】　1. 苍耳子辛散苦燥温通，能散风通窍，且能止痛。用治鼻渊头痛，常与白芷、辛夷等配伍，如苍耳散。对于外感风寒所致的头痛及头风头痛，常与防风、白芷等同用。

2. 苍耳子辛以散风，苦以燥湿，有祛风湿止痛之功。用治风湿痹痛，四肢拘挛，常与威灵仙、苍术等配伍应用。

此外，本品与地肤子、白鲜皮、白蒺藜等药同用，治风疹瘙痒。又本品研末，用大风子油为丸，还治疥癣麻风，皆取散风除湿的作用。

【用量用法】　3～10 克。

附药　苍耳草　苍耳虫

苍耳草　为苍耳的茎叶。性味苦、辛，微寒。有小毒。功效祛风，清热解毒。主要用于风湿痹痛，四肢拘挛等证，可调和作羹，如苍耳叶羹。又可用于麻风、疗毒、皮肤瘙痒诸证，单用或配伍大风子内服治麻风；同野菊花捣烂外敷治疗毒；配伍白蒺藜、地肤子煎汤外洗治皮肤瘙痒。因本品有毒，内服不宜过多，亦不能持续服用。用量 6～15 克。外用适量。本品有耗气耗血之弊，不宜于虚人。

苍耳虫　为寄生在苍耳茎中的一种昆虫的幼虫。秋季捕取，浸于麻油中，亦可焙干贮存备用。本品具有解毒消肿之功。专供外用，多用于痈肿、疔毒、痔疮等证。亦可与白僵蚕或雄黄、冰片等配伍，蜜调敷贴或捣敷患处。

辛　夷
《本　经》

为木兰科落叶灌木望春花 Magnolia biondii Pamp. 玉兰 M. denudata Desr. 或武当玉兰 M. sprengeri Pamp. 的干燥花蕾。主产于河南、安徽及四川等地，多为栽培。早春花蕾未开放时采摘，晒干。去尽枝梗，捣碎。生用。

【性味归经】　辛，温。归肺、胃经。

【功效主治】　散风寒，通鼻窍。用于感冒鼻塞，鼻渊头痛。

【临床应用】　辛夷质轻芳香，既发散风寒，又善通鼻窍，为治鼻塞头痛或流浊涕之要药。治外感风寒头痛、鼻塞、香臭不闻、流浊涕，可与荆芥、紫苏等配伍应用。治鼻渊头痛、鼻塞、流浊涕，偏寒者，多与细辛、苍耳子同用；若偏热者，多与黄芩、薄荷等同用。

【用量用法】　3～10 克。宜纱布包煎。

第二节　发散风热药

凡以发散风热表邪为其主要作用的药物，即称为发散风热药。

发散风热药，味多辛甘，兼有苦味，性多寒凉。以归肺、肝经为主，兼归胃、膀胱经。

本类药物以宣散风热为主，部分药物兼有清头目、利咽喉、宣肺止咳、宣毒透疹等作用。主治外感风热或温病初起，症见发热、微恶风寒、咽干口渴、舌苔薄黄、脉浮数等风热表证。有些药物还可用于风热目赤、咽喉肿痛、疹出不透、风热咳嗽等。

本类药物用治温病初起，常与清热解毒药配伍；用治其他风热病证，也须配伍相应的药物以加强疗效。

发散风热药，药性寒凉，麻疹初起及疹出已透者均应慎用。

薄　荷
《新修本草》

为唇形科多年生草本植物薄荷 Mentha haplocalyx Briq. 的茎叶。我国南北均产，尤以江苏、江西、浙江产者为著名。为我国特产药材之一，产量占世界第一位。收获期间因地而异，每年一般可采收 2～3 次。阴干。润软切段。生用。

【性味归经】　辛，凉。归肺、肝经。

【功效主治】　发散风热，清利头目，利咽，透疹。用于风热表证，头痛目赤、咽喉肿痛，麻疹不透，风疹瘙痒。

【临床应用】　1.薄荷辛凉轻清，能疏散肌表及上焦风热。用治风热侵袭肌表，或温病初起邪在卫分，症见发热、微恶风寒、头身疼痛等，常与金银花、连翘等配伍，如银翘散。若见咳嗽、身热不甚、口微渴者，则可与桑叶、菊花等配伍，如桑菊饮。

2.薄荷既能发散风热，又可清头目、利咽喉。用治风热上犯而致头痛目赤，咽喉肿痛，常与菊花、牛蒡子等配伍应用。

3.薄荷轻宣外达，解表透疹。用治风热外束，麻疹不透，常与葛根、牛蒡子等配伍应用。亦可治风疹瘙痒。

此外，本品又有疏肝解郁之功，用治肝郁气滞，胸胁胀痛之证，常以少量薄荷配伍柴胡、白芍等同用。本品尚能芳香辟秽，还可用治夏令感受暑湿秽浊之气，所致痧胀腹痛吐泻等症，常配藿香、佩兰、白扁豆等同用。

【用量用法】　3~10克。

牛 蒡 子
《别 录》

为菊科二年生草本植物牛蒡 Arctium lappa L. 的干燥成熟果实。全国均产，主产于河北、浙江等地。秋季采收。晒干。生用或炒后捣碎用。

【性味归经】　辛、苦、寒。归肺、胃经。

【功效主治】　发散风热，解毒透疹，利咽。用于外感风热，咽喉肿痛，麻疹不透，风热发疹，热毒疮疡，痄腮肿痛。

【临床应用】　1.牛蒡子辛散苦泄寒清，能发散肌表风热，兼清肺利咽。用治外感风热，咽喉肿痛等症，常配伍荆芥、薄荷等，如牛蒡汤。

2.牛蒡子既能疏散风热，又能泄热解毒，兼通利二便，导热毒之邪从二便解，为解毒透疹之良药。治麻疹初起透发不畅，常与升麻、葛根等配伍；若热毒壅盛之证，常配伍金银花、大青叶等以收清热解毒、泻火凉血之效。

3.牛蒡子归肺胃二经，清热解毒，散结消肿。用治热毒疮肿、痄腮肿痛，常与板蓝根、野菊花等同用。

【用量用法】　3~12克。

【使用注意】　本品性寒滑利，便溏者慎用。

蝉 蜕
《别 录》

为蝉科昆虫黑蚱 Cryptotympana pustulata Fabricius 羽化时脱落的蜕壳。全国大部分地区均产，夏、秋二季收集。除去泥沙，晒干。生用

【性味归经】　甘，寒。归肺、肝经。

【功效主治】　发散风热，透疹止痒，明目退翳，熄风止痉。用于外感风热，温病初起，麻疹不透，风疹瘙痒，目赤，目翳，小儿夜啼，破伤风。

【临床应用】　1.蝉蜕甘寒轻扬升浮，善发散风热，清利头目。治外感风热，温病初起，发热头痛等症，常与生石膏、薄荷等辛凉泄热之品同用。本品又能利咽喉，用治风热郁

肺，发热咽痛，声音嘶哑等，常配伍胖大海、桔梗等。

2．蝉蜕发散风热，兼能透疹，治风热疹毒郁闭肌表所致的麻疹不透，常与葛根、牛蒡子等配伍应用。本品且能祛风泄热止痒，治风疹瘙痒兼热者，常与牛蒡子、白蒺藜等同用。

3．蝉蜕性寒入肝，能疏散肝经风热而明目退翳。治肝经风热所致的目赤翳障，常与菊花、谷精草等同用，如蝉花散。

4．蝉蜕入肝，能熄风止痉，凉肝定惊。用治肝火扰心所致的小儿惊哭或夜啼，常配朱砂、钩藤等同用。治破伤风，可与蜈蚣、全蝎等同用。

【用量用法】　3～10克。

桑　叶

《本　经》

为桑科落叶小乔木植物桑 Morus alba L. 的叶，全国大部分地区均产，以南部育蚕区产量较大。初霜后采收，除去杂质。生用或炙用。

【性味归经】　苦、甘、寒。归肺、肝经。

【功效主治】　疏散风热，清肝明目。用于风热表证，温病初起，燥热咳嗽，目赤肿痛，目暗昏花等。

【临床应用】　1．桑叶轻清疏散，兼清肺热，治风热袭表或温病初起有表证，症见发热、头痛、咳嗽者，常与菊花、连翘等同用，如桑菊饮。

2．桑叶苦泄甘润，入肺经，性寒能清肺热，蜜炙能润肺燥。治燥热伤肺，痰粘咽干，咳嗽不爽，身热不高者，常与沙参、杏仁等同用，如桑杏汤。

3．桑叶能疏散肝经风热。治肝经风热或肝火上犯所致的目赤肿痛、多泪等症，单用本品煎汤外洗即可，或配伍菊花、决明子等同用。肝阴不足之目暗昏花，须以嫩桑叶配伍黑芝麻，以蜜为丸，即桑麻丸。

此外，本品尚有凉血止血作用。用治血热吐衄，用桑叶30克水煎服，或配伍其他凉血止血药同用。

【用量用法】　5～10克。一般生用，肺热燥咳宜蜜炙用。

菊　花

《本　经》

为菊科多年生草本植物菊 Chrysanthemum morifolium Ramat. 的头状花序。主产于浙江、安徽、河南等地。由于产地、花色、加工方法不同，又分黄菊、白菊、杭菊、怀菊、滁菊等不同品种。花期采收。阴干。生用。

【性味归经】　辛、甘、苦，微寒。归肺、肝经。

【功效主治】　疏散风热，清肝明目。用于风热表证，温病初起，目赤肿痛，目暗昏花，头目眩晕。

【临床应用】　1．菊花能疏散上焦风热，清利头目。治风热表证，温病初起头痛、发热者，常与桑叶、薄荷等同用，如桑菊饮。

2．菊花清散肝经之热而明目。故可用治肝经风热及肝火上炎所致的目赤肿痛，常与决明子、夏枯草等同用。本品又能养肝明目。治肝肾亏虚之眼目昏花、视物模糊等症，常与枸杞子、熟地黄等补肝肾药同用，如杞菊地黄丸。

3．菊花又能平抑肝阳。治肝阳上亢而头痛、头胀、眩晕者，常与羚羊角、钩藤等同用，如羚羊钩藤汤。

4．菊花甘寒益阴，清热解毒，尤善解疔毒，故可用治疔疮肿毒，常配金银花、生甘草同用，如甘菊汤。

此外，临床用治高血压。每日用菊花、金银花各 10～30 克（头晕明显者加桑叶 12 克，动脉硬化、血清胆固醇高者加山楂 12～24 克）混匀，分 4 次用沸滚开水冲泡 10～15 分钟后当茶饮。

【用量用法】　10～15 克。外感风热多用黄菊，清肝明目、平肝多用白菊。

附药　野菊花

野菊花为同属近缘植物野菊 C．indicum L．的头状花序。全草亦入药，别名苦薏。性味苦，辛，微寒。归肺、肝经。主要功效清热解毒。用治痈肿、疔毒、咽喉肿痛、风火赤眼等症。治疮毒可单用，内服或鲜品捣烂外敷患处，或与蒲公英、紫花地丁等配伍应用。治目赤肿痛，常与夏枯草、桑叶等同用。此外，内服并煎汤外洗，可用于皮肤瘙痒证。用量 10～30 克，外用适量。

蔓 荆 子

《本　经》

为马鞭草科落叶小灌木植物单叶蔓荆 Vitex trifolia L．var．simplicifolia Cham．和蔓荆 Vitex trifolia L．的果实。主产于山东、江西、浙江及福建等地。多系野生，夏季采收。阴干。炒至焦黄色用。

【性味归经】　辛、苦，微寒。归膀胱、肝、胃经。

【功效主治】　疏散风热，清利头目，止痛。用于头痛，头昏，目赤肿痛，风湿痹痛。

【临床应用】　1．蔓荆子辛能散风，微寒清热，轻浮上行，主散头面风热而能止痛。善治外感风热所致的头痛头昏及头风头痛。单用浸酒服；或配伍防风、川芎等以增强祛风止痛之效。

2．蔓荆子能散风热，清利头目。用治风热上扰所致的目赤肿痛等症，常与菊花、蝉蜕等配伍应用。

3．蔓荆子辛散苦燥，且能祛风胜湿，蠲痹止痛。治风湿痹痛，常与防风、木瓜等同用。

此外，取本品祛风止痛之功，也可用治风湿痹痛，多配羌活、独活、川芎、防风等同用，如羌活胜湿汤。

【用量用法】　6～12 克。

葛 根

《本　经》

本品为豆科植物野葛 Pueraria lobata（Willd．）Ohwi 或甘葛 P．thomsonii Benth．的干燥根。我国南北各地均产。秋、冬二季采挖。野葛多趁鲜切成厚片或小块，干燥；甘葛习称"粉葛"，多除去外皮，稍干，切片，晒干。生用或煨用。

【性味归经】　甘、辛，凉。归肺、胃经。

【功效主治】　发表解肌，透疹，升阳止泻，生津止渴。用于外感发热，项背强痛，麻疹不透，湿热泻痢，脾虚泄泻，热病烦渴，消渴证。

【临床应用】　1．葛根轻扬升散，善发表解肌退热。用治外感表证，头痛身热、项背强痛等症。若属风热兼里热者，常与柴胡、黄芩等同用，如柴葛解肌汤；若属风寒者，可与麻黄、桂枝等配伍，如葛根汤。

2．葛根能透发麻疹。用治麻疹初起，疹出不畅，常与升麻、芍药等同用，如升麻葛根汤。

3．葛根煨用有升阳之效，能鼓舞脾胃清阳之气上行而奏止泻之功。用治湿热泻痢，多与黄连、黄芩配伍，如葛根芩连汤。若属脾虚泄泻，则多与党参、白术等配伍，如七味白术散。

4．葛根有清热生津之效。治热病烦渴，可配伍芦根、天花粉等同用。用治阴虚消渴证，则可配伍麦门冬、五味子等同用，如玉泉散。

此外，近代临床用治冠心病，高血压等。用葛根片治疗冠心病，每次服 3～4 片（每片含总黄酮 100 毫克），每日 3 次，疗效显著。高血压患者，每日以葛根 15～20 克，煎后分 2 次服；或口服葛根黄酮，每日 100 毫克，分二次服。2～8 周为一疗程。

【用量用法】　9～15 克。解热生津宜生用；升阳止泻宜煨用。

【使用注意】　表虚多汗不宜服。

附药　葛花

为葛的未开放花蕾。性味甘，平。功能解酒醒脾。适用于饮酒过度，胃气受损，呕吐、烦渴、饱胀及头痛、头昏等症，可与人参、白豆蔻、橘皮等配伍应用，用量 5～12 克。

柴　胡

《本　经》

为伞形科多年生草本植物柴胡（北柴胡）Bupleurum chinensis DC．和狭叶柴胡（南柴胡）B．scorzonerifolium Willd．的根及全草。前者主要产于辽宁、甘肃、河北、河南等地；后者主要产于湖北、四川、江苏等地。春、秋两季采挖，晒干。切短节。生用，或酒炒，或醋炒用。

【性味归经】　苦、辛，微寒。归心包络、肝、胆、三焦经。

【功效主治】　疏散退热，疏肝解郁，升举阳气。用于感冒发热，寒热往来，胁肋胀痛，月经不调，脱肛，子宫下垂。

【临床应用】　1．柴胡苦泄辛散，疏散退热作用好。用治感冒发热，可与甘草同用，即柴胡散。本品尤擅长于疏解半表半里之邪，为治少阳证的要药，用治伤寒邪在少阳，寒热往来，胸胁苦满，口苦，咽干，目眩等症，常与黄芩、半夏等配伍应用，如小柴胡汤。

2．柴胡善条达肝气，能疏肝解郁。若肝郁气滞胁痛，可与香附、枳壳等同用，如柴胡疏肝散。用治肝郁血虚所致的胁痛、月经不调等症，常与当归、白芍等同用，如逍遥散。

3．柴胡又善升阳举陷。用治中气下陷，久泻脱肛、子宫下垂等证，常与黄芪、人参等补气升阳之品同用，如补中益气汤。

此外，本品还可退热截疟，又为治疗疟疾寒热的常用之品，常与黄芩、常山、草果等同用。

取本品祛风止痛之功，也可用治风湿痹痛，多配羌活、独活、川芎、防风等同用，如羌活胜湿汤。

【用量用法】　3～10克。

升　麻
《本　经》

为毛茛科多年生草本植物大三叶升麻 Cimicifuga heracleifolia Kom. 或兴安升麻 C. dahurica (Turcz.) Maxim. 或升麻 C. foetida L. 的根茎。主产于辽宁、黑龙江、河南、湖南及山西等地。夏、秋两季采挖。晒干。除去须根，润透切片。生用或炙用。

【性味归经】　辛、甘，微寒。归肺、脾、大肠、胃经。

【功效主治】　发表透疹，清热解毒，升举阳气。用于风热头痛，麻疹不畅，齿痛口疮，咽喉肿痛，脏器下垂。

【临床应用】　1．升麻升浮上行，能疏散头面及肌表风热。治感冒风热，头痛、发热者，常与葛根、薄荷等配伍应用。

2．升麻升散清泄，既能透疹，又能清热解毒。治麻疹透发不畅，常与葛根、牛蒡子等同用，如升麻葛根汤。

3．升麻入阳明胃经而能清热解毒。治牙龈肿痛，口舌生疮，常与黄连、石膏等配伍，如清胃散。治咽喉肿痛，常与玄参、牛蒡子等同用，如牛蒡子汤。亦可用治风热疫毒上攻之大头瘟，常与板蓝根、连翘等配伍应用。

4．升麻能升脾阳阳气而举陷。治久泻脱肛、子宫脱垂、胃下垂等证，常与人参、黄芪等配伍应用，如补中益气汤。

【用量用法】　3～10克。升举阳气宜用炙升麻。

浮　萍
《本　经》

为浮萍科多年生水生漂浮草本植物紫萍 Spirodela polyrrhiza（L.）schleid 的全株。全国各地均有分布。夏季捞取。晒干。生用。

【性味归经】　辛，寒。归肺、膀胱经。

【功效主治】　发汗解表，透疹止痒，利水消肿。用于风热表证，疹透不畅，水肿，小便不利。

【临床应用】　1．浮萍能辛散发表。用治外感风热，发热无汗，可单用本品为末，以蜜为丸，名紫萍一粒丹；亦可与荆芥、薄荷等同用。

2．浮萍具有发散之性，为透发麻疹的要药，可单用煎水趁热擦洗，也可与薄荷、牛蒡子等同用。

3．浮萍有祛风止痒之效。用治风热瘾疹，皮肤瘙痒，内服可与牛蒡子、薄荷等配伍应用；外用可煎汤外洗或浸酒涂擦。

4. 浮萍发汗利水而消水肿。用治水肿、小便不利兼有表证者，多入复方使用。

【用量用法】 3～10克。外用适量。

小 结

解表类药物，以发散表邪，解除表证为其主要作用。根据其性能特点可分为发散风寒与发散风热两类。

发散风寒具有辛温发散的特点，发汗作用强，以发散风寒为主要作用。适用于风寒表证，以及咳喘、风湿痹痛、水肿初起、痘疹兼有表证者。

麻黄、桂枝均为发汗解表的常用药，同治风寒表证。麻黄发汗力强，治无汗的表实证。桂枝发汗力弱，无论有汗无汗均可应用。麻黄又能宣肺平喘，利水消肿，可用治肺气壅遏的喘咳及水肿等证；桂枝还能温经通阳，可用治风湿痹痛、血寒经闭、痛经及胸痹、心悸等证。

紫苏、荆芥、防风为外感风寒表证的常用药。其中，紫苏散寒力强；荆芥、防风解表药力和缓，而具有祛除风邪之共性，二药常相须使用，共奏解表、祛风之效。紫苏又能行气宽中，解鱼蟹毒；荆芥辛散疏风，温而不燥，无论风寒风热均可应用，还能宣毒透疹，可治热毒风疹之证，炒炭且能止血，治内出血；防风以祛风为主，经配伍后主治一切风证，为治风寒湿痹的要药，又能祛风止痉，用治破伤风。

羌活、白芷、藁本均能祛风散寒止痛，治外感头痛及风湿关节痛。其中，羌活发汗散寒除湿止痛力较强，善治上半身的风湿痹痛；白芷、藁本发汗力较强，止痛力强。然白芷善治鼻渊头痛，眉棱骨痛，兼能燥湿止带，用治寒湿带下；藁本善治巅顶头痛。

细辛祛风止痛、散寒解表，用治风寒表证头痛。又能温肺化饮、宣通鼻窍，还可用治寒饮喘咳、鼻塞、鼻渊等证。

生姜、葱白均能发汗解表，为治外感风寒轻证常用药。生姜兼能温胃止呕，温肺止咳，用治胃寒呕吐及风寒客肺的咳嗽；葱白又能散寒通阳，用治下利脉微，阴寒腹痛。

淡豆豉，具有疏散宣通之性，又能宣郁除烦，性质平和，透散外邪而不伤阴，用治感冒头痛、胸中烦闷、虚烦不眠等症。香薷辛散温通，能宣散肌表之寒湿暑邪，兼能通利水湿，故有解表、化湿、利水之效。用治外感风寒暑湿，以及水肿、小便不利等证。

苍耳子、辛夷二药质轻，其解表之力弱，然其性升浮，善于通窍，常相须为用以治鼻渊头痛。然苍耳子又能祛风除湿，用治风湿痹痛及风疹瘙痒；辛夷则专治鼻渊，寒热所致的鼻渊均可应用。

发散风热药具有辛凉发散的特点，以发散风热为主要作用。主要用于外感风热表证，以及风疹、麻疹、疮疡肿痛初起兼有表证者。

薄荷、牛蒡子、蝉蜕均能疏散风热、透疹利咽。用于风热感冒、咽喉肿痛、麻疹初期透发不畅，常配伍应用，以增强疗效。其中薄荷又能清利头目，兼疏肝解郁，用治肝气郁结、胸胁胀痛；牛蒡子善清肺胃，解热毒，用治热毒疮疡，痄腮；蝉蜕又能明目退翳，且能止痒，用治目生翳障，风疹瘙痒等证。

桑叶、菊花均能轻清发散，其性甘寒清润，善清泄肺肝热邪，既能散头面风热，又能清肝明目，并相须为用。其中桑叶清肺优于清肝，燥热袭肺咳嗽者常用；菊花清肝优于清肺，故肝风头晕多常用。

葛根、柴胡、升麻均为辛凉之品，三药发散力强，有解热、升阳的共性。其退热作用：柴胡为首，主治半表半里的寒热往来之证；葛根善解阳明肌表之热，表实而有项背强痛者多用；升麻退热作用弱，但能清热解毒，用治热毒所致的多种病证。其升阳作用：柴胡升阳能疏肝胆之郁结，而升提作用不及升麻；升麻升阳作用力强，故气虚下陷的内脏下垂，柴胡、升麻常相须为用，升麻且有透发疹毒的作用；葛根升阳又能解热生津止泻，用治湿热泻痢及脾虚腹泻、热病烦渴等证，还能透发疹毒。

蔓荆子，轻清上浮，主散头面风热之邪，且能祛风湿，治风湿痹痛。浮萍，其性升浮，主要功效发汗解表，透疹止痒为主，为治外感风热表证，麻疹，以及风疹瘙痒的有效药物，又能利水消肿，治水肿及小便不利。

第二章 清 热 药

凡以清泄里热为主要作用的药物，称为清热药。

本类药物均属寒性，由于五味的不同，大体分为苦寒、甘寒两类，有的药物具有甘、苦寒之性。其归经范围较广，涉及五脏六腑。

清热药分别具有清热泻火、燥湿、解毒、凉血、清虚热等功效，适用于各种里热证候。

根据清热药的主要性能，可分为清热泻火、清热燥湿、清热凉血、清热解毒、清虚热药五类。

应用清热药时，须根据病证，选择适当药物予以配伍。如里热内盛，表证未解时，与解表药配伍；里热内盛，津液受损时，与养阴生津药配伍，若兼伤气者，当配补气药，以清热益气等。

使用本类药时，对脾胃虚寒、胃纳不佳、肠滑易泻者要慎用。如遇阴盛格阳，真寒假热之证，尤须辨明，不可妄投。使用本类药物，要注意中病即止，避免克伐太过，损伤正气。

第一节 清热泻火药

凡以清泄火热邪气为主要作用的药物，称为清热泻火药。

清热泻火药性味以苦寒、甘寒为主，多归脾、胃、肝经，部分药物兼归心、肾、三焦、膀胱经。

本类药物主要具有清热泻火作用。适用于急性热病的气分实热，具有高热烦渴、神昏谵语、汗出、小便短赤、舌苔黄燥、脉象洪实等里热炽盛之证候。本类药物多入气分，又可清脏腑之热。由于药物的作用部位不同，分别用于肺热、胃热、肝热、心火及暑热等引起的多种实热证。

应用本类药时，要根据不同病情作相应的配伍，对于体虚病人使用本类药物时，当考虑照顾正气，应适当配伍扶正药物。

石 膏

《本 经》

为硫酸盐类矿物硬石膏族石膏 Gypsum Fibrosum。主要为含水硫酸钙（$CaSo_4 \cdot 2H_2o$）。分布极广，几乎全国各省区皆有蕴藏，主产于湖北、安徽、甘肃及四川等地，以湖北、安徽产者最佳。挖出后去尽泥土、杂石、碾碎或打碎，生用或煅用。

【性味归经】　辛、甘，大寒。归肺、胃经。

【功效主治】　清热泻火，除烦止渴。用于温热病壮热烦渴，肺热咳喘，胃火头痛，牙龈肿痛；疮疡久溃，湿疹，烫伤。

【临床应用】 1．石膏辛甘大寒，既能透热外出，又可泄热于内。用于温病邪在气分之高热、烦渴、汗出、脉象洪大者，常与清热泻火、养阴生津的知母相须配用，如白虎汤；气分不解，热入血分，气血两燔之高热、吐衄、发斑者，常与清热凉血的犀角、生地黄等配伍，如清瘟败毒饮。

2．石膏清热泻火而归肺经，为清肺之要药。用于肺热咳嗽、气喘、发热者，常与止咳平喘的麻黄、杏仁等配伍，如麻杏石甘汤。

3．石膏清热泻火而主归胃经，长于清泻胃火。用于胃火上炎之头痛、牙龈肿痛、口疮、烦渴者，常与生地黄、知母、牛膝等配伍，如玉女煎。

4．石膏经煅后除具清热作用外，又具收湿功效。用于疮疡久溃不收口、湿疹、水火烫伤，常与清热燥湿、解毒的黄柏、青黛等配伍，研末外敷。亦可单用研末外用。

【用量用法】 生品 15～60 克，宜打碎先煎；煅品外用适量，宜研末撒敷患处。

【使用注意】 石膏性大寒，易伤脾胃阳气，脾胃虚寒者当慎用。

知 母

《本 经》

为百合科多年生草本植物知母 Anemarrhena asphodeloides Bge. 的干燥根茎。主产于河北、山西及广东等地，以河北历县产者最佳。春秋二季采挖。除去须根及泥沙，洗净，晒干。润软，去皮，切片。生用或盐水炒用。

【性味归经】 苦、甘、寒。归肺、胃、肾经。

【功效主治】 清热泻火，滋阴润燥。用于温热病壮热烦渴，肺热咳嗽，阴虚干咳，骨蒸潮热，内热消渴。

【临床应用】 1．知母苦甘性寒，既能清热泻火，又可滋阴生津。用于温病邪入气分，热邪亢盛，津液受损之高热、汗出、烦渴者，常与生石膏、甘草配伍，如白虎汤。

2．知母清热泻火而归肺经，滋阴生津而润肺燥。用于肺热咳嗽、发热、痰黄不利，或阴虚肺燥，干咳无痰、口干舌燥者，常与清肺、润燥、化痰止咳的贝母配伍，如二母散。

3．知母滋阴清热，对阴虚内热者最宜。用于阴虚内热，骨蒸潮热、五心烦热、舌红少苔者，常与滋阴降火的熟地黄、黄柏配伍，如知柏地黄丸。用于阴虚火旺，耗伤津液之消渴病，症见口渴、多饮、多尿者，常与生津止渴的天花粉、五味子配伍，如玉液汤。

【用量用法】 6～12 克。

【使用注意】 知母性寒而滋腻，易伤脾胃而滑肠，脾胃虚弱及便溏者，纵有热邪或阴虚者，亦当慎用。

芦 根

《别 录》

为禾本科多年生草本植物芦苇 Phragmites communis Trin. 的根茎。我国南北各地均有分布。全年均可采挖。除去泥土、须根及膜状叶。切段，晒干生用。或鲜用。

【性味归经】 甘，寒。归肺、胃经。

【功效主治】 清热生津，止呕，利尿。用于热病津伤烦渴，胃热呕吐，肺痈，肺热咳嗽，湿热淋证，小便不利。

【临床应用】 1．芦根甘寒，既能清热，又可生津。用于温热病津伤口渴、烦热、舌干少津者，常与养阴生津的沙参、麦冬配伍。

2．芦根清热而归胃经，为常用之清胃止呕药。用于胃热之呕吐，或气逆干哕者，常与降逆止呕的竹茹、生姜汁配伍，如芦根饮子；亦可单用浓煎饮服。

3．芦根清热而归肺经，为常用之清肺药。用于肺痈胸痛，咳吐脓痰腥臭、胸痛者，常与清肺排脓之薏苡仁、冬瓜仁配伍，如苇茎汤。用于肺热咳嗽，痰黄不利者，常与化痰止咳的瓜蒌、贝母配伍。

4．芦根有清热利尿作用。用于下焦湿热之淋证，及小便黄赤者，常与其它清热利湿药配伍，以增强药效。

此外，本品还有透疹作用，配伍薄荷、蝉蜕等治麻疹透发不畅。

【用量用法】 15～30克。鲜品用量加倍。鲜品亦可捣汁服。

天 花 粉

《本 经》

为葫芦科宿根草质藤本植物栝楼 Trichosanthes kirilowii Maxim. 或日本栝楼 T. japonica Regel. 的干燥根。产于我国南北各地。秋冬二季采挖。洗净，除去泥土、外皮，切成厚片，干燥。

【性味归经】 苦、微甘，寒。归肺、胃经。

【功效主治】 清热生津，消肿排脓。用于热病津伤，口干，消渴，肺热咳嗽，肺燥咳血，热毒疮痈。

【临床应用】 1．天花粉苦甘性寒，既可清热，又能生津。用于温热病热邪伤津之口干舌燥、烦渴者，常与养阴清热之芦根、麦冬配伍。用于消渴病之口渴、多饮、多尿者，常与生津止渴的葛根、知母配伍，如玉液汤。

2．天花粉清肺热，润肺燥，兼可祛痰。用于肺热咳嗽、痰黄不利者，常与清肺化痰的射干、马兜铃配伍，以增强药效，如射干马兜铃汤。用于肺燥干咳无痰，咳血者，常与滋阴润燥的生地黄、麦冬配伍，如滋燥饮。

3．天花粉清热泻火，消肿排脓。用于疮疡痈肿、红肿疼痛，常与活血止痛、消肿的当归尾、乳香配伍，如仙方活命饮。

此外，现代临床用于中期妊娠引产；亦试用于恶性葡萄胎及绒毛膜上皮癌。

【用量用法】 10～15克。外用研末，用水或醋调敷。

栀 子

《本 经》

为茜草科常绿灌木植物栀子 Gardenia jasminoides Ellis 的成熟果实。产于我国长江以南各省。秋冬果实成熟时采收。除去果梗及杂物，蒸至上气，或置沸水中略烫，取出干燥。生用，炒焦或炒炭用。

【性味归经】 苦，寒。归心、肺、胃、三焦经。

【功效主治】 清热泻火，凉血，解毒，利湿。用于心烦失眠，躁扰不宁，湿热黄疸，血热吐衄。

【临床应用】 1．栀子能泻心、肺、胃经之火，而有除烦之功。用于热扰胸膈之心烦失眠、躁扰不宁、郁闷者，常与除烦的淡豆豉配伍，以增强清热除烦之功，如栀子豉汤。用于火热炽盛之高热、烦躁、神昏谵语者，常与清热泻火的黄连、黄芩配伍，如清瘟败毒饮。

2．栀子能清利湿热，具退黄之功，对黄疸有标本兼治之功。用于湿热黄疸、发热、小便黄赤、舌苔黄腻者，常与清热利湿退黄的茵陈、大黄配伍，如茵陈蒿汤。

3．栀子既入气分，又走血分，有凉血止血作用。用于血热之吐血、衄血、尿血者，常与凉血止血的黄芩、白茅根配伍。

此外，生栀子研粉外敷，治疗外伤性肿痛，有消肿止痛之功。涂敷疖肿，亦有良效。

【用量用法】 6～10克。清热宜生用，凉血宜炒用，止血宜炒炭用。

竹 叶

《别 录》

为禾本科多年生常绿植物淡竹 Phyllostachys nigra var. henonis Stapf 的叶。产于长江流域各省。随时可采鲜者入药。

【性味归经】 甘、淡、寒。归心、肺、胃经。

【功效主治】 清热泻火，除烦，利尿。用于热病烦渴，口舌生疮，湿热淋证。

【临床应用】 1．竹叶能清热、除烦、保津。用于热病烦热、口渴，常与清热泻火、生津止渴的石膏、麦冬配伍。

2．竹叶上能清心火，下能利小便。用于心火上炎、口舌生疮常与清心利尿的生地黄、木通配伍，既可清心，又能导热下行，如导赤散。亦可用于湿热淋证，淋漓涩痛，小便黄赤之证。

【用量用法】 6～15克。鲜品加倍。

附药 淡竹叶

为禾本科多年生草本植物淡竹叶 Lophatherum gracile Brongn 的去根全草。性味、归经、功效与竹叶相似，但竹叶功偏清热，淡竹叶功偏利尿。尤多用于淋证，小便黄赤。用量10～15克。

夏 枯 草

《本 经》

为唇形科多年生草本植物夏枯草 Prunella vulgaris L. 带花的果穗。我国各地均产，主产于江苏、浙江、安徽、河南等地。夏季果穗成棕红色时采收。除去杂质，晒干。

【性味归经】 辛、苦，寒。归肝、胆经。

【功效主治】 清肝火，散郁结，平肝阳。用于目赤肿痛、目珠夜痛、瘰疬瘿瘤、眩晕头痛。

【临床应用】 1．夏枯草苦寒，归肝、胆经，为清肝要药。用于肝火上炎，头晕头痛、目赤肿痛、羞明流泪者，常与清肝明目的石决明、菊花配伍；如久痛伤血，目珠夜痛较重者，与补养肝血的当归、白芍配伍。

2．夏枯草味辛能散，性寒可清，为散结要药。用于瘰疬、瘿瘤，常与软坚散结的昆布、海藻配伍，以增强散结之功。

3．夏枯草既清肝，又平肝，对肝阳上亢兼见肝火者最宜。用于肝阳上亢，眩晕头痛、烦躁易怒者，常与养阴平肝的生地黄、菊花配伍。

此外，亦常用于高血压属于肝阳上亢者。

【用量用法】　10～15克。亦可熬膏服。

谷　精　草

《开宝本草》

为谷精草科一年生草本植物谷精草 Eriocaulon buergerianum Koern. 带花茎的头状花序。主产于浙江、江苏、安徽、江西、湖南、广东、广西等省。秋季采收。将花序及花茎拔出，晒干，切段用。

【性味归经】　辛、甘，平。归肝、肺经。

【功效主治】　疏散风热，明目退翳。用于肝经风热，目赤肿痛。

【临床应用】　谷精草归肝经而疏散风热。用于肝经风热，目赤肿痛、羞明流泪、翳膜遮睛者，常与疏散风热的菊花、荆芥配伍。

此外，本品还可用于风热头痛、牙痛、喉痹咽痛等症，多与薄荷、菊花、牛蒡子等同用。

【用量用法】　6～15克。

密　蒙　花

《开宝本草》

为马钱科落叶灌木植物密蒙花树 Buddleia officinalis Maxim. 的花序及花蕾。分布于湖北、四川、甘肃、陕西、湖南、广西、广东、云南、贵州等地。春夏花未开放时采收。除去杂质，干燥。生用。

【性味归经】　甘，微寒。归肝经。

【功效主治】　清热养肝，明目退翳。用于肝火目赤，肝虚目暗。

【临床应用】　1．密蒙花为清肝火，治目疾的平和药。用于目赤肿痛、目生翳膜，常与清肝明目、退翳的菊花、木贼配伍，如密蒙花散。

2．密蒙花除清肝作用外，还可养肝血。用于肝虚目暗、眼睛干涩、目翳遮睛者，常与养肝明目的沙苑子、枸杞子配伍。

【用量用法】　6～10克。

青　葙　子

《本　经》

为苋科一年生草本植物青葙 Celosia argentea L. 的成熟种子。产于我国中部及南方各省。秋季果实成熟时采割植株，或摘取果穗。收取种子，除去杂质。晒干用。

【性味归经】　苦，微寒。归肝经。

【功效主治】　清肝明目，退翳。用于目赤翳障。

【临床应用】　青葙子为清肝明目药。用于肝火目赤肿痛，目生翳膜，常与清肝明目的决明子、菊花配伍。

此外，青葙子还有降压作用，可用于高血压病。

【用量用法】　10～15克。

【使用注意】　本品清热力强，且有散瞳作用。肝肾阴虚及青光眼患者忌用。

夜 明 砂

《本　经》

为蝙蝠科动物蝙蝠 Vespertilio Superans Thomas 等多种蝙蝠的粪便。主产于东北、内蒙古、河北、甘肃、山西、四川、福建、湖南、湖北等地。全年可采，以夏季为宜。到住蝙蝠的山洞中铲取，除去泥土，拣去杂质，晒干用。

【性味归经】　辛，寒。归肝经。

【功效主治】　清肝明目，散血消积。用于肝火目赤，雀目，夜盲，疳积腹胀。

【临床应用】　夜明砂清肝火而善治目疾。用于肝火目赤肿痛、青盲、翳障，常与清肝明目的夏枯草、决明子配伍；用治雀目、夜盲，可与猪肝同煎服。

此外，亦可治疗小儿疳积腹胀。

【用量用法】　6～10克。多入丸散剂。

决 明 子

《本　经》

为豆科一年生草本植物决明 Cassia obtusifolia L. 或小决明 C. tora L. 的成熟种子。主产于安徽、广西、四川、浙江、广东等省，我国南北各地均有栽培。秋季采收成熟果实。晒干，打下种子。生用或炒用。

【性味归经】　甘、苦，微寒。归大肠经。

【功效主治】　清肝明目，润肠通便。用于肝火目赤，肠燥便秘。

【临床应用】　1. 决明子清肝火而兼疏散之功。用于肝火目赤肿痛，常与清泻肝火的栀子、夏枯草配伍；用于肝经风热羞明流泪者，常与疏散风热的桑叶、菊花配伍。

2. 决明子除清热外，尚有一定润肠作用。用于肠燥便秘，常与滋阴润肠的玄参、火麻仁配伍。

此外，决明子尚有降低血清胆固醇及降压作用。用于防治动脉硬化及高血压，有一定疗效。

【用量用法】　10～15克。宜打碎煎。

第二节　清热燥湿药

凡以清热燥湿为主要作用的药物，称为清热燥湿药。

清热燥湿药性味多苦寒，以归胃、大肠、肝、胆经为主，兼归心、膀胱经。

本类药物均具有清热燥湿作用，多数兼有泻火解毒之功。主要用于湿热病证，症见发热胸痞、食欲不振、小便短赤、舌苔黄腻等。如肠胃湿热所致的泄泻、痢疾、痔瘘；肝胆湿热所致的胁肋胀痛、黄疸、口苦；下焦湿热所致的小便淋沥涩痛、带下以及湿热所致的关节肿痛、湿疹、痈肿、耳痛流脓等证。部分药还可用于实热火毒病证。

应用本类药时，要根据不同证情作相应的配伍。如湿热壅滞气机，出现脘腹胀满、里急后重者，当与行气消胀药配伍；若湿热内蕴，小便不利者，则与清热利水药配伍；湿热毒邪壅结而致的疮疡肿痛，宜配伍清热解毒药等。

苦寒多能伐胃，燥能伤阴，故本类药物一般用量不宜过大。对脾胃虚弱和津液亏耗者当慎用，必用时，当配伍益胃或养阴药。

黄 芩

《本 经》

为唇形科植物黄芩 Scutellaria baicalensis Georgi 的根。主产于河北、山西、内蒙古、河南、陕西。山西产量最大，河北承德产者最佳。春秋二季采挖。除去须根、泥沙，晒后撞去粗皮，晒干。蒸透或润透切片。生用，酒炒或炒炭用。

【性味归经】 苦，寒。归肺、胆、胃、大肠经。

【功效主治】 清热燥湿，泻火解毒，止血，安胎。用于湿温，黄疸，泻痢，热淋，高热烦渴，肺热咳嗽，血热吐衄，痈肿疮毒，胎热不安。

【临床应用】 1. 黄芩苦能燥湿、寒能清热，善清胃肠、肝胆湿热，为多种湿热病证的常用药。用于湿温发热、胸脘痞闷、苔腻脉滑之证，常配伍滑石、白蔻仁等渗利化湿药，如黄芩滑石汤。治中焦胃肠湿热，泄泻、痢疾，常与黄连、葛根配用，如葛根芩连汤。治下焦湿热，热淋涩痛，常与生地黄、木通配用，如火府丹。

2. 黄芩有清热泻火作用，尤擅清肺热。用于温热病，壮热烦渴、苔黄脉数等证，常与栀子、黄连等配伍，如黄连解毒汤。治肺热咳嗽、痰黄不利，与半夏、天南星配用，如小黄丸。

3. 黄芩具清热止血和凉血解毒作用。用于热迫血行的咳血、吐血、便血、衄血、血崩，常与生地黄、白茅根等配伍。用于疮疡肿痛，常与连翘、天花粉配伍。

4. 黄芩能清热安胎。用于热扰胎元，胎动不安，常与白术、当归、白芍配伍，如当归散。

此外，本品还可用于治火毒炽盛的疮痈肿毒，咽喉肿痛，常与银花、连翘、牛蒡子、板蓝根等同用。又可用治湿热黄疸，多与茵陈、栀子同用。

【用量用法】 3～10克。清热多用生黄芩，安胎多用炒黄芩，止血多用黄芩炭，清上焦热用酒黄芩。

【使用注意】 黄芩苦寒伐胃，脾胃虚弱、食少便溏者当慎用。

黄 连

《本 经》

为毛茛科多年生草本植物黄连 Coptis chinensis Franch. 三角叶黄连 C. deltoidea C. Y.

Cheng et Hsiao 或云连 C. teeta Wall. 的根茎。以上三种分别称"味连"、"雅连"、"云连"。黄连多系栽培，产于我国中部、南部各省，以四川、云南产量较大。秋季采挖 5~7 年的植株。除去须根及泥沙，干燥。生用或姜汁炒用。

【性味归经】　苦，寒。归心、胃、肝、大肠经。

【功效主治】　清热燥湿，泻火解毒。用于胃肠湿热，呕吐，泻痢，高热神昏，心烦不寐，血热吐衄，疮疡肿毒，脓耳，湿疮，胃火牙痛。

【临床应用】　1. 黄连大苦大寒，善清中焦湿热，对胃肠湿热所致的泄泻、痢疾、呕吐最为常用。用于泄泻、痢疾发热者，常与黄芩、葛根配伍，如葛根黄芩黄连汤；兼气滞腹胀疼痛，大便不爽者，与木香配伍，即香连丸。用于胃热呕吐，常与陈皮、竹茹配伍，如黄连橘皮竹茹半夏汤；由肝火犯胃而致呕吐者，常与吴茱萸配伍，即左金丸。

2. 黄连清热泻火力强，尤以泻心经实火见长，且能解毒。用于温热病，热邪内盛，高热神昏等证，常与黄芩、黄柏配伍，如黄连解毒汤。用于心火亢盛，扰动心神，心烦失眠，甚则狂躁不宁者，常与阿胶、黄芩配伍，如黄连阿胶鸡子黄汤。用于热邪迫血妄行，吐血、衄血者，常与大黄、黄芩配伍，以清心泻火、凉血止血，如泻心汤。

3. 黄连泻火解毒力强。用于热毒疮疡，常与山栀、连翘配伍，如《外科正宗》黄连解毒汤。用于耳道流脓，可配冰片、枯矾研粉外用；用于皮肤湿疮，可用黄连研粉，制成软膏外涂。亦可用于目赤肿痛之证。

黄连还可用于胃火牙痛，常与石膏、升麻、生地黄配用，如清胃散。

【用量用法】　3~10 克。煎服或入丸散剂用。外用适量。

【使用注意】　黄连大苦大寒，过量或服用时间过长，易败胃。素体脾胃虚寒者当慎用。

黄　柏

《本　经》

为芸香科落叶乔木植物黄檗 Phellodendron amurense Rupr. 或黄皮树 P. chinense Schneid 除去栓皮的树皮。前者称关黄柏，后者称川黄柏。川黄柏主产于四川、贵州、湖北、云南等地，关黄柏主产于辽宁、吉林、河北等地。清明前后剥取树皮，刮去栓皮，晒干，压平，切片。生用或盐水炒用。

【性味归经】　苦，寒。归肾、膀胱、大肠经。

【功效主治】　清热燥湿、泻火解毒，退虚热。用于湿热泻痢，黄疸，带下，热毒疮疡，湿疹，阴虚发热。

【临床应用】　1. 黄柏清热燥湿，泻火解毒作用类似黄连，作用部位则与黄连不同，善清下焦湿热。用于湿热泻痢，常与清热燥湿止痢的黄连、白头翁配伍，如白头翁汤。用于黄疸，常与栀子、甘草配伍，如栀子柏皮汤。用于带下黄稠，常与清利湿热、收敛止带的车前子、芡实配伍。还可用于湿热下注，足膝肿痛，常与燥湿和通利关节的苍术、牛膝配用，即三妙丸。

2. 黄柏泻火解毒力强，善治湿热疮疡。用于湿热疮疡，常与清热燥湿的黄连、黄芩配伍。用于湿疹、湿疮，常与清热燥湿、止痒的苦参、白鲜皮配伍。

3. 黄柏入阴分，善退虚热。用于骨蒸潮热、盗汗、遗精，常与滋阴清热的知母、地黄配伍，如知柏地黄丸。

【用量用法】 3~10 克。煎服或入丸散剂。外用适量。

【使用注意】 黄柏大苦大寒，易损胃气，脾胃虚寒者，纵有湿热，亦当慎用。

龙 胆 草

《本 经》

为龙胆科多年生草本植物龙胆 Gentiana scabra Bge.、三花龙胆 G. triflora Pall.、条叶龙胆 G. manshurica Kitag. 的根。我国南北各地均有分布。秋季采挖，晒干。切段。生用。

【性味归经】 苦，寒。归肝、胆经。

【功效主治】 清热燥湿，泻肝胆火。用于湿热黄疸，阴肿，白带，肝胆实火，目赤耳聋，高热惊风。

【临床应用】 1. 龙胆草苦能燥湿，寒能清热。用于湿热黄疸，常与清热退黄的茵陈、栀子配伍。用于下焦湿热，阴肿、阴痒，常与清利下焦湿热的苦参、黄柏配伍。亦可用于湿热带下。

2. 龙胆草为清泻肝胆实火要药。用于肝胆实火，头痛、胁痛、目赤、口苦、耳聋，常与清泻肝胆热邪的柴胡、栀子配伍，如龙胆泻肝汤。

3. 龙胆草善清肝火。用于热盛动风，手足抽搐，常与清热泻火、熄风止痉的牛黄、钩藤配伍，如凉惊丸。

【用量用法】 3~6 克。煎服或为丸散剂服。外用适量。

【使用注意】 脾胃虚寒者当慎用，以免苦寒损伤脾胃。

苦 参

《本 经》

为豆科多年生亚灌木植物苦参 Sophora flavescens Ait. 的根。我国各地均产。春秋两季采挖。除去芦头、须根，洗净，切片，晒干。生用。

【性味归经】 苦，寒。归心、肝、胃、大肠、膀胱经。

【功效主治】 清热燥湿，祛风杀虫，利尿。用于下焦湿热，带下，阴痒，皮肤瘙痒，疥癣，热淋涩痛。

【临床应用】 1. 苦参清热燥湿，尤善清利下焦湿热。用于带下、阴痒，常与清热燥湿止痒的黄柏、蛇床子配伍。亦可治泻痢、黄疸。

2. 苦参除清利湿热外，还可祛风止痒。用于皮肤瘙痒，常与清利湿热、杀虫止痒的白鲜皮、土茯苓配伍。用于疥疮、癣疾，常与枯矾、硫黄制成软膏外用。亦可治脓疱疮、麻风。

3. 苦参有利尿作用，又有清热功效。用于热淋，小便赤热涩痛，常与清热解毒、利水通淋的蒲公英、石韦等配伍；若治妊娠小便不利，常与养血的当归配伍，如当归贝母苦参丸。

【用量用法】 3~10 克。煎服或作丸散剂。外用适量。

【使用注意】 苦参苦寒性味重，脾胃虚寒者，纵有湿热，亦当忌用。反藜芦。

第三节 清热凉血药

凡以清解营血分热邪为主要作用的药物，称为清热凉血药。

清热凉血药性味多为苦甘咸寒，多归心、肝经，部分药物兼归肾、胃经。

本类药物具有清解营分、血分热邪之功。主要用于营分、血分实热证。如温热病热入营分的身热夜甚、心烦不寐、舌绛、脉细数，甚则神昏谵语、斑疹隐隐；邪陷心包的神昏谵语、舌謇肢厥、舌质绛红；热入血分，热盛迫血的吐血、衄血、尿血、便血等。热邪入于营分血分，往往伤阴耗液，清热凉血药中的生地黄、玄参等，既能清热凉血，又可养阴滋液。因此不仅营分、血分实热证常用，在热病伤阴时，也常选用，有标本兼顾之效。

应用本类药时，要根据不同证情作相应的配伍。如热邪伤津、口干、舌燥者，当与养阴药配伍；若气血两燔者，则与清热泻火药配伍；热邪蒙闭心窍，神昏谵语者，宜与开窍药配伍等。

犀　角

《本　经》

为犀科动物犀牛的角。根据犀牛的种类不同，犀角又分为"暹罗"角和广角两类。"暹罗"角为印度犀 Rhinoceros unicornis L.、爪哇犀 R. sondaicus Desmarest. 与苏门达腊犀 R. sumatrensis（Fischer）的角；广角为黑犀 R. bicornis L. 与白犀 R. simus Burchell. 的角。"暹罗"角主产于印度、尼泊尔、缅甸、泰国、马来西亚及印度尼西亚等地；广角主产于非洲东部、东南部国家。以沸水浸或蒸软后，镑成薄片，称犀角片；锉为细末，称犀角粉；亦有磨汁服用者。现代多加工成犀角粉服用。

【性味归经】　苦、咸、寒。归心、肝、胃经。

【功效主治】　清热凉血，止血，解毒，安神定惊。用于热入营分，高热神昏，血热吐衄，发斑紫暗。

【临床应用】　1. 犀角清泄营分邪热，能清心定惊。用于温病热入营分，高热烦渴，夜寐不安，舌绛口干，常与生地黄、玄参配用，如清营汤；若火毒炽盛，内灼心肝，高热烦躁，神昏谵语、惊厥抽搐者，可与羚羊角、石膏等配用，如紫雪丹。

2. 犀角清热凉血，又可解毒消斑。用于血热妄行所致的吐血、衄血、下血，常与生地黄、牡丹皮配用，如犀角地黄汤；若热毒炽盛，身发斑疹、颜色紫暗，常与玄参、大青叶等配用，如化斑汤、犀角大青汤。

【用量用法】　1.5~6克。锉为细粉冲服或磨汁服，或入丸散剂。

【使用注意】　孕妇慎用。畏川乌、草乌。

附药　水牛角

为牛科动物水牛 Bubalus bubalis l. 的双角。其功效与犀角相近，而沿用已久。临床用本品代替犀牛角，治疗温热病及小儿热病，效果良好。但用量宜大，应为犀角的 8~10 倍。锉碎先煎，亦可锉末冲服。

生 地 黄

《本 经》

为玄参科多年生草本植物地黄 Rehmannia glutinosa libosch. 的根。主产于我国河南、河北、内蒙古及东北，大部分地区有栽培。春秋两季采挖。除去须根干燥，切片。生用或鲜用。

【性味归经】 甘、苦，寒。归心、肝、肾经。

【功效主治】 清热凉血，养阴生津。用于热病心烦，舌绛，血热吐衄，斑疹紫黑，热病伤阴，消渴多饮。

【临床应用】 1. 生地黄善清营血分热邪。用于热入营分，身热夜甚、心烦不寐、舌绛而干、脉象细数等证，常与犀角（用代用品）、玄参配伍，如清营汤。

2. 生地黄能凉血止血。用于热入血分，血热妄行，吐血、衄血、崩漏下血等证，常与侧柏叶、生荷叶等配伍，如四生丸。若血热毒盛，发疹发斑，颜色紫黑，常与犀角（用代用品）、牡丹皮配伍，如犀角地黄汤。

3. 生地黄养阴生津。用治热邪伤阴，舌干口渴、食欲不振，常与麦冬、沙参配伍，如益胃汤；用于消渴多饮，常与天花粉、五味子配伍，如玉泉散。用于热病后期，余热未净的夜热早凉，常与青蒿、鳖甲配伍，如青蒿鳖甲汤。

此外，生地黄可用于热邪伤津的肠燥便秘，常与玄参、麦冬配伍即增液汤。

【用量用法】 10～30克。煎服或鲜品捣汁服。

玄 参

《本 经》

为玄参科多年生草本植物玄参 Scrophularia ningpoensis Hemsl. 的根。产于我国长江流域及陕西、福建等省，野生、家种都有。立冬前后采挖。反复堆晒，至内部色黑，晒干，切片。生用。

【性味归经】 苦、甘、咸，寒。归肺、胃、肾经。

【功效主治】 清热凉血，解毒散结，滋阴生津。用于热入营分，身热夜甚，血热发斑，咽喉肿痛，痈肿疮毒，肠燥便秘。

【临床应用】 1. 玄参能清热凉血，泻火解毒。用于热入营分，津液耗伤，身热夜甚、口干舌绛等症，常与生地黄、黄连配伍，如清营汤；若热陷心包，神昏谵语，常与犀角（用代用品）、连翘等配伍，如清宫汤。

2. 玄参有清热凉血，解毒消斑功效。治温热病热入血分，身热发斑、神昏谵语，常与犀角（用代用品）、石膏等配用，如化斑汤。

3. 玄参清热解毒，兼能消痈散结。用于热毒壅盛，咽喉肿痛，常与桔梗、甘草配伍，如玄麦甘桔汤。用于疮疡肿痛，常与金银花、连翘配用。用于脱疽，溃烂疼痛，常与金银花、当归配用，如四妙勇安汤；若治瘰疬痰核，常与贝母、牡蛎配伍，如消瘰丸。

4. 玄参有养阴生津作用。用于热病伤阴，肠燥便秘，常与生地黄、麦冬配伍，如增液汤。

【用量用法】　10～15克。煎服或入丸散。

【使用注意】　玄参性寒而滞，易伤脾胃而影响消化，脾胃虚寒、胸闷食少者慎用。反藜芦。

牡 丹 皮

《本　经》

为毛茛科多年生落叶小灌木植物牡丹 Paeonia suffruticosa Andr. 的根皮。主产于安徽、山东等地。栽培者多在秋季收获。除去须根，外皮，趁鲜湿时剥取根皮，晒干。生用或炒用。

【性味归经】　苦、辛，微寒。归心、肝、胃经。

【功效主治】　清热凉血，活血散瘀，退蒸。用于血热吐衄，发斑，阴虚内热，无汗骨蒸，经闭痛经，跌打损伤，疮疡肿痛，肠痈腹痛。

【临床应用】　1．牡丹皮辛寒，有清热凉血、散瘀消斑功效。用于热入血分，吐血、衄血、发斑之证，常与犀角（用代用品）、生地黄配伍，如犀角地黄汤。

2．牡丹皮善入阴分，有清血中伏热之功。用于温病后期，邪入阴分，夜热早凉及阴虚内热、骨蒸潮热，常与青蒿、鳖甲配用，如青蒿鳖甲汤。亦可用于肝郁化火，月经先期，经前发热，常与柴胡、黄芩等同用，如宣郁通经汤。

3．牡丹皮味辛，入血分，可活血化瘀、通经消癥。用于血瘀经闭、痛经或癥瘕等证，常与桂枝、桃仁配伍，如桂枝茯苓丸。用于跌打损伤，青紫肿痛，常与乳香、没药配用。

4．牡丹皮能清热凉血、活血消痈。用于疮疡红肿疼痛，常与金银花、连翘配伍。用于肠痈初起，右下腹疼痛拒按，与大黄、桃仁配伍，如大黄牡丹皮汤。

此外，牡丹皮水煎服治疗高血压，亦有良效。

【用量用法】　6～12克。

【使用注意】　孕妇及月经过多者忌用。

赤 芍

为毛茛科多年生草本植物芍药 Paeonia lactiflora Pall. 和川赤芍 P. veitchii Lynch. 的根。主产于内蒙古、四川及东北各地。春秋二季采挖。除去茎秆、芦头、须根，刮去粗皮晒干。润软，功片。生用。

【性味归经】　苦，微寒。归肝经。

【功效主治】　清热凉血，活血化瘀，止痛。用于血热妄行，吐衄发斑，瘀血经闭，跌打损伤，热毒疮疡，肝火目赤。

【临床应用】　1．赤芍清热凉血，功似牡丹皮，且常配伍应用。用于热入血分，血热妄行，吐血、衄血发斑，常与犀角（用代用品）、生地黄配伍，如犀角地黄汤。

2．赤芍能活血调经、止痛。用于瘀血经闭，痛经，常与当归、川芎配伍，如滋血汤。用于跌打损伤，青紫肿痛，常与红花、乳香配伍。

3．赤芍能清热凉血、消肿止痛。用于热毒壅盛，疮疡肿痛，常与金银花、黄连配伍，如夺命丹。

4. 赤芍能泻肝火。用于肝火目赤肿痛，常与菊花、夏枯草配伍。

此外，赤芍还可用于血淋、血痢。

【用量用法】　6~15克。

【使用注意】　赤芍性寒，虚寒性痛经、经闭忌用。反藜芦。

紫　草

《本　经》

为紫草科多年生草本植物新疆紫草 Arnebia euchroma（Royle）Johnst、紫草 Lithospermum erythrorhizon sieb. et. Zucc. 或内蒙紫草 A. guttata Bunge 的根。主产于辽宁、湖南、湖北、新疆等地。春秋两季采挖。除去茎叶，晒干，润透切片。生用。

【性味归经】　甘，寒。归心、肝经。

【功效主治】　清热凉血，活血，解毒，透疹。用于热毒斑疹，热毒疮疡。

【临床应用】　1. 紫草归心、肝两经血分，善解血分热毒而透疹。用于热毒内盛，发斑紫暗而不畅，常与赤芍、蝉蜕配用，如紫草快斑汤；若疹色紫黑、疹出不快，可与连翘、荆芥配用，如紫草消毒饮。

2. 紫草清热解毒作用较强。用于热毒壅盛的疮疡、湿疹、阴痒及烧伤，均可单用本品以植物油浸泡，取油外涂；亦可配伍当归、白芷等制成膏剂，如生肌玉红膏。

【用量用法】　3~10克。煎服或作散剂。外用可油浸或熬膏。

【使用注意】　紫草有轻泻作用，脾虚便溏者忌用。

第四节　清热解毒药

凡以清解热毒为主要作用的药物，称为清热解毒药。

清热解毒药性味多苦寒或甘寒，部分药物兼有辛、咸之味。归心、肺、肝、胃、大肠经。

本类药主要具有清热解毒作用。适用于各种热毒证，如痈肿疔疮、丹毒、斑疹、痄腮、咽喉肿痛、痢疾等。部分清热解毒药还可用于虫蛇咬伤等。

应用本类药物时，除根据热毒证候的不同表现选择有针对性的清热解毒药外，还应根据病情需要作适当配伍。如热毒邪气在血分者，当配伍清热凉血药；火热炽盛者，应配伍清热泻火药；挟有湿邪者，宜配伍燥湿或利湿药等。此外，热毒血痢，里急后重者，可与活血行气药配伍；疮疡属虚者，又应与补气养血托疮药同用。

金　银　花

《别　录》

为忍冬科多年生常绿缠绕性木质藤本植物忍冬 Lonicera japonica Thunb. 红腺忍冬 L. hypoglauca Miq.、山银花 L. confusa DC. 或毛花柱忍冬 L. dasystyla Rehd. 的花蕾。我国南北各地均有分布。夏初当花含苞待放时采摘。阴干。生用或炒用。

【性味归经】　甘，寒。归肺、心、胃、大肠经。

【功效主治】　清热解毒、疏散风热。用于外感风热，温病发热，痈肿疮疡，咽喉肿痛，热毒痢疾。

【临床应用】　1．金银花芳香疏散，善散肺经风热，清心、肺热毒，具有轻宣疏散之性。用于治疗外感风热，温病初起，身热、微恶风寒、头痛、口渴、咽喉肿痛等，常与清热解毒、疏散风热的连翘、薄荷配伍，如银翘散；若热入气分，壮热、烦渴、脉洪大者，常与清泄气分热邪的石膏、知母配伍，则泻火解毒力更强。用于热入营血，斑疹、心烦少寐、舌绛、神昏者，常与清泄营血的犀角（用代用品）、生地黄配伍，共奏清营凉血、养阴解毒之效，如清营汤。

2．金银花清热解毒、消肿散结之力颇强，为外科常用的药物。用于疮疡初起，红肿热痛者，常与消肿散结的白芷、皂角刺配伍，如仙方活命饮。用于疔疮肿痛，常与清热解毒的紫花地丁、蒲公英配伍，如五味消毒饮。对肠痈、肺痈亦常使用。

3．金银花清热解毒、凉血止痢。用于热毒痢疾，下痢脓血，常与清热燥湿、解毒的黄连、黄芩配伍；若治血痢，可用金银花炒炭，配伍仙鹤草，以增强凉血止痢之效。

此外，用金银花加水蒸馏，制成银花露，可清热解暑、清利头目，用于暑热烦渴、咽喉肿痛、头痛、目赤。

【用量用法】　10～15克。

附药　忍冬藤

为忍冬 Lonicera japonica Thunb. 的茎叶，又名银花藤。秋冬割取带叶的嫩枝，晒干。生用。其性味、归经、功效、应用与金银花相似，但作用较弱。其清热解毒之功，多用于疮疡肿痛。因尚有活络作用，善祛经络中风湿热邪，还可用于热痹关节红肿热痛，屈伸不利。用量 15～20 克。

连　翘

《本　经》

为木犀科落叶灌木植物连翘 Forsythia suspensa（Thunb.）Vahl 的果实。产于我国东北、华北、长江流域至云南。野生、家种均有。白露前采集初熟果实，色尚青绿，称青翘；寒露前采集熟透果实，色已变黄，称黄翘。青翘采得后即蒸熟，晒干。筛取籽实作连翘心用。

【性味归经】　苦，微寒。归肺、心、胆经。

【功效主治】　清热解毒，消痈散结，疏散风热。用于外感风热，温病发热，疮疡肿痛，瘰疬。

【临床应用】　1．连翘轻清性浮，善于清热解毒，尤善清心火而散上焦风热。用于外感风热、温病初起之发热、头痛、口渴、咽痛者，常与金银花相须为用，并与薄荷、牛蒡子等疏散风热的药物配伍，如银翘散。若邪入营血，舌绛神昏，常与犀角（用代用品）、玄参配伍，如清营汤；若热陷心包，高热、烦躁，甚则神昏者，常用连翘心与犀角（用代用品）、莲子心配伍，如清宫汤。

2．连翘既可泻火解毒，又可消痈散结，为"疮家圣药"。用于热毒壅结之疮疡肿痛，常与蒲公英、野菊花等解毒消肿药配伍。用于瘰疬肿痛，常与夏枯草、玄参等清热散结药配伍。

本品兼有清心利尿之功，还可用治热淋涩痛，多与竹叶、木通、白茅根等利尿通淋药同用。

【用量用法】　6～15 克。

大 青 叶

《别　录》

为十字花科二年生草本植物菘蓝 Isatis indigotica Fort. 的叶。主产于江苏、安徽、河北、河南、浙江等地。夏秋采收叶片，晒干。生用或鲜用。

【性味归经】　苦，大寒。归心、肺、胃经。

【功效主治】　清热解毒，凉血消斑。用于热入血分，壮热神昏，喉痹，丹毒。

【临床应用】　1. 大青叶性味苦而大寒、具有较强的清热解毒、凉血消斑作用，既走气分，又入血分，善解心、胃火毒。用于温病热入血分，壮热、神昏、发斑者，常与犀角（用代用品）、栀子等凉血解毒药配伍，如犀角大青汤。亦可用于外感风热、温病初起之发热、头痛、口渴等证，常与金银花、牛蒡子等疏散风热、清热解毒药配伍。

2. 大青叶有清热解毒、利咽、消肿的功效。用于热毒所致之喉痹咽痛、口舌生疮，可单用本品之鲜药捣汁内服，或配玄参、山豆根等。用于丹毒赤肿，可用鲜品捣汁外敷，或与蒲公英、紫花地丁等清热解毒药配伍。

此外，大青叶亦常用治疗和预防肝炎。

【用量用法】　10～15 克。外用适量。

【使用注意】　大青叶味苦性大寒，易伤脾胃。因此，脾胃虚寒者，纵有热邪，亦当慎用。

【附注】　爵床科植物马蓝 Baphicacanthuscusia Bremek.、蓼科植物蓼蓝 Polygonum tinctorium Ait.、马鞭草科植物路边青 Clerodendron cyrtophyllum Turcz. 等在不同地区，也作大青叶使用。

附药　板蓝根　青黛

板蓝根　为菘蓝 Isatis indigotica Fort. 的根。性味苦寒。归心、胃经。功能清热解毒、凉血、利咽。本品功与大青叶相似，可代大青叶使用，但以解毒散结见长。主要用于湿热黄疸、温热病发热、头痛、咽痛、斑疹以及痄腮、疮疡、大头瘟等。用量：10～15 克。

青黛　为菘蓝、马蓝、蓼蓝、草大青等叶中色素，经加工制取，干燥而成。经水飞后入药。性味咸寒。归肝、肺、胃经，功能清热解毒，凉血消肿。主要用于热毒发斑、血热吐衄、小儿惊风、咳嗽、痄腮、疮疡等。用量用法：1.5～3 克。多作丸散剂服，或外敷、湿敷患部。

穿 心 莲

《岭南采药录》

为爵床科一年生草本植物穿心莲 Andrographis paniculata（Burm. f.）Needs 的全草。原产亚热带地区，现在我国华南、华东及西南等地均有栽培。秋初刚开花时采收。切段，晒干。生用或鲜用。

【性味归经】 苦，寒。归肺、胃、大肠、小肠经。

【功效主治】 清热解毒，燥湿。用于肺热咳喘，咽喉肿痛，痢疾，热淋；疖肿，毒蛇咬伤，湿疹瘙痒。

【临床应用】 1．穿心莲具苦寒降泄之性，有清热泻火、解毒消肿功效。用于肺热咳喘，常与黄芩、桑白皮配伍。用于咽喉肿痛，常与玄参、板蓝根配伍。

2．穿心莲既能清热解毒，又可燥湿。对湿热所致的痢疾、热淋均可应用。用于湿热泻痢，可单用或与马齿苋、黄柏配伍。用于热淋，小便涩痛者，常与车前子、白茅根配伍。

此外，穿心莲鲜品捣烂外敷，用于疖肿及毒蛇咬伤，可解毒消肿；研末，甘油调涂，可治湿疹瘙痒。

【用量用法】 6～15克。外用适量。

【使用注意】 穿心莲苦寒，易伤脾胃，不宜久服。

牛 黄

《本 经》

为牛科动物牛 Bos taurus domesticus Gmslin 的胆囊结石（少数为胆管中的结石），称为天然牛黄。我国西北、东北及河南、河北、江苏等地均产。以牛或猪的胆汁为原料，经化学合成者，称为人造牛黄。研末用。

【性味归经】 苦，凉。归心、肝经。

【功效主治】 清热解毒，熄风止痉，化痰开窍。用于热盛痉厥，窍闭神昏，热毒疮疡。

【临床应用】 1．牛黄苦凉归肝经，可清肝熄风定惊。用于温热病，壮热、痉挛、抽搐及小儿惊风、痫证，常与熄风止痉的蝎尾、钩藤配伍，如牛黄散。

2．牛黄气味芳香，归心经，为清心要药，有化痰开窍醒神作用。用于温病邪入心包及中风、小儿惊风、痫证等痰火蒙闭心窍之神志昏迷，常与清心开窍的犀角（用代用品）、麝香配伍，其效尤著，如安宫牛黄丸；亦可单用本品为末，竹沥化服，对癫狂等神志错乱的疾病，均有治疗作用。

3．牛黄有很强的清热解毒作用，不论内服、外用均有良效。用于咽喉肿痛、口舌生疮、疮疡肿痛，常与清热解毒的黄芩、雄黄配伍，如牛黄解毒丸。用于痈毒、乳岩、瘰疬，常与活血消肿的麝香、乳香配伍，如犀黄丸。用于咽喉溃烂，亦可与珍珠为末吹喉，如珠黄散。

【用量用法】 0.2～0.5克，入丸散剂。外用适量，研末涂患处。

【使用注意】 孕妇慎用，非实热证不宜用。

蒲 公 英

《新修本草》

为菊科多年生草本植物蒲公英 Taraxacum mongolicum Hand．-Mazz．的带根全草。全国各地均有分布。夏秋两季采收。洗净，晒干。生用或鲜用。

【性味归经】 苦、甘，寒。归肝、胃经。

【功效主治】 清热解毒，利湿。用于痈肿疮疡，黄疸，热淋，目赤肿痛。

【临床应用】 1. 蒲公英清热解毒，又可消肿散结，为治疗疮痈要药，因归肝胃两经，尤善治乳痈。用于疮痈肿痛，常与金银花、野菊花配伍，如五味消毒饮；用于乳痈肿痛，常与清热散结、解毒的瓜蒌、贝母配伍，亦可单用鲜品内服或捣烂外敷。还可用于肺痈、肠痈。

2. 蒲公英清热解毒，又可利湿。用于湿热黄疸，常与清热利湿、退黄的茵陈、栀子配伍。用于热淋，小便赤涩疼痛者，常与金钱草、白茅根配伍。

此外，蒲公英清热而归肝经，亦可用于肝火目赤肿痛。

【用量用法】 10~30克。外用适量。

【使用注意】 用量过大，可致缓泻。

紫 花 地 丁

《本草纲目》

为堇菜科多年生草本植物紫花地丁 Viola yedoensis Makino. 的带根全草。主产于江苏、浙江、安徽等地。夏季果实成熟时采收。洗净，晒干，切段。生用。

【性味归经】 苦、辛，寒。归心、肝经。

【功效主治】 清热解毒。用于痈肿疮痈，毒蛇咬伤，目赤肿痛。

【临床应用】 1. 紫花地丁清热解毒，兼以消肿散结。用于疔疮、乳痈、肠痈、丹毒，常与蒲公英、野菊花配伍，亦可单用本品鲜药捣汁服，并以其渣敷患处。

2. 紫花地丁尚可解蛇毒。用于毒蛇咬伤，常与解毒的雄黄配伍，捣烂外敷，亦可单用鲜品捣汁内服。

此外，紫花地丁归肝经，亦用于肝火目赤肿痛。

【用量用法】 10~15克，外用适量

【附注】 各地作紫花地丁使用的尚有：①豆科多年生草本植物米口袋 Gueldenstaedtia multiflora Bge.、小米口袋 G. Pauciflora（Pall.）Fish. 的带根全草。为东北、华北、山东及江苏等地习用。②堇菜科一年生草本植物犁头草 Viola japonica Langsd. 或长萼堇菜 V. inconspicua Bl. 和白花堇菜 V. patrinii DC.、香堇 V. oxycentra Juz. 的带根全草。为甘肃、江苏、浙江、广东、陕西、新疆等地习用。③罂粟科一年或二年生矮小草本植物紫堇 Corydalis bungeana Turcz. 的全草。为东北、西北、华北等地习用。④尤胆科一年生草本植物华南龙胆 Gentiana loureiri Griseb. 的全草。为广东、广西等地习用。

蚤 休

《本 经》

为百合科多年生草本植物蚤休（七叶一枝花）Paris polyphylla Smith var. chinensis（Franch.）Hara.、云南重楼 P. polyphylla Smith var. yunnanensis（Franch.）Hand. – Mazz 的根茎。我国分布甚广，南北均产，主产于长江流域。秋末冬初采挖。除去须根，洗净晒干，切片。生用。

【性味归经】 苦，微寒。有小毒，归肝经。

【功效主治】 清热解毒，消肿止痛，熄风定惊。用于痈肿疔疮，毒蛇咬伤，神昏，抽搐，外伤出血，瘀血肿痛。

【临床应用】 1. 蚤休能解毒消肿、止痛。用于痈肿疔疮，常与清热解毒，消肿止痛的黄连、赤芍配伍，如夺命丹。用于毒蛇咬伤，常与善解蛇毒的半边莲配伍。亦可单用煎服，或研末，用醋调敷患处。

2. 蚤休善清肝火，熄风定惊。用于惊风、痫证以及热极生风的抽搐，常与熄风止痉的牛黄、钩藤配伍。

此外，蚤休尚有化瘀止血、消肿止痛之功。用于外伤出血，瘀血肿痛，内服、外用均有良效。

【用量用法】 5～10克。外用适量。

拳 参

《本草图经》

为蓼科多年生草本植物拳参 Polygonum bistorta L. 的根茎。主产于东北、华北及山东、江苏、湖北等地。春秋采挖。晒干，除去须根，切片。生用。

【性味归经】 苦，凉。归大肠经。

【功效主治】 清热解毒，除湿消肿。用于疮疡肿痛，湿热泻痢。

【临床应用】 1. 拳参具有清热解毒，消肿散结的功效。用于疮疡肿痛，常与蒲公英、紫花地丁配伍，亦可单用捣烂外敷，或煎汤外洗。

2. 拳参有清除湿热之效。用于赤痢、热泻，常与清热解毒、止痢的白头翁、黄连配伍。还可用于水肿之证。

【用量用法】 3～12克。外用适量。研敷或煎汤外洗。

【附注】 与本品同属的近缘植物如石生蓼 P. lapidosum kitag. 珠芽蓼 P. viviparum L.、耳叶蓼 P. manshuriense V. Part.、狐尾蓼 P. alopecuroides Turcz.、圆穗蓼 P. sphaerostachyum Meissn. 等，在有些地区亦作拳参入药。

半 边 莲

《本草纲目》

为桔梗科多年生蔓生草本植物半边莲 Lobelia chinensis Lour. 的全草。全国各地均有分布。主产于湖北、湖南、江西、安徽、四川、江苏、广东等地。夏秋采收。拔起全草，洗尽泥土，除去杂质。用鲜品或干品。

【性味归经】 辛、淡，寒。归心、小肠、肺经。

【功效主治】 清热解毒，利水消肿。用于热毒疮疡，虫蛇咬伤，大腹水肿，身面浮肿。

【临床应用】 1. 半边莲有清热解毒作用，尤为蛇伤要药。用于热毒疮疡，虫蛇咬伤，常与紫花地丁、蚤休配伍，亦可单用本品内服或外敷。

2. 半边莲能利水消肿，用于大腹水肿、身面浮肿，常与利水消肿的茯苓、猪苓配伍，亦可单用煎服。用治黄疸、小便不利，常与茵陈、白茅根等药同用。

【用量用法】 10～15克，鲜品30～60克。外用适量。

【使用注意】 虚证水肿忌用。

射 干

《本 经》

为鸢尾科多年生草本植物射干 Belamcadna chinensis（L.）DC. 的根茎。主产于湖北、河南、江苏、安徽等地。全年均可采挖，以秋季采收者为佳。除去苗茎、须根，洗净，晒干，切片。

【性味归经】 苦，寒。归肺经。

【功效主治】 清热解毒，利咽，祛痰。用于热毒咽痛，痰热咳喘。

【临床应用】 1．射干清热解毒，归肺经，主要用于肺热咽喉肿痛，常与升麻、马勃配伍，如射干汤。亦可单用捣汁含咽，或加醋研末噙含，以引涎出。

2．射干能清肺下气消痰。用于肺热咳嗽、气喘、痰多者，常与清肺化痰的桑白皮、桔梗配伍，如射干兜铃汤。亦可与温化寒痰的药物配伍，用于寒痰壅滞的咳喘。

【用量用法】 6～10克。

【使用注意】 孕妇当慎用。

【附注】 全国各地使用的射干还有以下几种鸢尾科植物：蝴蝶花 Iris japonica Thunb. 为四川习用。鸢尾 I. tectorum Maxim. 为贵州、陕西等地习用。百射干（扁蒲扇）I. dichotoma Pall. 为陕西习用。

山 豆 根

《开宝本草》

为豆科植物越南槐 Sophora tonkinensis Gapnep. 的根茎。主产于广西，广东、江苏、贵州等地亦产。全年可采，以秋季采者为佳。洗净泥土，晒干。切片。生用。

【性味归经】 苦，寒。归肺、胃经。

【功效主治】 清热解毒，利咽消肿。用于咽喉肿痛，肺热咳嗽，痈肿疮毒。

【临床应用】 山豆根能清热解毒，为治咽喉肿痛要药。用于咽喉肿痛，常与清热解毒、利咽的连翘、桔梗配伍，如清凉散。轻者亦可单用煎服或含漱。

此外，本品还可用于湿热黄疸，肺热咳嗽，痈肿疮毒等证。近年来用于钩端螺旋体病及早期肺癌、喉癌、膀胱癌等均有一定的疗效。用治钩端螺旋体病多与大青叶、甘草合用；用治癌证，常与白花蛇舌草、鱼腥草配伍。本品对慢性迁延性肝炎也有一定疗效。

【用量用法】 3～10克。外用适量。

附药 北豆根

为防己科多年生草本植物蝙蝠葛 Menispermum dahuricum DC. 的根茎。为我国北方习用。除能清热解毒，用于咽喉肿痛外，尚有降压作用及抗癌活性。用于高血压病、肝癌等有一定疗效。用量 3～10克。

马 勃

《别 录》

为灰包科真菌脱皮马勃 Lasiosphaera fenzlii Reich.、大马勃 Calvatia gigantea （Batsch ex

Pers．) Lloyd．或紫色马勃 C．lilacina（Mont．et Berk．）Lloyd 的干燥子实体。主产于内蒙古、甘肃、吉林、辽宁等地。夏秋两季子实体成熟时及时采收。除去泥沙及外层硬皮，切成方块或研成粉末用。

【性味归经】 辛，平。归肺经。

【功效主治】 清热解毒，利咽，止血。用于咽喉肿痛，咳嗽，音哑，血热吐衄，外伤出血。

【临床应用】 1．马勃质轻辛散，既能宣散风热，又能解毒利咽。用于咽喉肿痛、音哑、咳嗽，常与清热解毒的玄参、板蓝根配伍。兼风热表证者，常与牛蒡子、薄荷配伍。

2．马勃内服外用均有止血作用。用于血热吐血、衄血，常与白茅根、生地黄配伍，亦可单用。用于外伤出血，可用本品研粉敷压伤口。

【用量用法】 3～6克。外用适量。可煎服及外敷用。

马 齿 苋

《新修本草》

为马齿苋科一年生肉质草本植物马齿苋 Portulaca oleracea L．的干燥地上部分。我国南北各地均产。夏秋二季采收。除去残根及杂质，洗净，略蒸或烫后晒干。生用或鲜用。

【性味归经】 酸，寒。归肝、大肠经。

【功效主治】 清热解毒，凉血止血。用于热毒血痢，疮疡肿毒。

【临床应用】 1．马齿苋味酸收敛，寒滑泻热。用于热毒血痢、里急后重、大便脓血，常与黄连、黄芩配伍，亦可单用煎服或鲜品绞汁服。

2．马齿苋能解毒消肿。用于疮疡红肿疼痛，常与蒲公英、野菊花配伍，亦可单用煎服并外洗。

此外，还可用于热淋血淋。可单用或配其它止血通淋药同用。用于湿疹、丹毒、蛇咬伤及便血、痔疮出血、崩漏下血。

【用量用法】 30～60克，鲜品加倍。外用适量。

白 头 翁

《本 经》

为毛茛科多年生草本植物白头翁 Pulsatilla chinensis（Bge）Regel．的干燥根。分布于我国东北、内蒙古及华北等地。春秋二季采挖。除去泥沙及茎叶、须根，保留根头白绒毛，洗净泥土，晒干。生用。

【性味归经】 苦，寒。归大肠经。

【功效主治】 清热解毒，凉血止痢。用于热毒血痢，阴痒带下。

【临床应用】 白头翁苦寒降泄，善治痢疾。用于热毒血痢，里急后重，常与黄连、黄柏配伍，如白头翁汤。

此外，本品与秦皮配伍，煎汤外洗，可用治阴痒（滴虫性阴道炎）；与柴胡、黄芩、槟榔配伍，还可用于治疗疟疾。

【用量用法】 6～15克，煎服或入丸散剂。

秦 皮

《本 经》

为木犀科落叶乔木植物苦枥白蜡树 Fraxinus rhynchophylla Hance、白蜡树 F. chinensis Roxb.、尖叶白蜡树 F. chinensis Roxb. var. acuminata Lingelsh 或宿柱白蜡树 F. stylosa Lingelsh. 的茎皮。产于吉林、辽宁及河南等地。春秋两季剥取树皮。晒干。生用。

【性味归经】 苦、涩、寒。归肝、胆、大肠经。

【功效主治】 清热解毒，清肝明目。用于热痢泄泻，肝火目赤，目生翳膜。

【临床应用】 1. 秦皮清热解毒、燥湿，尚有收涩作用。用于湿热下痢，下痢脓血，常与白头翁、黄连配伍，如白头翁汤；用于湿热泄泻，可与黄芩、黄连配伍。

2. 秦皮可清肝明目，退翳。用于肝火目赤肿痛，翳膜遮睛者，常与夏枯草、菊花配伍，亦可单用煎汤外洗。

此外，兼有燥湿收涩之功，亦可用于赤白带下。

【用量用法】 3～12克。煎服或入丸散，外用可煎水洗眼。

鸦 胆 子

《本草纲目拾遗》

为苦木科常绿灌木或小乔木鸦胆子 Brucea javanica（L.）Merr. 的成熟种子。主产于广东、广西等地。秋季果实成熟时采收。晒干，去壳取仁。

【性味归经】 苦，寒。归大肠、肝经。

【功效主治】 清热解毒，截疟，止痢，腐蚀赘疣。用于热毒血痢，疟疾，寻常疣，鸡眼。

【临床应用】 1. 鸦胆子苦寒，功能清热解毒，善治血痢。用于痢疾下痢脓血、里急后重，可单用，以龙眼肉包裹内服，或取仁装胶囊吞服；也可用浸液保留灌肠。还可用治休息痢。

2. 鸦胆子有截疟作用，对各型疟疾均有效。对间日疟、三日疟疗效最佳，对恶性疟疾稍差。常单用，装胶囊或以龙眼肉包裹吞服。

3. 鸦胆子能腐蚀赘疣。用于寻常疣、鸡眼，用本品捣烂涂敷患处，或用邪胆子油局部涂敷。

【用量用法】 每次 10～15 粒（治疟疾），或 10～30 粒（治痢疾）。不宜入煎剂，可装胶囊或龙眼肉包裹吞服。外用适量。

【使用注意】 鸦胆子对胃肠道及肝肾均有损害，不宜多用久服。胃肠出血及肝肾病患者，当忌用。外用时，勿与正常皮肤接触，以防由于其刺激性损伤正常皮肤。

红 藤

《图经本草》

为大血藤科落叶木质藤本植物大血藤 Sargentodoxa cuneata（Oliv.）Rehd. et Wils. 的藤茎。主产于江西、湖北、湖南、江苏等地。秋冬之季采收藤茎。除去侧枝，趁鲜切片，晒干。生用。

【性味归经】　苦，平。归大肠经。

【功效主治】　清热解毒，活血止痛。用于热毒疮痈，瘀血经闭，跌打损伤，风湿痹痛。

【临床应用】　1．红藤清热解毒，活血止痛。常用于疮痈肿痛，尤为治肠痈要药。用于肠痈常与牡丹皮、连翘配伍，如红藤煎；用于疮痈肿痛，常与金银花、赤芍配伍。

2．红藤能活血化瘀。用于瘀血经闭，常与当归、川芎配伍。用于跌打损伤，常与当归、乳香配伍。

此外，借其通经活络作用，与祛风湿药配伍，可用于风湿痹痛。

【用量用法】　15～30克。煎服或酒浸服。

败 酱 草

《本　经》

为败酱草科多年生草本植物黄花败酱 Patrinia scabiosaefolia Fisch．ex Link．、白花败酱 P. villosa Juss．的带根全草。产于长江流域。秋季采收。洗净，阴干。切段。生用。

【性味归经】　辛、苦，微寒。归胃、大肠、肝经。

【功效主治】　清热解毒，消痈排脓，祛瘀止痛。用于疮疡肿毒，肠痈肺痈，胸腹疼痛。

【临床应用】　1．败酱草苦寒清热解毒，辛以散结排脓，为治疮痈肿毒之常用药物，善治内痈，尤多用于肠痈。用于肠痈未成脓者，多与金银花、牡丹皮等药配伍，若肠痈脓已成者，常与薏苡仁、附子配伍，如薏苡附子败酱散。用于肺痈，常与鱼腥草、桔梗配伍。用于疮疡肿毒，可单用内服，并以鲜品捣烂外敷。

2．败酱草有祛瘀止痛之效。用于血滞胸腹疼痛，常与活血祛瘀止痛的当归、五灵脂配伍，疼痛轻者，亦可单用煎服。

【用量用法】　6～15克。外用适量。

【附注】　菊科多年生草本植物苣荬菜（北败酱）Sonchus brachyotus DC．的带根全草和十字花植物菥蓂 Thlaspi arvense L．的带果全草，在我国部分地区也作败酱草使用。

白花蛇舌草

《广西中药志》

为茜草科一年生草本植物白花蛇舌草 Oldenlandia diffusa（Willd）Roxb．的全草。产于我国长江以南各地。夏秋二季采收。洗净，晒干，切段 。生用。

【性味归经】　微苦、甘，寒。归胃、大肠、小肠经。

【功效主治】　清热解毒，利湿，消痈。用于热毒痈肿，咽喉肿痛，毒蛇咬伤，热淋涩痛。

【临床应用】　1．白花蛇舌草解毒消痈作用较强。用于痈肿疮毒，常与金银花、野菊花配伍，亦可单用，内服、外用均可。用于肠痈，可与鱼腥草同用。用于咽喉肿痛，常与玄参、板蓝根配伍。用于毒蛇咬伤，常与紫花地丁、半边莲配伍，亦可外用捣敷患部。

2．白花蛇舌草有清热利湿通淋之功效。用于热淋，小便淋漓涩痛，常与车前子、石韦配伍。

此外，现代临床亦用于胃癌、食管癌、直肠癌等，取其清热解毒作用。

【用量用法】 15~60克。外用适量。

鱼 腥 草

《别 录》

为三白草科多年生草本植物蕺菜 Houttuynia cordata Thunb. 的全草。分布于长江流域以南各地。夏秋二季采收。洗净，晒干。生用或鲜用。

【性味归经】 辛，微寒。归肺经。

【功效主治】 清热解毒，消痈排脓，利水通淋。用于肺痈胸痛，肺热咳嗽，热毒疮疡，湿热淋证。

【临床应用】 1. 鱼腥草清热解毒，归肺经，善清肺热，尤善治疗肺痈。用于肺痈咳吐脓血、胸痛，常与清肺排脓的薏苡仁、桔梗配伍。用于肺热咳嗽痰黄，常与清热化痰、止咳的知母、贝母配伍。亦可治肠痈。近年来用治肺炎、肠炎等有较好疗效。

2. 鱼腥草解毒消痈。用于疮疡肿痛，疖肿，常与蒲公英、连翘配伍，亦可单用煎服，并以鲜品捣敷。

3. 鱼腥草既能清热解毒，又可利湿。用于热淋小便涩痛，常与利水通淋的石韦、海金沙配伍。

此外，本品又能清热止痢，还可用治湿热泻痢。

【用量用法】 15~30克，外用适量。

金 荞 麦

《新修本草》

为蓼科多年生草本植物野荞麦（天荞麦）Fagopyrum cymosum Meissn. 的根茎和块根。产于长江以南各地。秋季采挖。洗净，晒干。切成段或小块。生用。

【性味归经】 苦，平。归肺、脾、胃经。

【功效主治】 清热解毒，化痰，健脾消食。用于肺痈胸痛，肺热咳嗽，瘰疬疖肿，腹胀少食，疳积消瘦。

【临床应用】 1. 金荞麦清热解毒，尤善清除肺热。用于肺痈胸痛，咳痰腥臭，常与鱼腥草、芦根配伍，用于肺热咳嗽、痰黄、咽喉肿痛，常与黄芩、射干配伍。亦可用于瘰疬、毒蛇咬伤及疖肿。

2. 金荞麦可促进脾胃运化，增进食欲。用于脾失健运之腹胀食少，疳积消瘦，常与健运脾胃的白术、山药配伍。

【用量用法】 15~30克。

土 茯 苓

《本草纲目》

为百合科多年生常绿藤本植物光叶菝葜 Smilax glabra Roxb. 的干燥根茎。分布于长江流域以南各省。夏秋二季采挖。除去须根，洗净，干燥，或趁鲜切成薄片，晒干。生用。

【性味归经】　甘、淡，平。归肝、胃经。

【功效主治】　解毒，除湿，通利关节。用于湿热淋浊，带下，热毒疮痈，梅毒，肢体拘挛。

【临床应用】　1．土茯苓性平而偏凉，可清利湿热、解毒。用于湿热淋证，小便涩痛及尿浊，小便如米泔者，常与金钱草、萆薢配伍。用于湿热带下，常与清热燥湿的黄柏、苍术配伍。

2．土茯苓善解疮毒，用于疮痈红肿疼痛，常与金银花、连翘配伍。

3．土茯苓既解毒，又通利关节。用于梅毒服用汞剂而致肢体拘挛，常与金银花、白鲜皮配伍，如复方土茯苓汤，亦可单用土茯苓较大剂量煎服。

此外，近年单用本品或与鱼腥草、夏枯草、海金沙、车前子、大青叶、贯众、马蓝同用，预防钩端螺旋体病；或以本品配甘草、青蒿、地榆、白茅根等，水煎服，治疗钩端螺旋体病，均获得了较好的效果。

【用量用法】　15～60克。

白 鲜 皮

《本　经》

为芸香科多年生草本植物白鲜 Dictamnus dasycarpus Turcz. 的干燥根皮。产于辽宁、河北、四川、江苏等地。春秋二季采挖。洗净，除去细根及外表糙皮，纵向剖开，抽去木心，切片，晒干。生用。

【性味归经】　苦，寒。归脾、胃经。

【功效主治】　清热解毒，祛风燥湿。用于湿热疮毒，湿疹，疥癣，皮肤瘙痒，湿热黄疸，风湿热痹。

【临床应用】　1．白鲜皮为祛脾胃湿热要药，脾主肌肉，亦善祛肌肤湿热。用于湿热疮毒、肌肤溃烂、黄水淋漓，常与苍术、苦参配伍。用于湿疹、疥癣、皮肤瘙痒，常与祛风止痒的防风、地肤子配伍。

2．白鲜皮祛湿，为"诸黄风痹要药"。用于湿热黄疸，常与栀子配伍；用于风湿热痹，常与木防己配用。

【用量用法】　6～10克。外用适量。

白 蔹

《本　经》

为葡萄科多年生藤本植物白蔹 Ampelopsis japonica（Thunb.）Makino 的块根。产于东北、华北、华东及陕西、河南、湖北、四川等地。春秋二季采挖。洗净，剥去外皮，切片，晒干。生用。

【性味归经】　苦、辛、微寒。归心、胃经。

【功效主治】　清热解毒，散结消痈。用于热毒疮痈，烫伤，瘰疬。

【临床应用】　1．白蔹 苦寒，清热解毒，辛散消肿散结。用于热毒疮痈，红肿疼痛，常与金银花、蒲公英配伍。用本品同赤小豆共研为末，鸡蛋清调敷患处，亦有消肿散结、解毒功效。用于水火烫伤，常与解毒收敛的地榆配伍，为末外敷。

2．白蔹有较好的散结作用。用于瘰疬痰核难消者，常与解毒、活血、散结的玄参、赤芍配伍。

【用量用法】　3～10克。外用适量。

【使用注意】　反乌头。

漏　芦

《本经》

为菊科多年生草本植物祁州漏芦 Rhaponticum uniflorum（L.）DC. 或禹州漏芦 Echinops latifolius Tausch. 的干燥根。祁州漏芦主产于东北、华北、西北；禹州漏芦主产于河南、安徽、江苏、湖北等地。秋季采挖。除去残茎及须根，洗净晒干，切片。生用。

【性味归经】　苦，寒。归胃经。

【功效主治】　清热解毒，消痈散结，通经下乳，用于疮痈肿痛，乳痈，乳汁不通。

【临床应用】　1．漏芦清热解毒，善消痈肿。用于疮痈肿痛，常与蒲公英、连翘配伍。

2．漏芦有清热散结与通乳汁作用，故为治疗乳痈的要药。用于热毒壅滞之乳痈肿痛，常与清热散结的瓜蒌、贝母配伍，其效更著。用于乳汁不通，乳房胀痛，常与通经下乳的穿山甲、王不留行等配伍。

【用量用法】　3～12克。

山 慈 菇

《本草拾遗》

为兰科多年生草本植物杜鹃兰 Cremastra appendiculata（D. Don）Makino、独蒜兰 Pleione bulbocodioides（Franch.）Rolfe 或云南独蒜兰 P. yunnanensis Rolfe 的假鳞茎。杜鹃兰分布于黄河流域至西南、华南等地；独蒜兰分布于西南地区；云南独蒜兰分布于云南、贵州等地。夏季采挖。除去茎叶及须根，洗净晒干。生用。

【性味归经】　辛，寒，有小毒。归肝、胃经。

【功效主治】　清热解毒，化痰散结。用于痈肿疔毒，瘰疬痰核，蛇虫咬伤。

【临床应用】　1．山慈菇有清热解毒之效。用于痈肿疔毒，常与雄黄、朱砂等解毒药配伍，如紫金锭。

2．山慈菇化痰散结。用于瘰疬痰核，常与夏枯草、贝母等配伍。

此外，山慈菇有解毒散结消肿之功，近年来本品广泛用于癥瘕痞块和多种肿瘤。如以本品配土鳖虫、穿山甲、蝼蛄制成复方用于治疗肝硬化，对软化肝脾，恢复肝功，取得了明显的效果；配蚤休、丹参、焦栀子、浙贝母、柴胡、夏枯草制成复方，对甲状腺疾病取得了较好效果。亦可用于蛇虫咬伤。

【用量用法】　3～6克。外用适量。

【附注】　百合科多年生草本植物老鸦瓣 Tulipa edulis（Miq.）Bak. 的鳞茎，有的地区亦作山慈菇用，又称光慈菇。

绿　豆

《开宝本草》

为豆科一年生草本植物绿豆 Phaseolus radiatus L. 的种子。全国大部分地区均产。秋后种子成熟时采收。洗净晒干。打碎入药或研粉用。

【性味归经】　甘，寒。归心、胃经。

【功效主治】　清热解毒，消暑。用于痈肿疮毒，暑热烦渴。

【临床应用】　1. 绿豆清热解毒，善消痈肿。用于痈肿疮毒，可单用本品，煎汤频服；外用配大黄为末，加薄荷汁、蜂蜜调敷。

2. 绿豆甘寒，能清热解暑以除烦渴，兼能利小便。用治暑热烦渴，尿赤，常用本品煎汤，待冷饮。

3. 用于药食中毒。本品甘寒，善解热毒，为附子、巴豆、砒霜等辛热毒烈之中毒及食物中毒等解毒良药。可以生品研末加冷开水滤汁顿服，或煮汤频服；或用绿豆配甘草煎服，或用绿豆配黑豆、灶心土煎汤冲鸡蛋清服。

【用量用法】　15～30 克。外用适量。

第五节　清虚热药

凡以清虚热、退骨蒸为主要作用的药物，称为清虚热药。

清虚热药性味多甘寒、苦寒，主归肝、胃、肾经。

本类药物主要具有清虚热、退骨蒸作用。适用于阴虚内热所致的发热、骨蒸潮热、手足心热及口燥咽干、虚烦不寐、盗汗、舌红少苔、脉细数等。也可用于温热病后期，邪热未尽，伤阴劫液所致的低热不退、夜热早凉之证。

应用本类药物常要配伍清热凉血、养阴药同用，如生地黄、玄参、麦冬、龟板、鳖甲等，以标本兼顾。

青　蒿

《本　经》

为菊科一年生草本植物黄花蒿 Artemisia annua L. 的地上部分。分布于全国各地。夏秋二季采收。鲜用或阴干，切段。生用。

【性味归经】　苦、辛，寒。归肝、胆经。

【功效主治】　清虚热，解暑，截疟。用于阴虚发热，骨蒸潮热，夜热早凉，疟疾寒热。

【临床应用】　1. 青蒿善退虚热而除骨蒸潮热。用于阴虚骨蒸潮热、盗汗、手足心热，常与银柴胡、胡黄连配伍，如清骨散。

2. 青蒿辛香能透阴分伏热外出。用于温病后期，夜热早凉、舌红苔少，常与鳖甲、牡丹皮配伍，能使阴分伏热外出，如青蒿鳖甲汤。

3. 青蒿有较强的截疟作用，并能解热。单用较大剂量加水捣汁服即效；若兼暑湿，症见胸闷、恶心、寒热往来，发热甚者，常与黄芩、滑石配伍，如蒿芩清胆汤。

【用量用法】 3～10克。煎服或鲜品绞汁服。

【使用注意】 不宜久煎。

【附注】 同属植物青蒿 A．apiacea Hance 在我国部分地区也作中药青蒿使用。

白 薇

《本 经》

为萝藦科多年生草本植物白薇 CynanChum atratum Bge．和蔓生白薇 C．versicolor Bge．的根及根茎。我国南北各地均有分布。秋季采挖。晒干。生用。

【性味归经】 苦、咸，寒。归肝、胃经。

【功效主治】 清热，凉血，解毒，通淋。用于阴虚发热，热淋，血淋，疮疡痈肿，咽喉肿痛，毒蛇咬伤。

【临床应用】 1．白薇既清实热，又清虚热，而以清虚热为所长。用于阴虚发热，骨蒸潮热、盗汗，常与地骨皮配伍。用于产后血虚发热，昏厥，常与当归、人参配伍，如白薇汤；用于温病热入血分，高热神昏，常与犀角、玄参配伍。亦治肺热咳嗽。

2．白薇清热凉血，又能通淋。对血淋最宜。用于血淋、热淋，常与生地黄、淡竹叶配伍。若治胎前产后的血淋、热淋，则与白芍等份为末冲服。

3．白薇有解毒之功。用治疮疡痈肿、咽喉肿痛、毒蛇咬伤等证，内服外敷均可。

此外，本品还可清泄肺热与透热外出，可治肺热咳嗽，及阴虚外感，发热咽干、口渴心烦等症。

【用量用法】 3～10克。煎服或入丸散剂。

地 骨 皮

《本 经》

为茄科落叶灌木植物枸杞 Lycium chinense Mill．或宁夏枸杞 L．barbarum L．的根皮。分布于我国南北各地。春秋二季采挖。剥取根皮，晒干，切段。生用。

【性味归经】 甘、淡，寒。归肺、肝、肾经。

【功效主治】 清热退蒸，凉血。用于阴虚发热，肺热咳嗽，血热出血，消渴。

【临床应用】 1．地骨皮甘寒清润，专治劳热骨蒸。用于阴虚骨蒸潮热、盗汗，小儿疳热，常与知母、鳖甲配伍，如地骨皮汤。

2．地骨皮既退虚热，又清实热，为清肺常用药。用于肺热咳嗽，常与桑白皮、甘草配伍，如泻白散。

3．地骨皮既清气分，又清血热。用于血热咯血、衄血，常与凉血止血的白茅根、侧柏叶配伍。

此外，地骨皮兼生津止渴之功，亦可用于消渴。又可泻肾经浮火，用治牙龈肿痛。

【用量用法】 6～15克。

银柴胡

《本草纲目拾遗》

为石竹科多年生草本植物银柴胡 Stellaria dichotoma L. var. lanceolata Bge. 的根。产于我国西北部及内蒙古等地。春秋二季采挖。除去残茎及须根，洗净，晒干。切片。生用。

【性味归经】 甘，微寒。归肝、胃经。

【功效主治】 清虚热，除疳热。用于阴虚发热，疳积发热。

【临床应用】 1. 银柴胡有清虚热之效。用于阴虚发热，常与鳖甲、地骨皮配伍，如清骨散。

2. 银柴胡善除小儿疳热，用于小儿疳积发热、腹大、形瘦、目赤等，常与胡黄连、鸡内金配伍。

【用量用法】 3~10克。煎服或入丸散剂。

胡 黄 连

《新修本草》

为玄参科多年生草本植物胡黄连 Picrorrhiza scrophulariiflora Pennell 的根茎。主产于云南、西藏。秋季采挖。除去泥土，晒干，切片。生用。

【性味归经】 苦，寒。归心、肝、胃经。

【功效主治】 清虚热，除疳热，清热燥湿。用于骨蒸潮热，疳积发热，湿热泻痢，痔疮，黄疸。

【临床应用】 1. 胡黄连可清虚热。用于阴虚骨蒸潮热，盗汗，常与银柴胡、地骨皮配伍，如清骨散。

2. 胡黄连为除疳热要药。用于小儿疳热，腹胀消瘦、低热不退，常与健脾消食的白术、山楂配伍，如肥儿丸。

3. 胡黄连清热燥湿，功似黄连。用于湿热泻痢，常与行气和血的木香、当归配伍。

此外，亦可用于痔疮、黄疸，与相应药物配伍。

【用量用法】 3~10克。

小 结

清热药以清泄里热为其主要功效，主治各种里热病证。根据清热药的性能、功效的不同，一般分为清热泻火药、清热燥湿药、清热凉血药、清热解毒药、清虚热药五类。

清热泻火药均具有清热泻火之功，主要用于温热病气分热证及肺、胃、心、肝等脏腑热证。其中石膏、知母善能清肺胃实热而除烦止渴，主治温热病气分热证、肺热喘咳、胃火牙痛等证。然石膏辛甘大寒，重在清解，善解阳明高热；而知母甘寒质润，重在清润，善于滋肾阴而除骨蒸。因此，凡肺热实喘，多用石膏，肺热燥咳，多用知母。气分热证，二药常相须为用。

芦根、天花粉既能清热泻火，又可滋阴生津。用于邪热伤津的发热、口干、舌燥为宜。但芦根清热作用较天花粉强，而生津之力弱于天花粉；天花粉与芦根都能解毒消痈，但天花粉长于治一般疮疡，而芦根则善治肺痈。

　　栀子、竹叶、淡竹叶均具清心除烦之功，用于心火烦躁等证。其中栀子清心火力较强，清热范围广泛，上清心肺，主治烦躁不安；下泻肝胆实热，利胆退黄，治疗湿热黄疸；又能凉血止血，兼能利尿。竹叶、淡竹叶既能清热除烦，又可利尿，治疗热病津伤、心烦口渴及热淋尿赤等证。但竹叶长于清心热除烦，而淡竹叶利尿泄湿作用较强。

　　夏枯草、谷精草、密蒙花、青葙子、夜明砂均能清热明目，主治肝热或风热所致的目赤肿痛、多泪、目生翳障等。其中夏枯草清泄肝火之力较强，又可清热散结，治疗痰火郁结所致的瘰疬、瘿瘤。密蒙花还可用于肝虚有热的目昏干涩或目盲翳障。决明子又可润肠通便，用于热结便秘或肠燥便秘。青葙子可清泄肝火，治肝火亢盛的头痛眩晕。夜明砂又可散瘀消积，用于小儿疳积腹胀。

　　清热燥湿药均具有清热燥湿之功，主治湿热诸证。其中黄芩、黄连、黄柏既能清热燥湿，又可泻火解毒，主治湿热和热毒火盛所致的多种证候。但黄芩善除上焦肺火而解肌热，并能安胎，治疗肺热咳嗽、胎热胎动不安；黄连长于清心火而除烦，清胃热而止呕，善治心火烦躁失眠，胃热呕吐。黄柏则长于清下焦湿热、泻相火、清虚热。主治下焦湿热诸证、阴虚火盛的骨蒸潮热盗汗。

　　龙胆草长于清肝胆实火，泻下焦湿热。善治肝胆经实火诸证和下焦湿热诸证，如肝胆火热所致的头痛目赤、耳肿耳聋、口苦胁痛、急惊抽搐及下焦湿热所致的黄疸、阴肿阴痒、带下、湿疹等证。

　　苦参清热燥湿，主治下焦湿热诸证。又善祛风杀虫、通利小便，治疗疮毒、疥癣及小便不利、灼热涩痛。

　　清热凉血药均具清解营分、血分热邪的功效。主治温热病热入营血，血热发斑及血热妄行的多种出血证。其中犀角（用代用品）、水牛角均具凉血止血、安神定惊、泻火解毒之功。用于温热病热入血分，热毒壅盛的发狂发斑、神昏谵语、惊风、吐血、衄血等。但犀角作用较水牛角强，临床上如用水牛角代犀角，一般须加大用量10倍。

　　生地黄、玄参均具清热凉血、养阴增液之功，用于温热病热入营血和阴虚火旺诸证。但生地黄偏于滋阴，玄参偏于解毒散结。生地黄对于肝肾阴虚、血虚津枯者，可配用久服；玄参对阴虚无痰火者不用，不可作久服补剂。

　　牡丹皮、赤芍均具清热凉血、活血散瘀之功，治疗血热和血瘀诸证。但牡丹皮清热凉血作用较强，既能清血分实热，又可治阴分伏热及阴虚发热证；赤芍活血祛瘀之力为胜，既能清血分实热，又可泻肝火治目疾。

　　紫草功能凉血活血，解毒透疹。用于温病发斑、麻疹不透，还可治疮疡、湿疹、阴痒、烫伤、火伤等证。

　　清热解毒药均具清热解毒之功，主治热毒诸证。其中金银花、连翘均有较好的清热解毒和宣散上焦风热之功，用于外感热病、热毒疮痈及多种内外热毒证。但金银花味甘不伤胃，功偏清解表热，又能凉血以治热毒血痢；而连翘味苦，服用过多则影响饮食，偏于清胸膈里热，又能散结以治瘰疬、痰核。忍冬藤功似金银花，兼能清泄经络中风湿热邪而止痛，用于风湿热痹，关节红肿热痛。

大青叶、板蓝根、青黛均能清热解毒、凉血消斑。用于温热病热入于血分的热毒发斑、壮热、神昏及血热毒盛的丹毒、口疮、咽喉肿痛等证。但大青叶清热解毒、凉血消斑之力较佳；板蓝根以解毒、散结、利咽之功为见长，多用于温热病的发热、头痛、咽喉肿痛或斑疹、痄腮等证。青黛又可清肝定惊，用于温热病热毒发斑、血热吐衄及小儿急惊风、高热抽搐之证，还可用于痄腮肿痛、口疮、热毒疮痈等证。

穿心莲既能清热解毒，又可清热燥湿。用于温病初起、肺热咳嗽、肺痈、咽喉肿痛、湿热泻痢、热淋、湿疹等证。

牛黄既能清热解毒，又可熄风止痉、豁痰开窍。长于治疗温热病热陷心包的壮热神昏、小儿惊风、中风、癫痫等。又善治痈肿疔毒、咽喉肿痛、口舌生疮等证。

蒲公英、漏芦、紫花地丁、白花蛇舌草、蚤休、白蔹、山慈菇均能清热解毒，用于热毒疮疡肿痛。其中蒲公英、漏芦、紫花地丁清热解毒、消散痈肿之功相似，主治热毒疮痈、疔毒、乳痈等证。但蒲公英、漏芦善治乳痈。蒲公英又可清热利湿，治湿热黄疸、热淋；漏芦又可下乳汁，用于乳汁不下。而紫花地丁清热解毒力强，善治疔毒、丹毒及毒蛇咬伤。白花蛇舌草、蚤休又可用于毒蛇咬伤，但白花蛇舌草又可清热利湿，用于热淋、小便不利；而蚤休又可熄风定惊，用于肝热生风的惊痫及热病神昏、抽搐。白蔹又可敛疮生肌，治烧伤烫伤。山慈菇又能化痰散结，主要用于痈疽发背、疔肿恶疮。

败酱草、红藤、金荞麦、鱼腥草均具有清热解毒之功，主要用于内痈。其中红藤、败酱草长于行胃肠瘀滞，散结消痈，主治肠痈。红藤又可活血散瘀止痛，用于跌打损伤、妇女痛经、风湿关节痛；败酱草亦能祛瘀止痛，用于血滞胸腹疼痛。鱼腥草、金荞麦长于清肺化痰消痈，主治肺痈。但鱼腥草又能利湿通淋，用于湿热泻痢和淋证；金荞麦又能健脾胃消食，用于脾弱食少、腹胀和疳积。

白头翁、马齿苋、秦皮、鸦胆子、拳参均具有清热解毒止痢之功，主治湿热痢疾。其中白头翁、鸦胆子又可治热毒血痢，鸦胆子并可截疟、腐蚀赘疣，治疗疟疾、鸡眼、赘疣。马齿苋又可解毒消痈、凉血止血，用于火毒痈疖、热淋、血淋、赤白带下、崩漏下血。秦皮又可清肝明目、清热燥湿，用于肝热目赤、湿热带下。拳参又可解毒消肿，用于热毒疮痈、口舌生疮。

山豆根、马勃、射干均具清热解毒利咽之功，用于治疗热毒咽喉肿痛。其中山豆根清热解毒之力较强，善清肺胃热毒，适用于肺胃热盛的咽喉肿痛及牙龈肿痛。射干又长于清热化痰散结，用于痰热壅滞之咳嗽痰多，乳蛾肿大之咽喉肿痛。马勃清宣肺中邪热而利咽喉，用于外感风热、咽痛、失音、肺热咳嗽。

土茯苓功能解毒除湿，通利关节。主要用于梅毒及因服汞剂而致的肢体拘挛，还可治湿热疮毒、淋浊、带下。

白鲜皮功能清热解毒，燥湿止痒。用于湿热疮毒、湿疹、风疹、疔疮、疥癣、皮肤瘙痒及湿热黄疸、湿热痹痛。

半边莲既能清热解毒，又可利水消肿。用于毒蛇咬伤、蜂蝎刺蜇及大腹水肿、周身浮肿。

绿豆既能清热解毒，又可解暑。用于暑热烦渴、痈肿疮毒等证。

清虚热药均具有退虚热作用，主要用于虚热病证。其中青蒿、白薇、地骨皮均可用于温热病后期，热伤阴液所致的夜热早凉、热退无汗及阴虚内热、午后发热、骨蒸盗汗等。青蒿清虚热作用较佳，又可截疟、解暑，用于疟疾寒热、外感暑热。白薇又可利尿通淋、解毒疗疮，用于热淋、血淋及疮疡肿毒、咽喉肿痛、毒蛇咬伤。地骨皮又可清肺降火、凉血，用于肺热咳嗽、血热吐衄等。

银柴胡、胡黄连均具有清虚热、除疳热之功，用于阴虚发热、骨蒸劳热、盗汗和小儿疳积发热、腹大消瘦。其中胡黄连又可清湿热，用于胃肠湿热泻痢及痔疮肿痛。

第三章 泻 下 药

凡以滑利大肠或引起腹泻为其主要作用的药物，称为泻下药。

泻下药以通利大便、排除积滞及水饮等有害物质为其主要功效，适用于大便秘结、肠道积滞等病证。根据其作用强弱及适应病症不同，可分为攻下药、润下药和峻下逐水药三类。

在应用泻下药时，常须与行气药配伍，以提高疗效。若里实兼有表邪者，当先解表而后攻里，必须用泻下药时，应配伍解表药同用，以收表里双解之效；若里实而正虚者，应配伍补益药同用，以攻补兼施，使泻下而不伤正。

此类药物，易伤胃气，当奏效即止，慎勿过剂；泻下作用峻烈者，易伤正气，久病体弱、妇女胎前产后及月经期应慎用或忌用。

第一节 攻 下 药

本类药物泻下攻积作用较强，故称为攻下药。

攻下药类，性味大多苦寒，兼有咸、甘之味。多为味厚之品，性主沉降。主归胃、大肠等经。

本类药物以泻下攻积、清热泻火为其共同功效。主要适用于实热积滞、燥屎坚结、大便秘结等症。其清热泻火之效，还可以用于外感热病的高热神昏、谵语发狂；取其沉降之性，又可用于火热上攻所致的头痛、目赤、咽喉肿痛、牙龈肿痛、吐血、衄血等病症。上述病症，无论有无便秘，均可取其苦寒降泄，导热下行之功，而收"釜底抽薪"之效。又湿热下痢、里急后重、泻痢不爽者，也可采用苦寒攻下之品，以清除湿热，而收"通因通用"之效。

临床应用攻下药时，应根据不同病症给以适当配伍。如热结便秘，常须与行气、清热药配伍；若为寒积便秘，则应配伍温里药同用；根据"六腑以通为用"、"通则不痛"的原理，本类药物配伍清热解毒、活血化瘀之品，还可用于多种急腹症。

凡重症、急症，须急下者，可用大剂量并以汤剂内服；病情较缓，只须缓下者，用量宜轻，或制成丸剂内服。

大 黄

《本 经》

为蓼科多年生草本植物掌叶大黄 Rheum palmatum L.、唐古特大黄 R．tanguticum Maxim. ex Balf．或药用大黄 R．officinale Baill．的根和根茎。掌叶大黄和唐古特大黄主产于青海、甘肃等地；药用大黄主产于四川。秋末茎叶枯萎或次春发芽前采挖。除去须根，刮去外皮，切瓣或段，绳穿成串干燥或直接干燥。生用、酒炒、炒炭或制熟用。

【性味归经】 苦，寒。归脾、胃、大肠、肝、心包经。

【功效主治】 泻下攻积，清热泻火，凉血解毒，活血祛瘀。用于肠道积滞，大便秘结，血热吐衄，目赤，咽痛，牙龈肿痛，热毒疮疡，水火烫伤，血瘀经闭，跌打损伤，湿热黄疸，热淋。

【临床应用】 1．大黄味苦性寒，具沉降之性，泻下作用甚强，能荡涤肠胃，推陈致新，有"斩关夺门"之力，故有"将军"之称，为治疗积滞便秘之要药。且其苦寒之性，兼有清泄作用，故尤适用于热结便秘。如热结阳明，大便秘结、高热不退，甚则神昏谵语，可用本品通腑泄热，常与芒硝相须为用，再加厚朴、枳实，即大承气汤，共奏攻下热结之功。若热结肠，阴液灼伤，大便秘结，可配伍生地黄、玄参等养阴生津之品，以"增水行舟"，如增液承气汤；若热结便秘而气血虚者，可与党参、当归等益气、养血之药配伍，如黄龙汤。本品配伍附子、干姜、党参等益气温阳的药物，还可用于脾阳不足，冷积便秘，如温脾汤。此外，热痢初起，湿热蕴结肠道，大便脓血、泻而不畅，亦可在方中加用大黄，以泻热导滞。

2．大黄之苦寒沉降性能，可引热下行，使上炎之火邪，得以下泄。用治心火亢盛，血热妄行所致的吐血、衄血，可与黄芩、黄连等清热泻火药同用，如泻心汤。若火热上攻，目赤、咽痛、牙龈肿痛，可与芒硝、栀子、黄芩等同用。如凉膈散。

3．大黄既能清泄热毒，又能清泄血分之热，具有凉血解毒之功。如背疽初起，便秘脉实者，可配白芷同用，如双解贵金丸。肠痈腹痛，可与牡丹皮、芒硝、桃仁等同用，如大黄牡丹皮汤。外敷痈肿的如意金黄散中重用大黄，亦取其解毒之效。治疗烧烫伤，可单用大黄粉，或与地榆配合以麻油调敷。

4．酒制大黄具活血祛瘀之效，为治疗瘀血病证的常用药物。用治血瘀经闭，可单用大黄，分成四份，分别以童便、醇酒、红花、当归制过，研末蜜丸服，即无极丸。治产后瘀阻腹痛，可与桃仁、䗪虫等同用，如下瘀血汤。用治跌打损伤、瘀血肿痛，可与当归研末，酒调服。

5．大黄苦寒泄降，具清热泻火之功，亦可清泄湿热。用治黄疸，常配茵陈、栀子同用，即茵陈蒿汤。用治湿热淋证，常与木通、车前子、滑石等利水通淋药同用，如八正散。

现代临床以大黄粉或其片剂，用于上消化道出血、肠梗阻、高脂血症等，以大黄水煎液作保留灌肠，用治肾功能衰竭，获良好疗效。

【用量用法】 3～12克。外用适量。入攻下汤剂中，生用泻下力强，宜后下或开水泡服，久煎则泻下力减弱；用于瘀血证宜用酒制大黄；炒炭则多用于出血证。

【使用注意】 本品苦寒，易伤胃气，脾胃虚弱者慎用；妇女妊娠期、月经期、哺乳期应慎用或忌用。

芒 硝

《别 录》

为硫酸钠的天然矿物经精制而成的结晶体。产于河北、河南、山东、江苏、安徽等地的碱土地区。将天然产品用热水溶解，过滤，放冷析出结晶，通称朴硝或皮硝。再将萝卜洗净切片，置锅内加水与朴硝共煮，取上清液，放冷析出结晶，即为芒硝。芒硝经风化失去结晶水而成的白色粉末称玄明粉（元明粉）。芒硝放入西瓜中，从瓜壳上析出的白霜，称为西瓜霜。

【性味归经】 咸、苦、寒。归胃、大肠经。

【功效主治】 泻下软坚，清热泻火。用于实热积滞，大便燥结，咽痛口疮，目赤肿痛。

【临床应用】 1．芒硝咸软苦泄，具泻热通便、软坚润燥之效。用治实热内结，大便燥结、腹满硬痛，或热结旁流，虽下利而腹满硬痛不减，舌苔黄燥者，常与大黄相须为用，配伍其它药物，如大承气汤、调胃承气汤、凉膈散等。

2．芒硝外用有清热消肿之效。用治咽痛、口疮，常以玄明粉配伍冰片、硼砂、朱砂同用，如冰硼散。治疗咽喉肿烂之症，可制成西瓜霜用，亦可配入清热解毒剂中使用。用治目赤肿痛，可以玄明粉化水滴眼或冲洗疮口。对于胃热上攻之目赤、口疮、咽喉肿痛，亦可与其它清热泻火药配伍作内服。若与大黄、大蒜捣烂外敷，可用治肠痈腹痛。

此外，芒硝对于乳痈初起未化脓者及哺乳妇女断奶，乳房胀痛者，作局部外敷，可收消肿回乳之功。

【用量用法】 10～15克，冲入药汁内或开水溶化后服。外用适量。

【使用注意】 孕妇及哺乳期妇女忌用或慎用。

【附注】 本品因加工方法不同而有朴硝、芒硝、玄明粉之分。三者功效大致相同，但朴硝含杂质较多，多作外敷用。芒硝质地较纯净，可内服，亦可外用。玄明粉质纯净，且已脱水，便于制成散剂，除内服外，常作口腔病、眼病的外用药。

番泻叶

《中国药学大辞典》

为豆科草本状灌木植物狭叶番泻 Cassia angustifolia Vahl 和尖叶番泻 C．acutifolia Delile 的小叶。前者主产于印度，埃及和苏丹亦产；后者主产于埃及的尼罗河上游地区。我国海南及云南有栽培。通常于九月间采收。除去杂质、晒干。生用。

【性味归经】 甘、苦、寒。归大肠经。

【功效主治】 泻下导滞，行水消肿。用于热结便秘，水肿腹水。

【临床应用】 1．番泻叶甘苦性寒，泻热导滞作用类似大黄，但缓于大黄。用治大便秘结，大多单用泡水服。其泻下通便之效，随用量而变化，小剂量可起缓泻作用，大剂量则可致峻下。如配伍枳实、厚朴等同用，更可增强其泻下导滞作用。

2．番泻叶尚能行水消肿，用治水肿腹水，可单用沸水泡服，亦可配伍牵牛子、大腹皮等药同用。

【用量用法】 缓下 1.5～3 克，攻下 5～10 克，开水泡服。入汤剂宜后下。

【使用注意】 妇女妊娠期、哺乳期、月经期均须忌用。内服时，剂量过大，可产生恶心、呕吐、腹痛等副作用。与藿香、木香同用，可减轻副作用。

芦 荟

《药性论》

为百合科多年生常绿肉质植物库拉索芦荟 Aloe barbadensis Miller 及好望角芦荟 A．ferox

Miller 的液汁经浓缩的干燥物。主产于非洲。我国广东、广西、福建等地亦有栽培。全年可采。割取植物的叶片，收集其流出的液汁，置锅内熬成稠膏，倾入容器，冷却凝固。常入丸剂用。

【性味归经】 苦，寒。归肝、大肠经。

【功效主治】 清热通便，清肝除烦，杀虫消疳。用于热结便秘，小儿疳积，皮肤瘙痒。

【临床应用】 1．芦荟泻热通便。用治热结便秘，尤宜于兼有肝火偏胜，症见烦躁失眠者，常与朱砂同用，以收清热通便、泻火安神之效，如更衣丸。若肝经实热，大便燥结，兼有头痛面赤、眩晕耳鸣、烦躁易怒，甚则抽搐者，常与龙胆草、栀子、青黛等清肝火的药物同用，如当归龙荟丸。

2．芦荟既能泻热通便，又能杀虫消疳。用治小儿疳积，虫积腹痛，兼见面黄身瘦、腹大青筋暴露、烦躁便秘等症，常与使君子、党参等消积杀虫、健脾的药物同用，如肥儿丸。

3．芦荟外用亦有杀虫之效。用治疥癣、皮肤瘙痒之症，常与白鲜皮、苦参、青蒿等煎水外洗。治龋齿，以本品研末敷于局部。

【用量用法】 1～2克，宜入丸剂，不入汤剂。外用适量，研末敷患处，或煎水外洗。

第二节 润 下 药

本类药物泻下作用缓和，主要通过润滑肠道而达到使大便通畅的目的，故称之为润下药。

润下药物，性味大多甘平。多为植物种仁，故其性主沉降。且富含油脂类物质，故为润剂，其性缓和。多归胃、大肠经。

本类药物以润燥滑肠为其主要作用，通过润滑肠道，使大便软化，易于排出。适用于年老体弱、久病体虚或病后所致的津枯、阴虚、血虚便秘者。

此类药物，作用单纯，且性质缓和，应用时还须根据不同病情，给以适当配伍。如热盛伤阴者，可与清热养阴药物同用；由血虚而致肠燥便秘者，常与补血药物同用；兼有气滞者，还须配合理气药同用。

便秘之症，多为慢性疾患，故润下药物多宜制成丸剂内服。具润下作用的药物，除本节所述药物之外，其它章节中尚有瓜蒌仁、柏子仁、杏仁、桃仁、决明子、苏子，以及蜂蜜、肉苁蓉、何首乌等，亦有润肠通便作用，可选择配伍应用。

火 麻 仁

《本 经》

为桑科一年生草本植物大麻 Cannabis sativa L. 的成熟果实。全国各地均有栽培，主产东北、华中、西南等地。秋季果实成熟时采收。除去杂质、晒干。炒香或生用打碎。

【性味归经】 甘，平。归脾、胃、大肠经。

【功效主治】 润肠通便。用于肠燥便秘，习惯性便秘。

【临床应用】 火麻仁甘平质润，能润燥滑肠，兼有补益滋润之效。既可用于老年体虚及妇女产后所致的血虚、津枯，肠燥便秘，亦可用于习惯性便秘。用治肠燥便秘，及热邪伤阴或素体阴虚火旺之大便秘结，可配伍大黄、杏仁等同用，如麻子仁丸（脾约丸）。还可用于痔疮引起的便秘。

【用量用法】　9～15克。

郁 李 仁

《本 经》

为蔷薇科落叶灌木植物欧李 Prunus huinilis Bge. 和郁李 P. japonica Thunb. 或长柄扁桃 P. pedunculata Maxim. 的成熟种子。南北各地均有分布，主产于河北、辽宁、内蒙古等地，多系野生。秋季果实成熟时采摘。除去果肉，去壳取仁，晒干，去皮，捣碎用。

【性味归经】　辛、苦、甘，平。归脾、大肠、小肠经。

【功效主治】　润肠通便，利水消肿。用于肠燥便秘，水肿胀满。

【临床应用】　1. 郁李仁质润性降，治气滞、津枯，肠燥便秘，常与柏子仁、杏仁、桃仁、陈皮等同用，如五仁丸。单用兼能利气，可治疗脘腹胀痛、食积便秘。

2. 郁李仁下气利水，能通利大小肠之秘结，行周身之水气。用治水肿胀满、二便不利，常与甘遂、牵牛子、大黄等峻下逐水药同用，如浚川散。又本品配伍薏苡仁、赤小豆等应用，可治脚气水肿。

【用量用法】　3～9克。

第三节　峻下逐水药

本类药物攻逐峻猛，能引起强烈腹泻，使大量水分从大便排出，故称为峻下逐水药。

峻下逐水药，多为苦、辛性寒，个别药物为辛苦温热，均为有毒之品。性主降泄。主归大肠经，兼归肺、肾等经。

本类药物以泻水逐饮为主，其泻下作用猛烈，可引起强烈腹泻，使体内潴留的水液从大便排出。其中部分药物兼能利小便。故适用于水肿胀满、胸腹积水、痰饮喘满等邪实而正气未衰之症。部分药物兼有消肿散结的作用，尚可用治痈肿疮毒之症。

本类药物作用峻烈，临床应用时，尚须根据病情给以不同配伍。如二便不利者，常配利水渗湿药同用；痰饮喘满、胸胁积水者，常与化痰药同用；痈肿疮毒之症，还须配伍解毒散结药同用。

峻下逐水药，为有毒之品，且性质猛烈，易损伤正气，临床应用时当"中病即止"，不可过量或久服。体弱者宜慎用，孕妇通常禁用。此外，对其炮制、剂量、用法及禁忌，应严格掌握，以保证用药的安全。

甘 遂

《本 经》

为大戟科多年生草本植物甘遂 Euphorbia kansui T. N. Liou ex T. P. Wang 的干燥块根。

主产于陕西、山西、河南等地。春季开花前或秋末茎叶枯萎后采挖。撞去外皮，晒干。醋制过用。

【性味归经】　苦、甘，寒。有毒。归肺、肾、大肠经。

【功效主治】　泻水逐饮，消肿散结。用于水肿胀满，二便不利，痰饮积聚，风痰癫痫，痈肿疮毒。

【临床应用】　1. 甘遂味苦降泄，性寒清热，能通利二便，善行水湿，为泻水之要药。用于水湿内停，或内郁化热所致的水肿胀满、二便不利、脉实有力的水肿实证，单味服用，即可导致连续泻下，使潴留体内的水液排出体外；若配伍大戟、芫花等同用，便可增强其泻水通便之效，如舟车丸。

2. 甘遂苦泻之性，尚有涤痰逐饮之效，可用于多种痰饮病证。如水饮内停，胸胁积水、咳嗽痰唾、胸胁隐痛，可与大戟、芫花等份为末，大枣煎汤调服，是谓十枣汤。如水饮与热邪互结而致水饮结胸，气逆喘促者，可与大黄、芒硝等同用，如大陷胸汤。治风痰癫痫，可用甘遂研末，放入猪心内煨过，与朱砂研末为丸服，以泻痰开窍、清心安神。

3. 甘遂外用有散结消肿和解毒的作用，用治湿热壅滞的疮疡肿毒，可以生甘遂研末，调敷患处，内用甘草浓煎饮服，以增其清热解毒之效。

【用量用法】　甘遂有效成分不溶于水，宜入丸散剂，每次 0.5～1 克。醋制可减低毒性。外用适量，生用。

【使用注意】　身体虚弱者及孕妇忌用。不宜与甘草同时内服。

大　戟

《本　经》

为大戟科多年生草本植物大戟 Euphorbia pekinensis Rupr. 或茜草科多年生草本植物红芽大戟 Knoxia valerianoides Thorel et pitard 的根。前者称京大戟，主产于江苏、四川、江西、安徽等地；后者称红大戟，主产于广西、广东、云南、贵州等地。两者均于春季未发芽前，或秋季茎叶枯萎时采挖。除去残茎及须根，洗净，晒干。醋制过用。

【性味归经】　苦、辛，寒。有毒。归肺、肾、大肠经。

【功效主治】　泻水逐饮，消肿散结。用于水肿胀满，二便不利者，痰饮积聚，癫痫发狂，痈肿疮毒，瘰疬痰核。

【临床应用】　1. 本品性味与甘遂相似，其泻水通便之效，稍逊甘遂。用于身面浮肿、大腹水肿、二便不利，可以大戟与大枣同煮，食枣即可见效。临床多与甘遂、芫花等同用，如舟车丸。

2. 大戟涤痰逐饮之功，亦类似甘遂。用于痰饮停胸，咳喘胁痛、胸胁积水等症，常与甘遂、芫花同用，如十枣汤。如痰涎停积胸膈，胁胀隐痛、痰唾粘稠，或痰迷心窍所致的癫痫、发狂等症，均可配伍甘遂、白芥子同用，如控涎丹。

3. 大戟散结消肿之功，强于甘遂，红芽大戟功效更好。用于热毒壅滞的痈肿，以及痰火凝结的瘰疬痰核，常与山慈菇、雄黄、麝香等同用，如紫金锭。既可内服，又可外用。

【用量用法】　1.5～3 克。散剂每次 1 克。多入丸散剂用。外用适量，研末调敷。

【使用注意】　虚弱者及孕妇忌用。反甘草。

【附注】　传统所用大戟，主要为京大戟。但目前的大戟药材，多以茜草科的红芽大戟使用最广。这两个品种均有逐水作用，但京大戟比红芽大戟较强；而消肿解毒则京大戟逊于红芽大戟。故逐水消肿多用京大戟，而解毒消肿多用红芽大戟。

芫 花

《本 经》

为瑞香科落叶小灌木植物芫花 Daphne genkwa Sieb. et Zucc. 的花蕾。主产于安徽、江苏、浙江、湖南、四川、山东等地。春季花未开放前采摘。晒干或烘干。醋制过用。

【性味归经】　辛、苦，温。有毒。归肺、肾、大肠经。

【功效主治】　泻水逐饮，祛痰止咳，解毒杀虫。用于水肿胀满，二便不利，痰饮喘咳，秃疮顽癣。

【临床应用】　1. 芫花虽属辛温之性，但其功效主要在于苦泄，善除胸中水饮，与甘遂、大戟同为泻水逐饮的要药。用于水肿胀满、二便不利的水肿实证，常与甘遂、大戟等同用，如舟车丸。

2. 芫花涤痰逐饮之功，类似甘遂、大戟，但祛痰作用更佳。除用治痰饮停聚，胸胁积水之外，还可用治痰饮喘咳。前者可用十枣汤，后者可单用芫花与大枣同煮，食枣即可见效。

3. 芫花外用，有解毒杀虫之效。用治白秃、头疮、顽癣等证，可单用本品研末，猪脂调涂。此外，芫花与甘草煎水外洗，可治冻疮肿痛（切忌内服）。

现代临床以芫花注射液，或芫花萜宫腔给药，作中、晚期引产，疗效可靠。

【用量用法】　1.5～3克；散剂内服每次0.6克。外用适量，研末调涂或煎水洗。

【使用注意】　孕妇忌用。反甘草。

巴 豆

《本 经》

为大戟科乔木植物巴豆 Croton tiglium L. 的成熟种子。产于四川、广西、云南、贵州等地，多系栽培。秋季 成熟果皮尚未开裂时采摘，晒干。破开果壳，取出种子。用种仁或制成霜。

【性味归经】　辛，热。有大毒。归胃、大肠、肺经。

【功效主治】　泻下冷积，逐水退肿，祛痰利咽。用于胃肠寒积，心腹冷痛，腹水膨胀，二便不利，喉痹痰阻，痈肿不溃。

【临床应用】　1. 巴豆辛热，具峻下之性，能荡涤胃肠沉寒痼冷及宿食积滞，前人喻其有"斩关夺门"之功。用治寒邪食积阻结肠胃，心腹冷痛，剧如锥刺，甚则气急暴厥者，常以生巴豆除壳去油，与干姜、大黄等份为丸，即三物备急丸。对小儿乳食停积，痰多惊悸者，多制为成药应用，如保赤丸，即以本品配伍神曲、天南星、朱砂等药组成。

2. 巴豆能"开通闭塞，利水谷道"，为峻下逐水退肿药。用治水蛊腹满，二便不利，可配伍杏仁为丸服。近代以此配绛矾为丸服，用治血吸虫病腹水，亦有良效。

3. 巴豆能祛痰开咽以利呼吸。用于喉痹肿痛，痰涎壅盛，气逆喘促之症，可以巴豆霜吹入喉部，引起呕吐，排出痰涎，或通过腹泻，使梗阻消除，症状缓解。现代临床用治白喉及喉炎引起的咽喉梗阻，亦有良效。

此外，痈肿脓成未溃者，可以巴豆配乳香、木鳖子、蓖麻子等同研，外贴患处，能促使疮疡破溃排脓。巴豆外用，尚可治疗疥癣恶疮，可以巴豆放入麻油中煎黑，去豆，以油调雄黄、轻粉末，频涂疮面。

【用量用法】 0.15～0.30克，内服大多用巴豆霜入丸、散服。外用适量，研末或捣膏或炸油取油用。

【使用注意】 体弱者及孕妇忌用。畏牵牛。服巴豆时，不宜食热粥、热开水等，以免加剧泻下。服巴豆后如泻下不止者，用黄连、黄柏煎汤冷服，或食冷粥以缓解。

【附注】 巴豆仁：是将巴豆用粘稠米汤或面汤浸拌，置日光下曝晒或烘裂，去皮，取净仁，炒焦黑用；巴豆霜：是取净巴豆碾碎，用多层吸油纸包裹加热微烘，压榨去油后碾细，过筛。

牵 牛 子
《别 录》

为须花科一年生攀援草本植物裂叶牵牛 Pharbitis nil（L.）Choisy 或圆叶牵牛 P. purpurea（L.）Choisy 的成熟种子。表面灰黑色者称黑丑，淡黄色者称白丑，同作药用。全国大部分地区均产。秋季果实成熟时将全株割下，晒干，打下种子，除去杂质。生用或炒用。

【性味归经】 苦，寒。有毒。归肺、肾、大肠经。

【功效主治】 泻下逐水，消痰涤饮，杀虫攻积。用于水肿胀满，二便不利，痰饮喘咳，虫积腹痛。

【临床应用】 1. 牵牛子苦寒降泄，既能泻下通便，又具行水作用，为通利二便之药，其泻下之力不及甘遂、大戟、芫花，但仍属峻下之品。适用于湿热壅滞，三焦通调失职，水肿胀满、二便不利之水肿实证，常配伍甘遂、大戟、大黄等同用，如舟车丸。若为水肿轻证，可单用一味，研末服之，以小便利为度。

2. 牵牛子苦寒沉降，有逐水下气之效，逐水而能消痰涤饮，下气即可平喘。故可用治肺气壅实，痰饮喘咳、面目浮肿之症，常与葶苈子、杏仁、厚朴等祛痰降气之品同用。

3. 牵牛子杀虫攻积，又能通便。可治多种虫积腹痛。治蛔虫、绦虫病，可配伍槟榔同用，如牛椰丸。治蛲虫病，可配伍大黄等份为末，早晨空腹用冰糖水送服。

【用量用法】 3～10克，打碎入煎剂；入丸、散剂1.5～3克。

【使用注意】 不宜与巴豆同用。

商 陆
《本 经》

为商陆科多年生草本植物商陆 Phytolacca acinosa Roxb. 或垂序商陆 P. americana L. 的根。我国大部分地区均有产，主产于河南、安徽、湖北、河南等地。秋季至次春采挖。除去须根及泥沙，切成块或片，晒干或阴干。内服醋制用。

【性味归经】　苦，寒。有毒。归肺、肾、大肠经。

【功效主治】　泻下利水，消肿散结。用于水肿胀满，二便不利，热毒痈肿。

【临床应用】　1．商陆苦寒沉降，能通利大小便，使水湿通过二便排出，以消除肿满。用于水肿胀满、大便秘结、小便不利的水肿实证，多与槟榔、泽泻、茯苓皮等配伍，如疏凿饮子。若邪实正虚之证，可以本品配糯米煮粥服，或与鲤鱼、赤小豆煮食，更可收到攻补兼施之效。本品外用，亦有消肿之效，对水肿患者不任攻下者，可以商陆生用捣烂，加入麝香少许，敷贴脐上，以布带束之，可收利水消肿之效。

2．商陆外用有消肿散结及解疮毒之效，用治热毒痈肿初起，坚硬未溃者，可以鲜商陆根加入少量食盐，捣烂敷于局部，干即换药。

现代临床以商陆制成蜜丸或用其乙醇浸膏片，治慢性气管炎，取得较好疗效。又以其煎剂治疗血小板减少性紫癜，亦获良效。

【用量用法】　5~10克。外用适量。

【使用注意】　虚弱者及孕妇忌用。

小　结

泻下药物，以通利大便、清除胃肠积滞为其主要作用。根据其性能特点及使用范围不同可分三类。

攻下药类，泻下作用较猛。药性多为苦寒，既能通便，又能泻火。主要用治实热积滞，大便秘结。

大黄、芒硝，均有泻热通便、泻火解毒功效，对于肠道实热积滞，大便秘结，痈肿疮毒等症，常相须为用。但大黄既清胃肠实热，又清血分实热，还可用治血热妄行的吐血衄血及火热上攻的目赤肿痛。尚有活血祛瘀、清利湿热之效，还可用治血瘀经闭、跌打损伤以及湿热黄疸、淋证。芒硝泻下，功在软坚润燥，主治燥屎坚结之症。制成玄明粉或西瓜霜，则为咽痛、口疮、目赤肿痛之要药。

番泻叶泻下导滞，兼能利水消肿。用治热结便秘、水肿腹胀等证，单用泡服即可取效。

芦荟泻热通便，兼能清肝除烦。主治热结便秘，对肝火偏胜，便秘兼见烦躁失眠者尤为适宜。尚有杀虫消疳之效，还可用治小儿疳积、虫积腹痛。

润下之品，作用缓和，均具润肠通便之效，主治肠燥便秘。麻仁甘平质润，兼有补益滋润之效，主治老年体虚、妇女产后所致的血虚、津枯、肠燥便秘。郁李仁辛甘性平，兼有利气作用，又能利水消肿，主治气滞、津枯、肠燥便秘，兼治水肿胀满之证。

峻下逐水之品，攻逐作用峻猛。又能泻水逐痰，使水饮从大便排除。主治水肿胀满，痰饮积聚，二便不利之证。

甘遂、大戟、芫花，均为有毒之品，同具泻水逐饮、通利二便作用，用治水肿胀满、二便不利及痰饮积聚等实证。其中甘遂、大戟尚可用治痰迷癫痫，二药同兼散结消肿之效，还可用治痈肿疮毒之证。芫花毒性最强，兼有解毒杀虫之效，还可用治秃疮顽癣。

巴豆辛热，药性最烈，为峻下冷积、逐水退肿之剧药，主治胃肠寒积、心腹冷痛及腹水膨胀、二便不利等大实之证，又兼有祛痰利咽作用，还可用治喉痹痰阻，痈肿不溃之证。

牵牛子、商陆，苦寒有毒。其泻下利水之效，功类甘遂、大戟、芫花，而作用较三药缓和，用治水肿实证，二便不利，常与三药配伍。牵牛子尚有消痰涤饮、杀虫攻积之效，用治痰饮喘咳、虫积腹痛等证。商陆外用，尚有消肿散结作用，还可治疗热毒痈肿。

第四章 祛风湿药

凡以祛除风湿、解除痹痛为主要作用的药物，称为祛风湿药。

此类药物味多辛、苦，性温。主入肝、肾、脾经，具辛散、苦燥、温通之特性。能祛除留着于肌表、经络、筋骨间之风湿之邪。部分药物兼有舒筋、通络、止痛及强筋骨等功效。适应于风湿痹痛，筋脉拘急，麻木不仁，半身不遂，腹膝酸痛，下肢痿弱等证。

使用祛风湿药，可根据痹证之性质及病变部位等具体情况，选用相应的药物，并作适当的配伍。如病邪在表，或疼痛偏于上部者，配祛风解表药；病邪入络，血凝气滞者，配活血通络药或虫类祛风湿药；寒湿偏盛者，配温经药；郁久化热者，配清热药；病久气血不足者，配益气养血药；肝肾亏损，腰痛脚弱者，配补养肝肾药。另外，活血有助于风湿的祛除，故祛风湿之剂中，无论有无血凝之证，均当配以活血之品。

痹证多属慢性疾病，为服用方便，可作酒剂或丸散剂常服。本类药物多辛温苦燥，易耗伤阴血，故阴亏血虚者应慎用。

独　　活

《本　经》

为伞形科多年生草本植物重齿毛当归 Angelica Pubescens Maxim. f. biserrata Shan et Yuan 的根。主产于湖北、四川等地。春初秋末采挖。除去须根及泥沙，晒干。切片生用。

【性味归经】　辛、苦，温。归肝、肾、膀胱经。

【功效主治】　祛风湿，止痛，发表。用于风湿痹痛，风寒表证，少阴头痛。

【临床应用】　1. 独活辛散苦泄，气香温燥，既温燥寒湿，又辛散风寒湿邪，具祛风湿、止痹痛之效。凡风寒湿邪留侵于肌肉关节者，无问新久，均相适宜，尤以下部之痹证最为相宜。治疗肝肾两亏，气血不足之寒湿痹痛，两足痿痹不能行走，常配桑寄生、防风、牛膝等祛风湿补肝肾之品，以标本兼治，如独活寄生汤。

2. 独活发散风寒湿而解表。用治风寒表证，常与羌活、荆芥、防风等同用，如荆防败毒散。用治恶寒发热、无汗、头身重痛之风寒湿邪在表之证，常与羌活配用，如羌活胜湿汤。

此外，本品还可用于少阴头痛、皮肤湿痒等证。

【用量用法】　3~10 克。

【附注】　1. 同科草本植物软毛独活 Heracleum hemsleynum Diels.、牛尾独活 H. Lanatum Michx.、兴安白芷 Angelica dehurica Benth et Hook. 及五加科草本植物九眼独活 Aralia cordata Thunb. 等品种在部分地区亦作独活使用。

2. 独活、羌活在《本经》中未分。至《别录》中始作植物形态区别，至《新修本草》、

《药性论》始有性效之分用。

威 灵 仙
《新修本草》

为毛茛科多年生攀援性植物威灵仙 Clematis chinensis Osbeck、棉团铁线莲 C. hexapetala Pall. 或东北铁线莲 C. manshurica Rupr. 的根及根茎。主产于江苏、湖南、浙江、安徽、陕西等地。秋季采挖，晒干。生用或酒炒用。

【性味归经】 辛、咸，温。归膀胱经。

【功效主治】 祛风湿，通经络，止痹痛。用于风湿痹痛，肢体麻木，诸骨鲠喉。

【临床应用】 1. 威灵仙性善走，有通经络、祛风湿、止痹痛之功。用治风湿痹痛，肢体麻木，筋脉拘挛、关节屈伸不利，可研末，酒送服。治风湿腰痛，配伍桂心、当归，即神应丸。

2. 威灵仙咸软而治骨鲠。对于诸骨鲠喉，可以单味煎汤频饮，亦可和入米醋、砂糖饮服。

此外，本品可祛瘀止痛，配用治跌打损伤瘀肿疼痛。

【用量用法】 5～10克；治骨鲠可用 30 克。

【附注】 《开宝本草》《本草图经》《救荒本草》及《本草纲目》中所载之威灵仙，均非当今之威灵仙，而是当今有名之草药草本威灵仙，即玄参科多年生草本植物轮叶婆婆纳 Veronicastrum sibiricum（L.）Pennell. 之根。

防 己
《本 经》

为防己科多年生木质藤本植物粉防己 Stephania tetrandra S. Moore 或马兜铃科多年生缠绕草本植物广防己 Aristolochia fangchi Wu 的根。前者药材称汉防己。主产于浙江、安徽、江西、河北等地。后者药材称木防己。主产于广东、广西等地。均于秋季采挖，晒干。切片生用。

【性味归经】 苦、辛，寒。归膀胱、肾、脾经。

【功效主治】 祛风湿，止痛，利水。用于风湿痹痛，水肿胀满，脚气浮肿。

【临床应用】 1. 防己味辛通散，善祛风湿止痛。因其性寒，尤宜于风湿热痹证者，常与牛膝、薏苡仁、木瓜等配用。若属寒湿痹痛，则须与肉桂、附子等温经止痛之品同用。

2. 防己苦寒清泄，入膀胱、肾经，能利水并清下焦湿热。用于水肿，脚气浮肿，常配葶苈子、椒目、大黄等，如己椒苈黄丸；若属脾虚气弱之小便不利、水肿，则常配黄芪、白术等补脾益气之品，如防己黄芪汤。

【用量用法】 3～10克。汉防己利水消肿作用较强，消水肿者多用之；木防己祛风止痛作用较好，治痹痛者多用之。

【使用注意】 本品苦寒较甚，不宜大量使用，以免损伤胃气。食欲不振及阴虚无湿热者忌用。

秦 艽

《本 经》

为龙胆科多年生草本植物秦艽 Gentiana macrophylla Pall. 麻花秦艽 G. straminea Maxim.、粗茎秦艽 G. crassicaulis Duthie ex Burk. 或小秦艽 G. dahurica Fisch. 的根。前三种按性状不同分别习称"秦艽"和"麻花艽",后一种习称"小秦艽"。主产于甘肃、陕西、内蒙古、四川等地。春初秋末采挖。除去泥沙,晒干。切片生用。

【性味归经】 苦、辛,微寒。归胃、肝、胆经。

【功效主治】 祛风湿,舒筋通络,清虚热。用于风湿痹痛,关节拘挛,手足不遂,骨蒸潮热,湿热黄疸。

【临床应用】 1.秦艽辛可行散,苦可燥湿,故能祛风湿、舒筋活络、利关节。对于风湿痹痛,无问新久,偏寒偏热,均可应用。用于风湿痹痛、关节拘挛、手足不遂,常与独活、细辛、防风等祛风湿药同用,如独活寄生汤。因本品其性微寒,兼能清热,故痹证见发热、关节红肿等热痹之证尤为适宜,常与防己、知母、忍冬藤等清热通痹之品同用;若偏寒之痹痛者,又常与羌活、桂枝、附子等温里散寒、祛风通痹之品同用。借本品辛散通络之功,亦可用于中风手足不遂者。

2.秦艽苦寒清泄而清虚热。用于阴虚骨蒸潮热,与青蒿、地骨皮、鳖甲等同用,如秦艽鳖甲汤。

此外,本品又可利湿退黄,用于治疗湿热黄疸,多与茵陈蒿、栀子等配用。

【用量用法】 5~10克。

豨 莶 草

《新修本草》

为菊科一年生草本植物豨莶 Siegesbeckia orientalis L.、腺梗豨莶 S. pubescens Mak. 或毛梗豨莶 S. glabrescens Mak. 的地上部分。我国大部分地区有产,以湖北、湖南、江苏等地产量较大。夏秋两季采割。晒干。生用或酒炙用。

【性味归经】 苦,寒。归肝、肾经。

【功效主治】 祛风湿,通经络,清热解毒。用于风湿痹痛,四肢麻木,痈肿疮毒,湿疹瘙痒。

【临床应用】 1.豨莶草苦寒清泄燥湿,有祛风湿,通经络之功。用治风湿痹痛、四肢麻木、骨节疼痛、脚弱无力及中风半身不遂,可单用以酒拌蒸晒,炼蜜为丸服。或与臭梧桐同用,如豨桐丸。如与羌活、威灵仙、秦艽等祛风湿、通经络之品同用,效果更佳。

2.豨莶草苦寒清泄,有清热解毒之功。用治痈肿疮毒,常与蒲公英、野菊花、紫花地丁等同用;治湿疹瘙痒,常与白蒺藜、白鲜皮、地肤子等祛风除湿止痒之品同用。

此外,本品能降压,可用于高血压病。

【用量用法】 5~15克。用于风湿痹痛宜制用;用于湿疹疮毒宜生用。

臭 梧 桐

《本草图经》

为马鞭草科落叶灌木或小乔木植物海州常山 Clerodendron trichofomum Thunb. 的嫩枝及叶。全国大部分地区均产。夏秋采收。晒干。生用。

【性味归经】 辛、苦、甘，凉。归肝经。

【功效主治】 祛风湿，活络。用于风湿痹痛，四肢麻木，半身不遂。

【临床应用】 臭梧桐辛散辛行，苦燥且泄，能祛风除湿、活络。用治风湿痹痛、肢体麻木、半身不遂，单用即有疗效，若与豨莶草同用，即豨桐丸。煎汤外洗可治湿疹。

此外，近年用臭梧桐治疗高血压病，单用有效，亦可配伍豨莶草同用。

【用量用法】 5~15克；外用适量。

木 瓜

《别 录》

为蔷薇科落叶灌木贴梗海棠 Chaenomeles lagenaria（Loisel.）Koidz. 和木瓜（榠楂）C. sinensis（Thouin）Koehne 的成熟果实。前者习称"皱皮木瓜"，后者习称"光皮木瓜"。主产于安徽、浙江、湖北、四川等地。产安徽宣城者称"宣木瓜"，质量较好。夏秋季采摘。晒干。切片生用。

【性味归经】 酸，温。归肝、脾经。

【功效主治】 舒筋活络，化湿和胃。用于风湿痹痛，筋脉拘挛，脚气肿痛，吐泻转筋。

【临床应用】 1. 木瓜功能舒筋温通活络，且可化湿，为治风湿痹痛所常用，尤宜于筋脉拘挛者。治筋急项强，不可转侧，配伍乳香、没药、生地，如木瓜煎；治脚气肿痛，冲心烦闷，常与吴茱萸、槟榔等配伍，如鸡鸣散。

2. 木瓜既可舒筋活络而缓足腓之急，又可化湿和胃而止吐泻。用治吐泻转筋，常与蚕砂、薏苡仁、吴茱萸等配用，如蚕矢汤。取其舒筋活络之效，还可用于破伤风病。

此外，木瓜尚有消食作用，可用于消化不良证。

【用量用法】 6~12克。

【附注】 下列同属植物的果实在不同地区亦作木瓜使用：木桃 C. lagenaroa（Loise.）Koidz. var. cathayenesis Rehd. 的果实在西南及陕西等地使用。木瓜海棠 C. lagcnaria（Loise.）Koidz. var. wilsonii Rehd. 的果实在甘肃使用。西藏木瓜 C. thibetica Yu. 的果实，在西藏作木瓜使用。

络 石 藤

《本 经》

为夹竹桃科木质藤本植物络石 Trachelospermun jasminoides（Lindl.）Lem. 的带叶藤茎。我国大部分地区有分布。主产于江苏、安徽、河北、山东等地。冬、春两季采割。晒干。生用。

【性味归经】 苦，微寒。归心、肝经。

【功效主治】 祛风通络，凉血消肿。用于风湿痹痛，筋脉拘挛，喉痹，痈肿。

【临床应用】 1．络石藤苦寒清泄，既能祛风通络，又能清热，对于痹痛偏热者尤为适宜。用治风湿痹痛、筋脉拘挛，可单用酒浸服；亦可与五加皮、牛膝、防己、忍冬藤等祛风湿之品同用。

2．络石藤苦寒清泄，凉血消肿。用于咽喉肿塞，可单用水煎含咽。治疗痈肿燃痛，与皂刺、瓜蒌、乳香等同用，如止痛灵宝散。

【用量用法】 6～15克。

徐 长 卿

《本 经》

为萝藦科多年生草本植物徐长卿 Cynanohum paniculatum（Bge.）Kitag. 的根及根茎。全国大部分地区有分布，主产于江苏、安徽、河北、湖南等地。秋季采挖。阴干。生用。

【性味归经】 辛，温。归肝、胃经。

【功效主治】 祛风止痛，止痒，活血，解毒。用于风湿痹痛，跌打瘀痛，风疹，湿疹，毒蛇咬伤。

【临床应用】 1．徐长卿辛温，行散温通，能祛风散寒除湿、活血止痛。用治风湿痹痛，配威灵仙、五加皮等同用。治跌打瘀肿疼痛，可单用鲜品适量，捣烂外敷患处，亦可与乳香、没药等活血止痛之品配用。治恶疟心痛，痛绝欲死，《圣惠方》用本品与安息香为丸服。疗牙痛、腰痛，单味服用即有良效。

2．本品能祛风止痒。用治风疹、湿疹、皮肤瘙痒、顽癣等皮肤病，可单味煎汤外洗或内服，亦可与苦参、白鲜皮、地肤子等清热利湿之品同用。

3．本品能解毒止痛。用治毒蛇咬伤，与七叶一枝花、半边莲、紫花地丁等清热解毒之品同用，以增强疗效。

【用量用法】 6～12克；外用适量。

桑 枝

《本草图经》

为桑科落叶乔木桑树 Morus alba L. 的嫩枝。全国大部分地区均产，主产于江苏、浙江、安徽、湖南、河北、四川等地。春末夏初采收。晒干。生用或微炒用。

【性味归经】 苦，平。归肝经。

【功效主治】 祛风通络。用于风湿痹痛，肢体疼痛，四肢拘挛。

【临床应用】 桑枝有祛风通络、利关节作用。用治痹痛，尤宜于上肢痹痛。治风湿筋骨酸痛，手足麻木，四肢拘挛，可单味熬膏服；亦可与威灵仙、独活、海风藤、防己等祛风湿药配用，以增强疗效。

【用量用法】 10～30克。

桑 寄 生

《本 经》

为桑寄生科常绿小灌木桑寄生 Loranthus parasiticus（L.）Merr. 或槲寄生 Viscum coloratum

（Komar.）Nakai 的带叶茎枝。前者主产于广东、广西等地；后者主产于河北、辽宁、吉林、内蒙古、陕西、安徽、浙江、湖南、河南等地。冬季或春季采割。晒干，或蒸后晒干。生用。

【性味归经】 苦、甘，平。归肝、肾经。

【功效主治】 祛风湿，补肝肾，强筋骨，安胎。用于风湿痹痛，腰膝酸痛，胎漏下血，胎动不安。

【临床应用】 1. 桑寄生苦泄以祛风湿，甘以补肝肾、强筋骨。用治肝肾虚损兼感风湿，或风湿日久累及肝肾筋骨腰膝者，常与牛膝、独活、杜仲等祛风湿、补肝肾、强筋骨之品配用，如独活寄生汤。

2. 桑寄生补肝肾，养血而安胎。对血虚、肝肾亏虚、冲任不固之胎漏、胎动不安，常与艾叶、阿胶、杜仲等养血补肾、安胎止血之品同用。

【用量用法】 10～15克。

五 加 皮

《本 经》

为五加科落叶小灌木细柱五加 Acanthopanax gracilistylus W．W．Smith 的根皮。习称"南五加皮"。主产于湖北、河南、安徽、陕西等地。夏季挖根。洗净，剥取根皮，晒干。生用。

【性味归经】 辛、苦、甘，温。归肝、肾经。

【功效主治】 祛风湿，壮筋骨，益智，利水。用于风湿痹痛，四肢拘挛，腰膝软弱，神疲健忘，水肿。

【临床应用】 1. 五加皮辛散苦泄，甘缓温通，能祛风缓急。用治风湿留侵肢体、筋骨之痹痛，手足拘挛、筋骨软弱者，可单味浸酒常服；或配伍木瓜、松节服用，如五加皮散。《本草纲目》五加皮酒即以本品与当归、牛膝、地榆浸酒服。

2. 五加皮甘温而补肝肾，强筋骨。用于肝肾不足，腰膝软弱、行走无力、小儿行迟等，常与牛膝、杜仲、续断、桑寄生等配用。

3. 五加皮具有良好的补肾益智作用。用治肾虚神疲，头昏健忘，单味长期饮服即有良效。

4. 五加皮具利水作用。治疗水肿，常与茯苓皮、生姜皮、大腹皮等同用，如五加皮饮。

【用量用法】 5～10克。

【附注】 同属植物无梗五加 A．sessiliforus（Rupr．et Maxim．）Seem．、糙叶五加 A．henry（Oliv．）Harms．等的根皮亦作五加皮用。

本草所记之五加皮，即今所用之五加科南五加皮。而当今所用之五加皮药材为南五加皮及萝藦科植物杠柳 Periploca sepium Bge．的根皮。后者习称香加皮、北五加皮。1977年《药典》已定为香加皮。北五加皮有强心、利尿、止痛作用，有毒，不可过量和长期服用，以防蓄积中毒。二者性效不同，当加区别，不可混用。

附药 刺五加

为五加科落叶灌木植物刺五加 Acanthopanax senticosus（Rupr．et Maxim．）Harms．之干燥根及根皮。主产于黑龙江、吉林、辽宁、河北、山西等地。其中以黑龙江蕴藏量为大，质地较佳。夏、秋二季采挖。洗净，干燥。辛，微苦，温。归脾、肾经。功效益气健脾，补肾安神。本品有类似人参样补虚作用，用于脾肾阳气不足之腰膝酸软，小儿行迟，体重乏力，失眠多梦，食欲不振，不耐思虑等证。常用刺五加浸膏、刺五加冲剂等，独取本品一味疗效卓著。用量 1.5~4.5 克，水煎服。

虎　骨（用代用品）
《别　录》

为猫科动物虎 Panthera tigris L. 的干燥骨骼。以头骨、四肢骨入药为优。雄虎之前胫骨更佳，处方名虎胫骨（用代用品）。分布于东北、华北等地。剖取其骨，通风处阴干，锯成短段。用砂炙或油炙酥用。

【性味归经】　辛，温。归肝、肾经。

【功效主治】　祛风定痛，强筋健骨。用于风湿痹痛，足膝痿软。

【临床应用】　虎骨（用代用品）有较好祛风定痛、强健筋骨之作用。用治风湿痹痛，痛无定处、四肢拘挛、关节不利及肝肾不足所致的筋骨痿软、下肢无力等，常与木瓜、牛膝、五加皮等配用，如虎骨木瓜丸。

【用量用法】　3~6 克。入丸散或浸酒服。

附药　豹骨　狗骨　猴骨

豹骨　为猫科动物豹 Panthera pardus L. 的骨骼。尤以四肢骨入药为佳。其性味、归经、功效、应用、用量，与虎骨（用代用品）极为相似，唯药力稍逊。

狗骨　为犬科动物狗 Canis familiaris L. 的骨骼。以四肢骨入药效佳。其性味、归经、功效、应用、用量等，与虎骨（用代用品）相似。唯药力较弱。

猴骨　为猕猴科动物猕猴 Macaoa mulatta（Limmermann）或其他猴的骨骼。其性味、归经、功效、应用、用量等，均与虎骨（用代用品）相似。唯药力弱。

白 花 蛇
《雷公炮炙论》

为蝰蛇科动物尖吻蝮（五步蛇）Agkistrodon acutus（Gunther）除去内脏的干燥体。主产于湖北、浙江、江西、福建等地。夏、秋两季捕捉。除去内脏，盘成圆形，用竹片固定，干燥。以黄酒润透去皮骨，切段用。

【性味归经】　甘、咸，温；有毒。归肝经。

【功效主治】　祛风，活络，定惊，止痉。用于风湿痹痛，半身不遂，破伤风，急慢惊风。

【临床应用】　1. 白花蛇甘以缓急，咸温入血络，能祛风通络、止痉挛，有"透骨搜风"之功，为治诸风顽疾之要药。治风湿痹痛、筋脉拘挛、肢体麻木和中风口眼㖞斜、半身不遂，多与天麻、防风、当归等祛风、活血通络之品配用，如白花蛇酒。

2. 白花蛇能祛风定惊止痉。用治破伤风、小儿急慢惊风，常与乌梢蛇、蜈蚣等配用，如定命散。

此外，亦可用治疥癞、顽癣、皮肤瘙痒等症。

【用量用法】　3~10 克；研末服，1~1.5 克。

【附注】　历代本草所载的五步蛇为蕲蛇，目前所用药材中，另有一种金钱白花蛇，系眼镜蛇科银环蛇 Bungarus multicinctuc Blyth. 的幼蛇，除去内脏，盘成圆形如钱大，故名。其功效与蕲蛇相似，但用量较轻。大多数研末服，每次 0.5 ~ 1 克。亦可浸酒。两者药材来源不同，使用时应予区别。

附药　乌梢蛇　蛇蜕

乌梢蛇　为游蛇科动物乌梢蛇 Zaocys dhumnades（Cantor）除去内脏的干燥体。性味甘，平；无毒。功效与白花蛇相近，而药力较弱。用量 5 ~ 10 克，入汤剂；研末服，一次 2 ~ 3 克。

蛇蜕　为游蛇科动物黑眉锦蛇 Elaphe taeniurus Cope.、锦蛇 E. carinata（Cuenther）. 或乌梢蛇等脱下的干燥表皮膜。性味甘、咸，平。功能祛风定惊、止痒、退翳。用于小儿惊风、皮肤瘙痒、目翳等。用量 2 ~ 3 克；研末服 0.3 ~ 0.6 克。

海 桐 皮

《海药本草》

为豆科常绿乔木植物刺桐 Erythrina variegata L. var. orientalis（L.）Merr. 的干燥树皮。主产于广西、云南、福建、湖北等地。初夏采取树皮。晒干。生用。

【性味归经】　苦、辛，平。归肝经。

【功效主治】　祛风湿，通经络。用于风湿痹痛，四肢拘急，腰膝疼痛，疥癣，湿疹。

【临床应用】　海桐皮辛可行散，苦可燥湿，有祛风湿、通经络之效。用治风湿痹痛、四肢拘急、腰膝疼痛，常配祛风湿、活血通络之独活、威灵仙、杜仲等同用。

此外，海桐皮尚有杀虫止痒之效，可用治疥癣、湿疹。多外用煎汤洗，或研末调敷。

【用量用法】　6 ~ 12 克。外用适量。

蚕 砂

《别 录》

为蚕蛾科昆虫家蚕蛾 Bombyx mori L. 幼虫的粪便。育蚕区均产，以江苏、浙江产量多。6 ~ 8 月收集，以二眠到三眠时的粪便为主。晒干，除去杂质。生用。

【性味归经】　甘、辛，温。归肝、脾、胃经。

【功效主治】　祛风除湿，化湿和胃。用于风湿痹痛，肢体不遂，吐泻转筋。

【临床应用】　1. 蚕砂能祛风除湿。用治风湿热痹痛，与防己、薏苡仁、滑石等配用，如宣痹汤。《本草纲目》治疗半身不遂，用蚕砂二袋，蒸热互更熨患处。用于皮肤瘙痒，可以蚕砂煎汤外洗；亦可与刺蒺藜、白鲜皮等水煎服。

2. 蚕砂能化湿和胃。对湿浊内阻之吐泻转筋，常与木瓜、吴茱萸等配用，如蚕矢汤。

【用量用法】　5 ~ 10 克。外用适量。

寻 骨 风

《植物名实图考》

为马兜铃科多年生攀援草本植物绵毛马兜铃 Aristolochia mollissima Hance 的干燥根茎或全草。产于长江流域和山东、陕西等地。夏、秋采收。晒干。生用。

【性味归经】　辛、苦，平。归肝经。

【功效主治】　祛风湿，通络止痛。用于风湿痹痛，跌损伤痛。

【临床应用】　寻骨风有通络止痛等功效。用治风湿痹痛、肢体麻木、筋骨拘挛及跌打损伤疼痛，可单用水煎，浸酒服；亦可与海风藤、秦艽、川芎等配用。近年用其治疗类风湿有良效。

此外，寻骨风还可治胃痛、牙痛等疾患。

【用量用法】　10～15克。

海 风 藤

《本草再新》

为胡椒科常绿攀援藤本植物风藤 Piper futokadsura Sieb. 的藤茎。主产于广东、福建、台湾、浙江等地。夏、秋二季采割。晒干。切片，生用。

【性味归经】　辛、苦，微温。归肝经。

【功效主治】　祛风湿，通经络。用于风湿痹痛。

【临床应用】　海风藤有祛风湿、通经络之功。用治风湿痹痛、关节不利、筋脉拘挛、腰膝疼痛及跌打损伤疼痛，常与独活、威灵仙、川芎等祛风湿、活血通络之品同用。

【用量用法】　5～15克。

千 年 健

《本草纲目拾遗》

为天南星科多年生草本植物千年健 Homalomena occulta（Lour.）Schott 的干燥根茎。主产于广西南部地区。春秋采挖。晒干。切片生用。

【性味归经】　苦、辛，温。归肝、肾经。

【功效主治】　祛风湿，健筋骨。用于风湿痹痛，筋骨无力。

【临床应用】　千年健有祛风湿、健筋骨之功。用治风湿痹痛、腰膝冷痛、下肢拘挛、筋骨无力，常配牛膝、五加皮等祛风湿、强筋骨之品同用。

【用量用法】　10～15克。

伸 筋 草

《本草拾遗》

为石松科多年生常绿草本植物石松 Lycopodium cllvatum L. 的全草。产于东北、华北、华中、中南、西南及陕西等地。四季可采。晒干。切段生用。

【性味归经】　苦、辛，温。归肝经。

【功效主治】　祛风除湿，舒筋活络。用于风湿痹痛，筋脉拘挛，跌打损伤。

【临床应用】　伸筋草辛散温通，苦泄胜湿，具有祛风除湿、舒筋活络之功。用治风湿痹痛、筋脉拘急，常与威灵仙、五加皮、木瓜等祛风湿、通经络之品配用。

此外，还可用于跌打损伤，多与当归、骨碎补等同用。

【用量用法】　6～15克。

【附注】　下列几种植物也有当伸筋草用者：①玉柏石松 L. obscurum L.，浙江、四川等地有使用；②垂穗石松 L. cernum L.，浙江、四川等地有使用。

小　　结

祛风湿药，功能祛风湿、通经络，部分药物还能补肝肾、强筋骨。主要用于风湿痹痛、拘挛麻木及腰膝酸痛、下肢痿弱等证。

独活、威灵仙、防己、秦艽均为祛风湿要药，但独活祛风除湿止痛，兼能发表，用治风湿痹痛，尤以下部痹证为宜，亦可用于风寒表证；威灵仙辛温走散，通行十二经脉，祛风湿通经络作用较强，适用于风湿痹痛，肢体麻木之症，兼治鱼骨鲠喉；防己善于祛风止痛，利水消肿，适用于风湿热痹，水肿脚气；秦艽祛风除湿，舒筋通络，善治风湿痹痛、筋脉拘挛，寒痹热痹均可用之，兼能清虚热、退黄疸，还可用于阴虚骨蒸，湿热黄疸。

豨莶草、臭梧桐，均能祛风湿、通经络，同治风湿痹痛，然豨莶草善祛筋骨间风湿，还可用于中风瘫痪、湿热疮毒。二药均有降压作用，又可同治高血压病。

木瓜、蚕砂均能和中祛湿，同治风湿痹痛、暑湿吐泻转筋之症。然木瓜舒筋活络作用较强，善治筋脉拘挛、脚气肿痛；蚕砂长于散风除湿，还可用于皮肤瘙痒。

徐长卿祛风止痛、活血、解毒，用治风湿腰痛、跌打瘀痛、风疹、湿疹、皮肤瘙痒及毒蛇咬伤。

海风藤、海桐皮、络石藤、桑枝、寻骨风均能祛风湿、通经络，同治风湿痹痛、筋脉拘挛。海风藤兼可疗伤止痛；海桐皮善治脚膝热痛，兼能杀虫疗癣；络石藤善治风湿热痹，兼能凉血消肿，可治喉痹、痈肿；桑枝亦能祛风通络，用治风湿痹痛、肢体疼痛，尤宜于肩臂关节挛急作痛；寻骨风兼有止痛作用，还可用治跌打伤痛、牙痛、胃痛。

桑寄生、五加皮、千年健、虎骨（用代用品）均能祛风湿，强筋骨，同治风湿痹痛、腰膝酸痛、筋骨痿软。然桑寄生又能养血安胎，治妊娠漏血、胎动不安；五加皮兼能利水退肿，还可用治水肿脚气；千年健虽能祛风湿、强筋骨，但药力较弱；虎骨（用代用品）追风定痛，强筋健骨药力最雄，尤宜于风湿顽痹、骨寒冷痛及肝肾不足之筋骨萎软，兼有镇惊安神之效。

白花蛇、乌梢蛇均能祛风湿、定惊搐，风湿顽痹、疥癣、麻风、破伤风皆可同用，但乌梢蛇药力稍弱。

第五章 芳香化湿药

凡气味芳香，以化湿、辟浊、健运脾胃为主要作用的药物，称为芳香化湿药。

本类药物，性味以辛温为主，具行散之性。其归经主入脾胃二经。

芳香化湿药，具辛香温燥之性，能疏畅气机，宣化湿浊，健胃醒脾，以恢复脾运。主要用于脾为湿困，运化失职而致的脘腹痞满、呕吐泛酸、大便溏薄、食少体倦、口甘多涎、舌苔白腻等证。又暑多挟湿，故暑湿、湿温之证，亦常选用此类药物。

使用芳香化湿药时，应根据湿证的不同性质进行配伍。寒湿者当配温里药，湿热者须配清热燥湿药。又湿性粘滞，湿阻则气滞，行气又有助于湿邪的化除，故使用芳香化湿药时又常配行气药。脾主运化水湿，脾虚不运则湿邪内生，又常配补脾之品，以培其本。

芳香化湿药性偏温燥，易致伤阴，阴虚者当慎用。芳香之品多含挥发油，入汤剂不宜久煎，以免降低药效。

苍 术

《本 经》

为菊科多年生草本植物茅苍术 Atractylodes lancea（Thunb.）DC. 或北苍术 A. chinensis（DC.）Koidz. 的根茎。前者主产于江苏、湖北、河南等地，以产于江苏茅山一带质量最好，故名茅苍术。后者主产于内蒙古、山西、河北、陕西、辽宁、黑龙江等地。春秋两季均可采挖，以秋季采者为好。挖取根茎后，除去残茎、须根及泥土，晒干。水或米泔水浸润切片。炒微黄用。

【性味归经】 辛、苦，温。归脾、胃经。

【功效主治】 燥湿健脾，辟秽化浊，祛风湿。用于湿浊中阻，腹胀呕恶，风寒湿痹，足膝肿痛，风寒感冒，雀目夜盲。

【临床应用】 1. 苍术辛苦性温，其气芳香，既能化湿浊，又能燥湿以健脾运，且能行散宣畅气机，故为治疗湿浊阻滞中焦之要药。用治湿阻中焦、脘腹痞满、食欲不振、恶心呕吐、倦怠乏力等证，常配厚朴、陈皮等行气燥湿之品以助其效，如平胃散。对痰饮、水肿等证亦可配用。

2. 苍术辛散苦燥，温以胜寒，为治疗风寒湿痹之要药。用于痹证寒湿偏胜者，多配羌活、独活等祛风湿之品。若湿热下注，足膝肿痛、痿软无力者，常配黄柏、薏苡仁等清热除湿之品，如四妙散。

3. 苍术辛温能发散在表之风寒湿邪。用于外感风寒挟湿之表证。若风寒湿邪袭表，而致恶寒发热、头身痛、无汗等，本品能发汗解表、胜湿，多与白芷、细辛等同用，如《局方》神术散。

此外，苍术还可用于雀目夜盲，常与猪肝、羊肝等品蒸煮服食。又能芳香辟秽祛邪，常制香囊佩带，或与艾叶制香，点燃以辟时疫。苍术外洗，还可治湿疮、湿疹之疾患。

【用量用法】　5~10克；外用适量。

厚　朴
《本　经》

为木兰科落叶乔木植物厚朴 Magnolia officinalis Rehd. et Wils. 或凹叶厚朴 M. officinalis Rehd. et Wils var. biloba Rehd. et Wils. 的干皮、根皮及枝皮。主产于四川、湖北、浙江、湖南、贵州等地　4~6月剥取干皮、根皮及枝皮，直接阴干；干皮置沸水中微煮后堆置阴湿处，"发汗"至内表面变紫褐色或棕褐色时，蒸软取出，卷成筒状，干燥，姜汁制用。

【性味归经】　苦、辛，温。归脾、胃、肺、大肠经。

【功效主治】　燥湿，行气，消积，平喘。用于湿阻气滞，脘腹胀满，咳嗽气喘。

【临床应用】　1.厚朴苦温辛香，既可苦燥湿浊，又可芳香化湿，又有较好的行气、消积作用。故适宜于湿阻、停食及气滞之脘腹胀满。《斗门方》单用姜厚朴为末，陈米饮送服。亦可配苍术、橘皮同用，如平胃散以治湿阻中焦；配大黄、枳实等药，如大、小承气汤以治积滞便秘。

2.厚朴既可苦降肺气，又可燥湿消痰。故适宜于肺气上逆，痰涎壅滞的咳嗽多痰、气逆喘息，临床常配伍桂枝、麻黄、杏仁等，如厚朴麻黄汤。对宿有喘病，因外感风寒而发者，可与桂枝、杏仁等同用，如桂枝加厚朴杏子汤；若痰湿内阻，胸闷喘咳者，常与苏子、橘皮等同用，如苏子降气汤。

【用量用法】　3~10克。

藿　香
《别　录》

为唇形科多年生草本植物广藿香 Pogostemon cablin（Blanco）Benth. 或藿香 Agastache rugosa（Fisch. et Mey）O. Ktze. 的地上部分。广藿香主产于广东。藿香，又名土藿香，全国大部分地区有产。夏、秋季枝叶茂盛时采割。阴干，或趁鲜切段阴干。生用或鲜用。

【性味归经】　辛，微温。归脾、胃、肺经。

【功效主治】　化湿，解暑，止呕。用于湿阻中焦，脘腹胀闷，呕恶纳呆，暑湿，湿温，胃逆呕吐。

【临床应用】　1.藿香芳香行散，能化湿浊。用治湿阻中焦，中气失运所致的脘腹胀闷、食欲不振、恶心呕吐等证，常配苍术、厚朴、半夏等，如不换金正气散。

2.藿香性温不燥，既能化湿和中，又能发散表寒。用于暑月外感风寒，内伤生冷之恶寒发热、头痛脘痞、呕吐泄泻等证，常与紫苏、半夏、厚朴等配用，如藿香正气散。若湿温初起，湿热并重者，每与清热去湿的滑石、黄芩、茵陈蒿等配用。

3.藿香芳香，既善化中焦脾胃之湿浊，又能和中止呕。用于湿阻中焦，胃气上逆之呕吐，单用即有疗效，若配伍半夏其效更佳。若作适当配伍，亦可用治其他呕吐之证，如属湿热者配黄连、竹茹等；脾胃虚弱者，可配党参、甘草等；妊娠呕吐者，可配砂仁、半夏等。

【用量用法】 5～10克；鲜品加倍。

佩 兰

《本 经》

为菊科多年生草本植物佩兰 Eupatorium fortunei Turcz. 的地上部分。主产于江苏、浙江、河北、山东等地。夏、秋二季分二次收割。除去杂质，切段鲜用，或晒干生用。

【性味归经】 辛，平。归脾、胃、肺经。

【功效主治】 芳香化湿，清暑解表。用于湿阻中焦，腹胀呕恶，暑湿，湿温。

【临床应用】 1．佩兰芳香化湿，其效类似藿香。用于湿阻中焦之胸腹胀满、呕恶纳呆、便溏体倦、舌苔厚腻等证，常配伍苍术、厚朴、白豆蔻等药；对于恣食肥甘，发为脾瘅、口中甜腻、多涎或口气腐臭者，可单用本品煎服。

2．佩兰既能化湿，又能解暑。用于外感暑湿及湿温初起之恶寒发热、头胀胸闷等证，常配藿香、薏苡仁、滑石等解暑除湿之品同用。

【用量用法】 5～10克，鲜品加倍。

砂 仁

《药性论》

为姜科多年生草本植物阳春砂 Amomum villosum Lour．、海南砂 A．longiligulare T．L．Wu 或缩砂 A．xanthioides Wall．的成熟果实。阳春砂主产于广东阳春、信宜等地，近年云南亦盛产；海南砂主产于海南省及广东湛江等地；缩砂主产于泰国、缅甸、越南、印度尼西亚等地。以阳春砂质量为优。均于夏秋季采收。晒干或低温干燥。用时打碎，生用。

【性味归经】 辛，温。归脾、胃经。

【功效主治】 化湿，行气，温中，安胎。用于湿阻气滞，脘腹胀痛，食欲不振，寒湿泄泻，妊娠恶阻，胎动不安。

【临床应用】 1．砂仁辛温气香，具化湿醒脾、行气和胃之效。用于湿阻中焦、脾胃气滞所致脘腹胀痛、食欲不振、呕吐泄泻等证，常与苍术、白蔻仁、厚朴等化湿行气之品配伍而用。若属脾虚气滞者，又当配党参、白术、木香等补脾行气之品以治之，如香砂六君子汤。

2．砂仁具温中行气。化湿止泻之功。用于脾胃虚弱、寒湿泄泻等证，可单用为末服，亦可配附子、干姜、白术等温补健脾止泻之品以服之。

3．砂仁具行气和胃、止呕安胎之功。用于脾胃气滞之妊娠恶阻，可单用为末服，亦可与苏梗、白术等同用。若胎动不安者，可配人参、黄芪、白术等，如泰山磐石散。

【用量用法】 3～10克。入汤剂宜后下。

附药 砂仁壳

为砂仁之果壳。性味、功效与砂仁相似，惟温性不及砂仁，药力较平和。可用于脾胃气滞，脘腹胀满，呕恶食少等证。用量同砂仁。

白 豆 蔻

《开宝本草》

为姜科多年生草本植物白豆蔻 Amomum kravanh Pirre ex Gagnep. 的干燥成熟果实。主产于越南、泰国等地。我国广东、广西、云南亦有栽培。10～12 月果实呈黄绿色尚未开裂时采集。除去残留的果柄,晒干。用时去果皮或连果皮打碎生用。

【性味归经】　辛,温。归肺、脾、胃经。

【功效主治】　化湿,行气,温中,止呕。用于脘腹胀满,湿温胸闷,胃逆呕吐。

【临床应用】　1. 白豆蔻辛温芳香,醒脾化湿,行气开胃。用于湿阻中焦、脾胃气滞之脘腹胀满、不思饮食等证,常与厚朴、苍术、橘皮等化湿行气之品配伍。若湿温初起,胸闷不饥、舌苔浊腻,湿邪偏重者,常与滑石、薏苡仁等祛湿之品配伍,如三仁汤。若热邪偏重者,可与黄芩、黄连、滑石等清热燥湿、利湿之品配用,如黄芩滑石汤。

2. 白豆蔻能化湿行气、温中止呕。用于中寒湿浊内阻、胃气上逆之呕吐,常与半夏、生姜、藿香等温中化湿、燥湿止呕之品配用;若小儿胃寒吐乳,可配砂仁、肉豆蔻之类煎服,亦可单用研末掺入。

【用量用法】　3～10 克。入汤剂宜后下。

草 果

《饮膳正要》

为姜科多年生草本植物草果 Amomum tsao - ko Crevost et Lem. 的成熟果实。主产于云南、贵州、广西等地。秋季采收,晒干或低温干燥。用时炒至焦黄色并微鼓起,捣碎用;或将净草果仁以姜汁微炒用。

【性味归经】　辛,温。归脾、胃经。

【功效主治】　燥湿,温中,截疟。用于脘腹胀痛,呕吐泄泻,疟疾。

【临床应用】　1. 草果辛温香燥,燥湿健脾,温中散寒。用于寒湿阻滞脾胃所致的脘腹胀痛、呕吐泄泻等证,常与厚朴、良姜、丁香等燥湿、温中、降逆之品配用。若湿浊郁滞而见脘腹胀满、疼痛、呕吐、苔白腻者,可与苍术、厚朴、陈皮等燥湿行气之品同用,如草果平胃散。

2. 草果能燥湿散寒截疟。用于疟疾,常与常山、槟榔、柴胡等配用,如达原饮、截疟七宝饮。

【用量用法】　3～6 克。

草 豆 蔻

《别 录》

为姜科多年生草本植物草豆蔻 Alpinia katsumadai Hayata 近成熟种子。主产于广西、广东等地。夏、秋采收。晒干,或用水略烫,晒至半干除去外皮,取出种子团。生用。

【性味归经】　辛,温。归脾、胃经。

【功效主治】　燥湿行气,温中止呕。用于寒湿中阻,脘腹胀痛,食少腹泻。

【临床应用】 草豆蔻辛温燥烈，能燥湿健脾、温中行气、止呕止泻。用于寒湿阻滞脾胃，脘腹胀痛、食少吐泻等证，常与砂仁、厚朴、半夏等温中行气燥湿之品配用。

【用量用法】 3～6克。

小 结

芳香化湿药具有宣化湿浊、健胃醒脾之效。主治湿浊中阻、脾为湿困之证。

苍术、厚朴均可燥湿除满，同治湿浊中阻、脘腹胀满之证。苍术既可燥湿健脾，还可祛风湿、解表、明目，故尚可用治风湿痹痛、风寒感冒、雀目等证；厚朴功善行气除满，又能消积、平喘，还可用治食积气滞、气逆喘咳。

藿香、佩兰均能芳香化湿、发表解暑，同治湿浊中阻，暑湿、湿温等证。然藿香又长于理气止呕，还可用治胃逆呕吐；佩兰善除陈腐之气，可用治口中甜腻之脾瘅证。

砂仁、白豆蔻均为芳香化湿、行气温中之品，同治湿浊中阻、脘腹胀满、呕吐、不饥食少等证；然蔻仁偏行中上二焦，善理肺脾气滞，还可用治湿温初起、胃寒呕吐；而砂仁偏行中下二焦，善理脾胃气滞，还可用治脾寒泄泻、妊娠恶阻、胎动不安。

草豆蔻、草果均能燥湿温中，同治寒湿阻滞、脘腹胀满等证；然草豆蔻长于温中止呕，故寒湿阻滞、脘痛呕泻用之为宜；草果温燥力胜，尚能截疟，善疟治疾。

第六章　利水渗湿药

凡以通利水道、渗泄水湿为主要作用的药物称利水渗湿药。

本类药物味多甘、淡，性平或寒。多入肺、脾、肾、膀胱经。

本类药物甘淡能通利水道、渗泄水湿，能使蓄积于体内的水湿通过小便而排出体外。部分药物还有清利湿热之功。主要用于小便不利、水肿及淋病、泄泻、痰饮、湿温、黄疸、湿疮等水湿为患之疾病。

使用本类药物治疗水湿病证，需根据不同的病证选择相适应的药物，并作适当的配伍。如属水肿脾虚水泛者，当配以补气健脾之品；水肿骤起兼表证者，当配伍宣肺解表利尿之品；若属湿热所致者，又当配伍清热泻火之品；若因气郁、气虚、阳虚等所致水湿内停者，又当配疏肝利气或补气、助阳之品。

利水渗湿药虽可消除蓄积于体内之水湿邪气，但亦可耗津伤液，故阴亏津伤之病证当慎用。有些药物其性滑利，易伤胎元，妊娠之人应当慎用。

茯　苓

《本　经》

为多孔菌科茯苓 Poria cocos（Schw.）Wolf 的菌核。多寄生于松科植物赤松或马尾松等树根上。主产于云南、贵州、四川、安徽、湖北、湖南、广西、陕西等地。7~10月采挖，堆置"发汗"后，摊开晾至表面干燥，再"发汗"，反复多次，至现皱纹，内部水分大部分散失后，阴干；或将鲜茯苓切片，阴干。生用。

【性味归经】　甘、淡，平。归心、脾、肾经。

【功效主治】　利水渗湿，健脾，安神。用于水肿，泄泻，小便不利，痰饮，心悸，失眠。

【临床应用】　1. 茯苓淡渗利水，对于水湿内停所致水肿、小便不利均相适宜，常配伍猪苓、泽泻以增强其渗利之效。因性平，故寒湿、湿热均可配伍应用。如属湿热者可配车前子、木通；属寒湿者配附子、干姜等，诸如五苓散、真武汤等均以其不同配伍达到通利小便和利水消肿之效。

2. 茯苓甘补益脾，淡渗利湿。对于脾虚失运，水湿内停之泄泻、痰饮均相适宜。脾虚泄泻常配党参、白术、山药等补脾除湿之品，如参苓白术散。脾虚生湿，痰饮内停常配橘皮、白术等补脾、健脾、燥湿化痰之品，如苓桂术甘汤、二陈汤等。

茯苓补益心脾、宁心安神。用于心脾不足的心悸、失眠，常配酸枣仁、党参、龙眼肉等补益心脾之品，如归脾汤。

【用量用法】　10~15克。用于安神可与朱砂拌用；补脾健脾用白茯苓；利水渗湿用赤茯苓；安神用茯神。

【附注】 茯苓在加工时将菌核内部之白色部分，切制成薄片或小方块，名曰白茯苓；皮层下的赤色部分，切下名曰赤茯苓；带有松根的部分，切成方形薄片，名曰茯神，或曰抱木神。传统习惯认为白茯苓甘补之力强，赤茯苓淡渗之力强，而茯神则安神之功优。

附药 茯苓皮

为茯苓菌核的黑褐色外皮。性味同茯苓。功能利水消肿。多用于水肿。常与生姜皮、桑白皮、陈皮、大腹皮等同用，即五皮饮。用量 10 ~ 15 克。

猪 苓

《本 经》

为多孔菌科真菌猪苓 Polyporus umbellatus（Pers）Fr. 的菌核。寄生于桦树、枫树、槭树、柞树及柳树的腐朽根上。主产于陕西、云南、河南、河北、四川、贵州等地。春秋二季采挖。去泥沙晒干。切片入药。生用。

【性味归经】 甘、淡，平。归肾、膀胱经。

【功效主治】 利水渗湿。用于水肿，泄泻，小便不利，热淋，白浊，湿热带下。

【临床应用】 1. 猪苓甘淡渗泄，其利水作用较茯苓为强，对于水湿滞留所致的小便不利、水肿、泄泻皆可应用。单味即可取效，如《小品方》治妊娠子淋，《杨氏产乳方》治通身肿满，《子母秘录》治妊娠足肿皆以单味猪苓为末，热水调服。临床上多入复方应用，常与茯苓、泽泻配伍，如四苓散；若兼阴虚者，可配阿胶、滑石等，如猪苓汤；若水湿泄泻，可配伍苍术、厚朴、茯苓等，如胃苓汤。

2. 猪苓渗湿利湿，与清利湿热之药同用，可用于湿热下注之证。用于湿热淋浊，可与茯苓、泽泻、滑石等同用；用于赤白带下，可配苍术、黄柏、芡实等同用。

【用量用法】 5 ~ 10 克。

泽 泻

《本 经》

为泽泻科多年生沼泽植物泽泻 Alisma orientale（Sam.）Juzep. 的块茎。主产于福建、四川、江西等地。冬季采挖，洗净，微火烘干，撞去须根及粗皮，水润切片，晒干。麸炒或盐水炒用。

【性味归经】 甘、淡，寒。归肾、膀胱经。

【功效主治】 利水渗湿，泄热。用于小便不利，水肿，泄泻，淋浊，带下。

【临床应用】 泽泻甘淡渗泄，其利水渗湿作用与茯苓相似，为水湿内停所常用。因其性寒，能泄肾与膀胱之热，故对下焦湿热者尤为相宜。用治小便不利、水肿等证，常与茯苓、猪苓等药配用，以增强利水渗湿之功。治泄泻或痰饮所致之眩晕，可与白术配伍，如泽泻汤。

【用量用法】 5 ~ 10 克。

【使用注意】 肾虚滑精者忌服。

薏 苡 仁

《本 经》

为禾本科多年生或一年生草本植物薏苡 Coix lachryma - jobi L. 的成熟种仁。我国大部分地区均产，多为栽培品。主产于福建、河北、辽宁等地。秋季果实成熟时采收。晒干，取出种仁。生用或炒用。

【性味归经】 甘、淡，微寒。归脾、胃、肺经。

【功效主治】 利水渗湿，健脾止泻，祛湿除痹，清热排脓。用于小便不利，水肿，脚气，脾虚泄泻，风湿痹痛，筋脉拘急，肺痈，肠痈。

【临床应用】 1. 薏苡仁甘补淡渗，又兼补脾健脾。对水湿内停之疾患，兼有脾虚者尤相适宜。治小便不利、水肿、脚气，常与猪苓、茯苓、木瓜等配用，亦可与粳米煮粥食。治脾虚泄泻常与党参、白术、茯苓等配伍，如参苓白术散。

2. 薏苡仁能祛湿除痹，兼可舒筋，适用于湿邪留滞肌肉筋脉之风湿痹痛、筋脉拘急。因其性寒尤宜于湿热痹痛，常与苍术、黄柏、牛膝等配伍，如四妙散。亦可与防己、络石藤、桑枝等同用。《食医心镜》单用薏苡仁为末煮粥，日日食之，治久风痹痛，筋脉拘急。若偏于寒湿者，则配麻黄、杏仁、甘草等，即麻杏苡甘汤。

3. 薏苡仁寒清淡渗，既能清热，又能排泄痈脓，对于内痈脓成者皆相适宜。用治肠痈脓成，可配附子、败酱草、牡丹皮等，如薏苡附子败酱散。用治肺痈吐脓，可配苇茎、冬瓜仁、桃仁等，如苇茎汤。

【用量用法】 10～30克。清热利湿宜生用；健脾止泻宜炒用。

【使用注意】 孕妇慎服。

车 前 子

《本 经》

为车前草科多年生草本植物车前 Plantago asiatica L. 或平车前 P. depressa Willd. 的成熟种子。前者分布于全国各地，后者分布于北方。主产于黑龙江、辽宁、河北等地。夏秋采收。晒干。生用或盐水炒用。

【性味归经】 甘，寒。归肾、肝、肺经。

【功效主治】 利水通淋，利湿止泻，清肝明目，清肺化痰。用于小便不利，水肿，淋证，暑湿泄泻，肝热目赤，肺热咳嗽。

【临床应用】 1. 车前子甘寒清热，能利水通淋。用治湿热下注之水肿，小便不利及湿热结于膀胱之淋沥涩痛，常与木通、滑石、栀子配用，如八正散。

2. 车前子能渗利水湿，分清泌浊，而有止泻之效。用治暑湿泄泻，可单用研末，米汤送服，或与白术、泽泻、茯苓等配用。

3. 车前子性寒入肝，有清肝明目之功。用于肝热目赤肿痛，常与菊花、决明子、龙胆草等配用。若用治肝肾不足，视物不明者，可与枸杞子、女贞子、生地等配用。

4. 车前子甘寒清泄，能清肺化痰。用于肺热咳嗽，痰多粘稠者，常与桔梗、杏仁、黄芩等配用。

此外，用本品煎汤代茶饮，可用治高血压病。临床借其清利湿热之功，而治急性黄疸型肝炎，取得较好疗效。

【用量用法】 5～10克。布包入煎。

附药 车前草

为车前或平车前的全草。性味、功效与车前子相似，而又能清热解毒。用于治疗热毒痈肿，内服或用鲜草捣烂外敷。用量 10～15 克，鲜品加倍。外用适量。

滑 石

《本 经》

为单斜晶系滑石的矿石。主产于山东、江西、江苏、陕西、山西等地。采挖后去净泥土、杂石。打碎用，或粉碎成粉名滑石粉。古法用水飞磨粉，称飞滑石。

【性味归经】 甘、淡，寒。归胃、膀胱经。

【功效主治】 利水通淋，清解暑热。用于小便不利，淋沥涩痛，暑热烦渴，湿温胸闷，湿热泄泻，湿疮，痱子。

【临床应用】 1．滑石甘淡性寒，能清利湿热，且性滑泄，尤能清泄膀胱热结，通利水道，为治湿热淋证的要药。治热淋，可用木通煎汤送服滑石粉，即滑石散。又治疗石淋、热淋的八正散中，亦用滑石为伍。

2．滑石既能利湿，又能清解暑热，为治暑湿病证之常用药。如配以甘草，即六一散，对暑热烦渴、暑湿泄泻皆有效；用治湿温，可配清热化湿的药物应用。

此外，本品外用有清热收湿之功。可治湿疹及痱子等，可单用，或与石膏、炉甘石、枯矾等同用。

【用量用法】 5～10 克。外用适量。

【使用注意】 孕妇慎用。

木 通

《本 经》

为马兜铃科藤本植物东北马兜铃 Aristolochia manshuriensis Kom．或毛茛科常绿攀援性植物小木通 Clematis armandii Franch．和绣球藤 C．montana Buch．– Ham．的藤茎。前者一种药材称关木通，主产于吉林、黑龙江、辽宁等地。后者药材称川木通，主产于四川、云南、贵州等地。春秋两季采收。除去粗皮，晒干。切片，生用。

【性味归经】 苦，寒。归心、小肠、膀胱经。

【功效主治】 利水通淋，泄热下乳。用于小便不利，淋沥涩痛，口舌生疮，乳汁不多，湿热痹证。

【临床应用】 1．木通苦寒，能清泄膀胱湿热而利水通淋。用治膀胱湿热，小便短赤、淋沥涩痛等证，常配车前子、滑石等药同用，如八正散。

2．木通苦寒，能清心泄火，并能导热下行。用治心火上炎，口舌生疮、心烦尿赤等证，常配生地、竹叶、甘草，即导赤散。

3．木通有下乳之功。用治妇女产后乳汁不多，常配王不留行、穿山甲等药同用，或与猪蹄煮食。

此外，还可取其通经脉、利湿热之功，以治血瘀经闭、湿热痹痛等证。

【用量用法】 3～6 克。

【使用注意】 孕妇忌服。据报道，有用大剂量关木通（60 克）而致急性肾功能衰竭者，故用量不宜过大。

【附注】　本通的品种很复杂，目前使用最广的是关木通，其次是川木通。此外尚有木通科白木通 Akebia trifoliata（Thunb.）Koidz. var. australis（Diels）Rehd.、三叶木通 A. trifoloata（Thunb.）Koidz.、木通 A. quinata（Thunb.）Decne 及马兜铃科淮通马兜铃 Aristolchia moupinensis Franch. 等，有些地区亦作木通用。木通，《本经》原名通草，历代本草所记载的木通系木通科木通，但本品目前很少用。

通　草
《本草拾遗》

为五加科灌木植物通脱木 Tetrapanax papyriferus（Hook）K. Koch 的茎髓。主产于贵州、云南、台湾、广西、四川等地。秋季采收。晒干，将茎髓加工成方形薄片，称为"方通草"；加工时修剪下来的边条，称"丝通草"。生用。

【性味归经】　甘、淡，微寒。归肺、胃经。

【功效主治】　清热利水，通乳。用于小便不利，淋沥涩痛，产后缺乳。

【临床应用】　1. 通草甘淡性寒，能清利湿热。用治湿温病，多与其它利水渗湿药配伍应用，湿胜于热，小便短赤者，可与杏仁、薏苡仁、滑石等同用，如三仁汤。治小便不利，淋沥涩痛等症，常与茅根、车前草等同用。

2. 通草通乳与木通相似。用于产后缺乳，与猪蹄、穿山甲、川芎、甘草配伍，如通乳汤。亦可与王不留行、穿山甲同用，或同猪蹄炖服。

【用量用法】　2~5克。

【使用注意】　孕妇慎用。

【附注】　旌节花科植物喜马拉雅旌节花 Stachyurus himalaicus Hook. f. et Thoms.、中国旌节花 S. chinensis Franch.、云南旌节花 S. yunanlnsis Franch. 等的茎髓在部分地区充当通草用。

木通、通草名称不同，功效有别。今之木通，即古书所称之通草也，而今之通草，即古书所言之通脱木。当加区别，不可混淆。

附药　梗通草

为豆科半灌木状草本植物合萌 Aeschynomene indica L. 剥去外皮之主茎。其性味、功效、用量用法同通草。

金　钱　草
《纲目拾遗》

为报春花科多年生草本植物过路黄 Lysimachia christinae Hance. 的全草。我国江南各省及陕西均有分布，主产于四川省。夏秋采收。除去杂质，晒干。生用。

【性味归经】　甘、咸，微寒。归肝、胆、肾、膀胱经。

【功效主治】　利水通淋，利湿退黄，解毒消肿。用于热淋，石淋，湿热黄疸，恶疮肿毒，毒蛇咬伤。

【临床应用】　1. 金钱草能利水通淋，排除沙石，为治石淋要药。用治热淋、石淋，小便不利，可单用大剂量煎水代茶饮，或配伍海金沙、鸡内金等同用。

2．金钱草清泄肝胆湿热而退黄疸。用治湿热黄疸及肝胆结石症，可与茵陈蒿、栀子、虎杖等同用。

3．金钱草鲜品能清热解毒、消肿。用治疮疡肿毒、毒蛇咬伤，可以单味鲜品捣汁饮，或捣烂外敷患处。

【用量用法】　30～60克，鲜品加倍；外用适量。

【附注】　我国各地作金钱草入药的植物尚有：唇形科植物活血丹（连钱草）Glechoma longituba（Nakai）Kupr．，药材称江苏金钱草，为江苏、浙江一带所习用；豆科植物广金钱草 Desmodium styracifolium（Osbeck）Merr．，药材称广东金钱草，为广东一带所习用；伞形科植物白毛天胡荽 Hydrocotyle sibthorpioides Lam．var．batrachium（Hance）Hand．–Mazz．，药材称江西金钱草，为江西一带所习用；旋花科植物马蹄金 Dichondra repens Forst．，药材称小金钱草，为四川部分地区所习用。

海 金 沙

《嘉祐本草》

为海金沙科多年生攀援蕨类植物海金沙 Lygodium japonicum（Thunb.）Sw. 的成熟孢子。主产于广东、浙江等地。秋季采收，晒干。生用。

【性味归经】　甘，寒。归小肠、膀胱经。

【功效主治】　利水通淋。用于热淋。石淋，全身肿满。

【临床应用】　1．海金沙利水通淋。用治多种淋证，常与滑石、车前子配伍。如《世医得效方》以海金沙、滑石、甘草共为细末，麦冬汤或灯心汤调服，治膏淋；亦可用海金沙为末，甘草汤调服，治热淋急痛。

2．海金沙能利水消肿。治脾湿太过，通身肿满、喘不得卧、腹胀如鼓等证，可配以牵牛子、甘遂等同用，即海金沙散。

【用量用法】　6～12克。布包入煎。

附药　海金藤

为海金沙植物的全草。性味、功效与海金沙相似，除用于淋病、水肿外，还可用于黄疸、痈肿、疮毒。用量15～30克。

石 韦

《本 经》

为水龙骨科多年生草本植物庐山石韦 Pyrrosia sheareri（Bak.）Ching. 和有柄石韦 P. petiolosa（Christ）Ching. 或石韦 P. lingua（Thunb.）Farw. 的叶片。各地普遍野生。主产于浙江、江苏、湖北、河南、河北等地。四季均可采收。晒干。切片，生用。

【性味归经】　苦、甘，微寒。归肺、膀胱经。

【功效主治】　利水通淋，化痰止咳。用于热淋，石淋，血淋，水肿，肺热咳嗽。

【临床应用】　1．石韦能利水通淋。为治热淋、石淋所常用，因其兼可止血，故血淋用之尤为适宜，可与蒲黄同用。

2．石韦能清肺化痰止咳。用治咳嗽，可与槟榔各等份为末，姜汤送服，即石韦散。近年用其所含的芒果苷制成片剂治慢性支气管炎有一定疗效。

此外，本品有止血作用，又以治崩漏、吐血、衄血等。

【用量用法】　5～10克。大剂量30～60克。

萆　薢
《本　经》

为薯蓣科多年生蔓生草本植物粉背薯蓣 Dioscorea hypoglauca Palib. 或绵萆薢 D. septemloba Thunb. 等的干燥根茎。主产于浙江、湖北等地。春秋两季均可采挖。除去须根，洗净，切片，晒干。生用。

【性味归经】　苦，平。归肝、胃、膀胱经。

【功效主治】　利湿浊，祛风湿。用于膏淋，白浊，带下，风湿痹痛，腰痛。

【临床应用】　1．萆薢能利湿去浊。用于下焦湿热所致之膏淋、白浊等证，常与益智仁、石菖蒲、乌药配用，如萆薢分清饮。亦可用于湿盛之带下证，多与其它燥湿止带药同用。

2．萆薢祛风湿，舒筋通络。用于感受风湿之邪所致痹证、腰痛。偏湿热者，可配桑枝、秦艽、薏苡仁等；若属寒湿者，可配桂枝、附子、川乌等。

【用量用法】　10～15克。

冬 瓜 皮
《开宝本草》

为葫芦科一年生草本植物冬瓜 Benincasa hispida（Thunb.）Cogn. 的果皮。我国各地均有栽培。夏末秋初果实成熟时采集。食用冬瓜时削下的果皮，晒干。生用。

【性味归经】　甘，微寒。归肺、小肠经。

【功效主治】　利水消肿。用于湿热水肿。

【临床应用】　冬瓜皮性寒清热，能利水消肿。用于热性水肿，可单用，尤多与赤小豆、白茅根、茯苓等利水消肿之品同用，以增强疗效。

【用量用法】　15～30克。

附药　冬瓜仁

为冬瓜的种子。性味甘寒。清肺化痰，排脓。用于肺热咳嗽、肺痈、肠痈。如苇茎汤。大黄牡丹皮汤等治内痈之方剂中均用本品以清热排脓。用量15克。

茵 陈 蒿
《本　经》

为菊科多年生草本植物茵陈蒿 Artemisia capillaris Thunb. 或滨蒿 A. scoparia Waldst. et Kitaib. 的幼苗。我国大部分地区有分布。主产于陕西、山西、安徽等地。春季采幼苗晒干。生用。

【性味归经】　苦，微寒。归脾、胃、肝、胆经。

【功效主治】　清利湿热，退黄疸。用于湿郁黄疸。

【临床应用】　茵陈蒿功专清利湿热而退黄疸。用于湿热黄疸，常配栀子、黄柏、大黄等，如栀子柏皮汤、茵陈蒿汤；如湿重于热之黄疸，可配其它利湿药，如茵陈五苓散。亦可用于寒湿黄疸，则须配以附子、干姜等温里散寒之品同用，如茵陈四逆汤。

【用量用法】 10～30克。

地 肤 子

《本 经》

为藜科一年生草本植物地肤 Kochia scoparia（L.）Schrad. 的成熟果实。主产于河北、山西、山东、河南等地。辽宁、陕西、青海、湖南、四川、江苏等省亦产。秋季果实成熟时采收。晒干。生用。

【性味归经】 苦、寒。归膀胱经。

【功效主治】 清热利湿，利水通淋，祛风止痒。用于小便不利，淋沥涩痛，湿疮瘙痒。

【临床应用】 1．地肤子能清热利湿、利水通淋。用于湿热结于下焦膀胱之湿热淋证，常配猪苓、通草、冬葵子等利水通淋之品，如地肤子汤。

2．地肤子清利湿热，又可祛风止痒。用于湿热所致湿疮、痒疹，多与白鲜皮、黄柏、白蒺藜等伍用，亦可与白矾、蛇床子、苦参等煎汤外洗。

【用量用法】 10～15克；外用适量。

【附注】 同属植物扫帚菜 Kochis scoparia（L.）Schrad. f. erichophila Schinz et Thell. 碱地肤 K. sievrsiana（Pall.）C. A. Mey. 的胞果，在部分地区亦作地肤子入药。

赤 小 豆

《本 经》

为豆科一年生半缠绕草本植物赤小豆 Phaseolus calcaratus Roxb. 或赤豆 P. angularis Wight 的干燥成熟种子。前者主产于广东、广西、湖南、江西等地。后者全国大部分地区均产。秋季荚果成熟而未开裂时收取种子。晒干。生用。

【性味归经】 甘、酸，平。归心、小肠经。

【功效主治】 利水消肿，解毒排脓。用于水肿腹满，脚气浮肿，热毒疮痈，痄腮，丹毒，湿热黄疸。

【临床应用】 1．赤小豆有利水消肿之功。用于水肿，脚气，可单用，或与白茅根、桑白皮等利水消肿之品同用。对于虚性水肿，还可与鲤鱼或田鸡煮食，亦可与小枣煮食。

2．赤小豆能解毒排脓。用于疮痈等证，无论初起红肿，中期脓成均可使用，初起可解毒消散，中期可使脓毒排出，促进早愈，既可单用为末，以醋、蛋清或蜂蜜调敷患处；亦可煎汤外洗患处，同时内服。用治肠痈，可与薏苡仁、冬瓜仁、桃仁等同用。

此外，本品尚有利湿退黄之功，还可治湿热黄疸，如麻黄连翘赤小豆汤。

【用量用法】 10～30克；外用适量。

萹 蓄

《本 经》

为蓼科一年生草本植物萹蓄 Polygonum aviculare L. 的地上部分。全国各地均产。夏秋叶茂时采收。晒干。切段生用。

【性味归经】 苦，微寒。归小肠、膀胱经。

【功效主治】 利水通淋，杀虫止痒。用于热淋，血淋，蛔虫病，皮肤湿疹，阴部湿疹。

【临床应用】 1. 萹蓄能清利下焦湿热、利水通淋。用于下焦湿热所致的热淋、血淋、小便短赤、淋沥涩痛，可与瞿麦、木通、滑石等配用，如八正散。

2. 萹蓄既可去湿，又可杀虫止痒。用治蛔虫腹痛或胆道蛔虫，可加米醋煎服。用治湿热所致的皮肤湿疹、阴痒等证，可配苦参、蛇床子、枯矾等煎汤外洗患处；亦可单味煎汤外洗。

【用量用法】 10～15克；外用适量。

瞿 麦

《本 经》

为石竹科多年生草本植物瞿麦 Dianthus superbus L. 和石竹 D. chinensis L. 的带花全草。全国大部分地区有分布，主产于河北、河南、辽宁、湖北、江苏等地。夏、秋季花果期采割，干燥。切段生用。

【性味归经】 苦，寒。归心、小肠、膀胱经。

【功效主治】 利水通淋。用于热淋，血淋，小便不利。

【临床应用】 瞿麦苦寒能清利湿热，而有利水通淋之效，用于湿热淋证，常与萹蓄、木通、滑石等配伍，如八正散。若属血淋，可与大蓟、白茅根、石韦等通淋止血之品配用。

此外，还具活血通经之功。用于血瘀经闭，常与赤芍、丹参、益母草等活血通经之品配用。

【用量用法】 10～15克。

【使用注意】 孕妇忌用。

灯 心 草

《开宝本草》

为灯心草科多年生草本植物灯心草 Juncus offusus L. 的干燥茎髓。全国各地均产。主产于江苏、湖南、四川、云南、贵州等地。夏秋季采收。晒干。生用或煅炭用。

【性味归经】 甘、淡，微寒。归心、肺、小肠经。

【功效主治】 利水通淋，清心除烦。用于小便不利，淋沥涩痛，心热烦躁，小儿夜啼。

【临床应用】 1. 灯心草既清热，又可利水通淋。用于湿热所致之小便不利、淋沥涩痛，常与木通、滑石等清热通淋之品配用。

2. 灯心草能清心除烦。对于热邪扰心之心不安及小儿夜啼，常与蝉蜕、竹叶等清心除烦之品配用。

【用量用法】 1.5～2.5克。心烦、夜啼朱砂拌用。

冬 葵 子

《本 经》

为锦葵科一年生草本植物冬葵 Malva verticillata L. 的成熟果实。全国各地均产。夏秋两季，果实成熟时采收。阴干。生用。捣碎入药。

【性味归经】 甘，寒。归大肠、小肠、膀胱经。

【功效主治】 利水通淋，下乳消胀，润肠通便。用于淋证，水肿，小便不利，乳汁不行，乳房胀痛，肠燥便秘。

【临床应用】 1．冬葵子甘寒性滑，能利水通淋。用于淋证、水肿、小便不利，常与海金沙、车前子、茯苓等利水通淋、消肿之品配用。

2．冬葵子能下乳消胀。用于乳汁不行，兼见乳房胀痛者，常与穿山甲、王不留行、猪蹄等配用。

3．冬葵子能润肠通便。对于大便秘结之证，可作佐使药用，常与郁李仁、火麻仁等润肠通便之品配用。

【用量用法】 10～15克。

【使用注意】 孕妇慎用，脾虚肠滑者忌用。

小　结

利水渗湿药物，功能渗利水湿，通利小便。凡水湿停留，小便不利之证，均可选用。

茯苓、猪苓、泽泻、薏苡仁均有利水渗湿之功，同治水肿胀满、小便不利等证。然利尿之功猪苓为胜；茯苓、苡仁均能健脾止泻，还可用治脾虚泄泻。茯苓还可宁心安神，用治惊悸、失眠等；薏苡仁又能清热排脓、祛风除痹，可治肺痈、肠痈、痹痛拘挛等；泽泻尚能除痰饮，可治痰饮眩晕。

车前子、滑石均能利水通淋，清泄湿热，同治水肿胀满、淋漓涩痛、湿热泄泻等证。然车前子又能清肝明目、清肺化痰，还可用治肝热目赤、肺热咳嗽；滑石兼能清热解暑，故可用治暑热烦渴、湿温初起。

木通、通草都有清热利水、通乳的作用，均可用治水肿、小便不利及乳汁不下等证。然木通尚有清心火、通经脉之效，故对心火上炎、口舌生疮及湿热痹证用之为宜；通草善清利湿热，多用治湿温初起，湿胜于热之证。

赤小豆、冬瓜皮，均能利水消肿，同治湿热水肿。然赤小豆兼治脚气浮肿，尚有解毒排脓之功，可治热毒疮痈、痄腮丹毒。

灯心草利水通淋，清心除烦，主治小便不利，心烦不眠。

萆薢长于利湿浊，善治白浊、膏淋，兼能祛风湿，又可用治风湿痹痛及腰痛。

茵陈蒿为利湿退黄之专药，主治各种黄疸病证。

金钱草、海金沙、石韦均有利水通淋之功，均可用治热淋、石淋。然金钱草尤为治砂淋、石淋的要药，还能利湿退黄、解毒消肿，亦可用治湿热黄疸、疮毒、蛇伤；海金沙能通治各种淋证，兼治通身肿满；石韦还有凉血止血作用，故善治血淋，以及崩漏、吐血、衄血，并兼有化痰止咳之效，可治肺热喘咳。

地肤子、萹蓄、瞿麦、冬葵子均为利水通淋之品。但地肤子兼能祛风止痒，主治热淋涩痛，兼治湿疮痒疹；萹蓄、瞿麦，均可用治热淋、血淋，然萹蓄又能杀虫止痒，还治虫积腹痛，湿疹阴痒；瞿麦又能活血通经，可用治血瘀经闭。冬葵子兼能下乳、润肠，可用治淋证、水肿、乳少、乳胀、肠燥便秘。

第七章 温 里 药

凡以温里祛寒为主要作用的药物，称为温里药，亦称祛寒药。

本类药物药性温热，其味多辛。以归脾、胃、心、肾经为主。

温里药功能温里散寒、回阳救逆、温经止痛，部分药物还具温补脾胃、补肾助阳等作用。主要适用于里寒病证。一为寒邪内侵，阳气被困所致脘腹冷痛、呕吐泻痢等脏寒证；二为心肾阳虚，阴寒内生所致汗出恶寒、口鼻气冷、下利清谷、肢冷脉微等亡阳证。

使用本类药物时，应根据病因及不同兼证，作适当的配伍。外寒内侵，有表证者，适当配伍解表药；寒凝气滞者，配伍行气药；兼血瘀者，又配活血祛瘀药；寒湿内阻者，当配健脾化湿药；脾肾阳虚者，当配温补脾肾药；气虚亡阳者，还应配伍补气药。

本类药物多辛热燥烈，使用不当，易伤阴耗液，故阴亏、血虚患者慎用或忌用；真热假寒者，不可妄投；气候炎热或素体火旺者，用量宜少。

附 子

《本 经》

为毛茛科多年生草本植物乌头 Aconitum carmichaeli Debx. 子根的加工品。主产于四川，湖南、湖北、云南、甘肃、陕西等地亦有栽培。六月下旬至八月上旬采挖。除去母根、须根及泥沙，习称"泥附子"；然后加工成盐附子、黑附片及白附片。

【性味归经】 辛、甘，大热。有毒。归心、肾、脾经。

【功效主治】 回阳救逆，补火助阳，散寒止痛。用于亡阳厥逆，肢冷脉微，阳痿宫冷，脘腹冷痛，阴寒水肿，风寒湿痹。

【临床应用】 1.附子大辛大热，纯阳燥热，其性善走，上助心阳以通脉，下补肾阳以益火，为回阳救逆之要药。故可用治阳气衰微，阴寒内盛，或大汗、大吐、大下后，以及其他原因而致的四肢厥逆，脉微欲绝的亡阳厥逆脱证，常与干姜相须为用，以增强回阳救逆之效，如四逆汤；若亡阳气脱者，又常与人参同用，以益气固脱，即参附汤。

2.附子辛热温煦，能通行十二经脉，温一身之阳气，善于补火助阳，凡肾、脾、心诸脏阳气衰弱者均适用。若治肾阳不足，命门火衰，阳痿宫冷、腰膝酸软者，常与肉桂、熟地黄等同用，以补肾助阳、填精化气，如桂附八味丸。用治脾阳不振，阴寒内盛，腹痛便溏者，常与干姜、白术等同用，以温中益脾、助阳祛寒，如附子理中丸。若脾肾阳虚，水湿内停，肢体浮肿、小便不利者，又常与茯苓、白术等配伍，以温阳利水，如真武汤。若素体阳虚，兼感风寒，发热脉沉者，可与麻黄、细辛同用，以助阳解表，即麻黄附子细辛汤。若卫阳虚弱，自汗不止者，又可与黄芪同用，以助阳固表，即芪附汤。

3. 附子善散风寒湿邪，有温经通痹之功。故对表里阳虚，寒湿偏盛，关节疼痛、屈伸不利之寒痹重证最为常用，常与桂枝、甘草等同用，如桂枝附子汤。

【用量用法】　3～15克。宜先煎30～60分钟，至口尝无麻辣感为度。

【使用注意】　孕妇忌用或慎用。反半夏、瓜蒌、贝母、白蔹、白及。

附药　乌头（川乌、草乌）

川乌为毛茛科植物乌头（栽培品）的块根。性味辛、苦，热。有大毒。归心、肝、脾经。功能祛风除湿，温经止痛。其补阳之力不及附子，但祛风通痹效佳，故古有"附子逐寒，乌头祛风"之说。临证常用于寒湿痹证、心腹冷痛、寒疝腹痛、胸痹心痛等。用量3～9克，入丸散或酒剂应减为1～2克。炮制后用，宜先煎30～60分钟。孕妇忌用。反半夏、瓜蒌、贝母、白蔹、白及，畏犀角。

草乌为毛茛科多年生草本植物乌头（野生种）及北乌头 Aconitum Kusnezoffii Rchb. 或其它多种同属植物的块根。其性味、归经、功效及使用注意与川乌同，惟毒性更强，用量1.5～3克。

干　姜

《本　经》

为姜科多年生草本植物姜 Zingiber officinale Rosc. 的根茎。主产四川、湖北、湖南、广东、广西、福建、贵州等地。均系栽培。冬季采挖。除去须根及泥沙，洗净晒干或低温干燥。切片或切块。生用。

【性味归经】　辛，热。归脾、胃、心、肺经。

【功效主治】　温中散寒，回阳通脉，温肺化饮。用于脘腹冷痛，呕吐泄泻，亡阳虚脱，肢冷脉微，痰饮咳喘。

【临床应用】　1. 干姜辛热燥烈，主入脾、胃经，能祛脾胃寒邪，助脾胃阳气，为健运脾阳、温中散寒的要药。凡脾胃寒证，无论是外寒内侵之实证，或阳气不足之虚证均适用，可单用研末，水饮或温酒调服。若寒入脾胃，脘腹冷痛、呕吐泄泻，可与高良姜同用，即二姜丸。若脾胃虚寒，运化失职，腹痛吐泻者，又常与人参、白术等同用，如理中丸。

2. 干姜辛热无毒，入心脾肾经，功能通心助阳以复脉，温脾暖肾以回厥，常与附子相须为用，可增强回阳救逆之功，并可减低附子的毒性，如四逆汤。

3. 干姜入肺，功能温肺散寒、燥湿化痰。用治寒邪犯肺，内有伏饮，咳嗽气喘、痰多清稀等寒饮咳喘之证，常与细辛、五味子等同用，如小青龙汤。

【用量用法】　3～10克。

【使用注意】　阴虚有热者或孕妇慎用。

附药　炮姜

为干姜炒至表面微黑，内呈棕黑色而成。性味苦、涩，温。归肝、脾经。功效与干姜相似，但温经散寒作用弱，而偏于温经止血。故常用于虚寒性的吐血、衄血、便血、崩漏下血等证。亦可用治脾胃虚寒，腹痛泄利。用量3～6克。

肉 桂

《别 录》

为樟科常绿乔木植物肉桂 Cinnamomum cassia Presl. 的干皮或粗枝皮。主产于广东、广西、云南等地。如取干皮去表皮者，称肉桂心；取幼树干皮或粗枝皮卷成筒状者，称官桂。多于秋季剥取。刮去栓皮，阴干。切片或研末。生用。

【性味归经】 辛、甘、热。归肾、脾、心、肝经。

【功效主治】 补火助阳，散寒止痛，温通经脉。用于肾阳不足，阳痿宫冷，脘腹冷痛，寒痹腰痛，寒疝腹痛，寒凝血瘀，经闭痛经，胸痹心痛。

【临床应用】 1. 肉桂为辛热之品，能补命门之火，引火归元而益阳消阴，故有补火助阳之功。用治肾阳不足、命门火衰所致的阳痿宫冷、腰膝冷痛，常与附子相须为用，如桂附八味丸。若虚阳浮越，上热下寒、眩晕目赤、虚喘汗出者，常与山茱萸、五味子等同用。

2. 肉桂能温运阳气，去沉寒痼冷，凡寒邪内侵、阳虚阴寒之证均可应用。用治脘腹冷痛，常与干姜、高良姜同用，共奏温中散寒止痛之功。用治寒痹腰痛，常与独活、桑寄生等配伍，以祛风湿、补肝肾。若寒疝腹痛，又常与乌药、生姜同用，以暖肝散寒止痛，如暖肝煎。

3. 肉桂偏行血分，有温通经脉之效。用治冲任虚寒，经闭痛经，常与干姜、熟地黄等同用。若治心阳不振，寒气攻冲，胸痹心痛者，常与附子、干姜等同用，以温心阳除阴寒，如桂附丸。治阴疽漫肿，久溃不敛，又常与黄芪、当归等同用，以温阳补血，散寒通滞，如阳和汤。

此外，久病正虚，气血不足等证，以少量肉桂与人参、白术、当归、熟地黄等补气养血药同用，则能温运脾阳、通利血脉，增强补气生血之功，如十全大补汤、人参养荣汤、保元汤等。

【用量用法】 2~5克。研末冲服1~2克。入汤剂宜后下。

【使用注意】 畏赤石脂。阳盛阴虚、血热妄行者及孕妇忌用。

吴 茱 萸

《本 经》

为芸香科落叶灌木或小乔木植物吴茱萸 Evodia rutaecarpa（Juss.）Benth.、石虎 E. rutae-carpa（Juss.）Benth. var. officinalis（Dode）Huang 或疏毛吴茱萸 E. rutaecarpa（Juss.）Benth. var bodinieri（Dode）Huang 的将近成熟果实。主产于贵州、广西、湖南、湖北、云南、陕西、四川等地。8~10月果实尚未开裂时，剪下果枝，晒干或低温干燥，除去枝、叶、果柄等杂质。生用或用甘草汤制过用。

【性味归经】 辛、苦，热。有小毒。归肝、脾、胃经。

【功效主治】 散寒止痛，疏肝下气，燥湿降逆。用于厥阴头痛，寒疝腹痛，虚寒泄泻，脘腹胀痛，呕吐吞酸，脚气上冲，口疮口疳。

【临床应用】 1. 吴茱萸辛开苦降，性偏燥烈，又能开郁结、降浊阴，为散寒止痛常用药。用治肝胃虚寒，浊阴上逆，巅顶痛甚、干呕、吐涎沫之厥阴头痛，常与人参、生姜等同用，如吴茱萸汤。若寒滞肝脉，疝气疼痛者，常与小茴香、川楝子等同用，如导气汤。若冲任虚寒，月经不调、少腹冷痛者，又常与桂枝、当归等配伍，如温经汤。用治脾肾阳虚，五更泄泻，每与补骨脂、五味子等同用，如四神丸。

2. 吴茱萸既能温中止痛，又能疏肝下气。故可用治肝寒犯胃，脘腹冷痛、吞酸嘈杂，常与干姜同用。若肝郁化火，肝火犯胃，胁痛口苦、呕吐吞酸者，常与黄连同用，以辛升苦降，共奏疏肝泻火、降逆止呕之功，即左金丸。

3. 吴茱萸既能散寒燥湿，又能下降逆气。故可用于寒湿脚气，肿胀麻木、上冲入腹者，常与木瓜、槟榔等同用，如鸡鸣散。

此外，以本品研末醋调敷足心，可治口疮、口疳；现代临床还用以治疗高血压病。

【用量用法】 1.5～5克。外用适量。

【使用注意】 药性辛热燥烈，易损气动火，不宜多用久服，阴虚有热者忌用。

花 椒

《本 经》

为芸香科灌木或小乔木植物花椒 Zanthoxylum bungeanum Maxim. 或青椒 Z. schinifolium Sieb. et Zucc. 的成熟果皮。我国大部分地区均有分布，但以四川产者为佳。秋季果实成熟时采收。晒干，除去种子及杂质。生用或炒用。

【性味归经】 辛，热。有小毒。归脾、胃、肾经。

【功效主治】 温中止痛，燥湿杀虫。用于脘腹冷痛，寒湿泄泻，虫积腹痛，湿疹瘙痒。

【临床应用】 1. 花椒辛热燥散，主入脾、胃经，既能温胃散寒以止痛，又能暖脾燥湿而止泻。用治脾胃虚寒，脘腹冷痛、食少吐泻，常与干姜、人参等同用，如大建中汤；亦可用本品炒热布包温熨痛处以止痛。若寒湿泄泻，常与苍术同用，即椒术丸。若脾肾阳虚，久寒下利者，又常与附子、干姜同用。

2. 花椒既可燥湿杀虫，又可除湿止痒。故可用治蛔虫引起的腹痛、呕吐或吐蛔。偏于寒者，常与干姜、乌梅等同用，如理中安蛔汤；偏于热者，常与黄连、黄柏等同用，如清中安蛔汤；若寒热错杂者，又常与附子、黄连等同用，如乌梅丸。外用可治湿疹瘙痒，可与吴茱萸、蛇床子等配伍水煎熏洗。

【用量用法】 3～6克。外用适量。

【使用注意】 辛热有毒，阴虚火旺者忌用。

附药 椒目

为花椒的成熟种子。性味苦，寒。归脾、膀胱经。功能行水，平喘。常用于水肿胀满，痰饮喘咳等证。用量3～6克。

荜 茇

《本草拾遗》

为胡椒科多年生藤本植物荜茇 Piper longum L. 的未成熟果穗。产于云南、广东等地。9～10月果穗由黄变黑时采收。除去杂质，晒干。捣碎，生用。

【性味归经】　辛，热。归胃、大肠经。

【功效主治】　温中止痛。用于脘腹冷痛，呕吐泄泻，牙痛。

【临床应用】　荜茇辛热，善走胃肠，能温散肠胃寒邪。用治胃寒呕吐、呃逆及腹痛，可单用或配伍厚朴、丁香等药。若脾虚冷泄，常与肉桂、干姜等同用，如荜茇丸。

此外，单用本品研末涂擦，取其温散之性，可治寒邪外束，火郁于内的牙痛。

【用量用法】　2～5克。

荜 澄 茄

《海药本草》

为胡椒科常绿攀援性藤本植物荜澄茄 Piper cubeba L. 及樟科落叶小乔木或灌木植物山鸡椒（山苍子）Litsea cubeba（Lour.）Pers. 的果实。荜澄茄原产南泽各地，我国广东亦产。山鸡椒主产广西、湖南、浙江、江苏、安徽等地。荜澄茄在夏秋间果实充分成长而未成熟色青时采收，连果枝摘下，晒干，连小柄摘取果实；山鸡椒在秋季果实成熟时采收，除去杂质，晒干，生用。

【性味归经】　辛，温。归脾、胃、肾、膀胱经。

【功效主治】　温中下气，散寒止痛。用于脘腹冷痛，胃寒呕逆，寒疝腹痛，寒郁尿浊。

【临床应用】　1. 荜澄茄既能暖脾胃，又能止呕哕。用治脾虚寒凝，脘腹冷痛，常与高良姜、肉桂等同用，如荜澄茄散。若胃寒呕吐呃逆者，轻者可单用，重者可配伍白豆蔻、生姜等同用。

2. 荜澄茄兼入下焦，又能暖肾散寒，行气止痛。用治寒疝腹痛，痛引睾丸，常与吴茱萸、香附等同用。

此外，荜澄茄可用于寒湿郁滞，尿液混浊，常与萆薢、益智仁等同用。

【用量用法】　2～5克。

丁 香

《药性论》

为桃金娘科常绿乔木植物丁香 Eugenia caryophyllata Thunb. 的花蕾，习称公丁香。主产于坦桑尼亚、马来西亚、印度尼西亚等地。我国广东亦有栽培。通常在9月至次年3月间，花蕾由青绿转为鲜红时采收。除去花柄，晒干。生用。

【性味归经】　辛，温。归脾、胃、肾经。

【功效主治】　温中降逆，温肾助阳。用于胃寒呕吐，呃逆，腹泻，肾虚阳痿。

【临床应用】　1. 丁香辛温气香，主入脾胃经，长于温中散寒、降逆止呕，为治疗胃寒呕吐、呃逆之要药。用治虚寒呃逆，常与柿蒂、人参等同用，如丁香柿蒂汤。用治胃寒呕吐，常与半夏同用。用治脾胃虚寒，脘腹冷痛、吐泻食少者，又可与砂仁、白术同用，即丁香散。

2. 丁香兼入肾经，又有补肾助阳之效。可用于肾阳不足所致的阳痿、阴冷、寒湿带下，常与附子、巴戟天等补肾助阳药同用。

此外，外敷能消肿止痛，可治痈疽、乳疮。

【用量用法】　1.5～3克。外用适量。

【使用注意】　畏郁金。

附药　母丁香

为丁香的成熟果实，又名鸡舌香。性味与丁香相近而较淡，功效与丁香相似而稍逊。用量同丁香。畏郁金。

高 良 姜

《名医别录》

为姜科多年生草本植物高良姜 Alpinia officinarum Hance 的根茎。产于广西、广东、台湾等地。夏末秋初，挖取生长4～6年的根茎，除去地上茎、须根及残留的鳞片杂质，洗净切段，晒干。生用。

【性味归经】　辛，热。归脾、胃经。

【功效主治】　温中止痛。用于脘腹冷痛，呕吐泄泻。

【临床应用】　高良姜辛热燥散，主入脾胃，长于温中止呕止泻、散寒止痛，为治胃寒疼痛吐泻的良药。如用治寒邪犯胃所致的脘腹冷痛，常与干姜同用，即二姜丸。用治寒凝气滞所致的胃冷胀痛，常与香附同用，即良附丸。若感寒邪心腹绞痛如刺者，可与肉桂、厚朴等同用，即高良姜汤。用治胃寒呕吐，常与半夏、生姜等同用，以增强温中降逆之功。

【用量用法】　3～10克。

小 茴 香

《新修本草》

为伞形科多年生草本植物茴香 Foeniculum vulgare Mill. 的成熟果实。我国大部地区均有栽培。夏末秋初果实成熟时割取全株，晒干，打下果实，除去杂质。生用或盐水炒用。

【性味归经】　辛，温。归肝、肾、脾、胃经。

【功效主治】　散寒止痛，理气和胃。用于寒疝腹痛，睾丸偏坠，少腹冷痛，脘腹胀痛，呕吐食少。

【临床应用】　1. 小茴香辛温气香，长于温肾暖肝、行气止痛。用治寒滞肝脉，疝气疼痛、牵引睾丸者，常与肉桂、乌药等同用，如暖肝煎。用治睾丸偏坠胀痛者，常与橘核、山楂同用，即香橘散。若妇女少腹冷痛、经闭痛经，又常与肉桂、川芎等同用，以温经散寒、活血调经，如少腹逐瘀汤。

2. 小茴香还有理气和胃，开胃进食之功。用治胃寒呕吐食少、脘腹胀痛，常与木香、干姜等同用。外用本品炒热，布包温熨腹部，亦可治腹冷胀痛。

【用量用法】　3～6克。外用适量。

附药　大茴香

为木兰科常绿小乔木八角茴香树 Illicium verum Hook. f. 的果实。又名八角茴香。产于亚热带地区，我国广东、海南岛、广西、湖南、云南等地亦有栽培。秋冬果实由绿变黄时采摘。晒干。生用。其性味、归经、功用与小茴香相近，但力较弱。用量与小茴香同。

胡 椒

《新修本草》

为胡椒科常绿藤本植物胡椒 Piper nigrum L. 的干燥果实。分布于热带、亚热带地区，我国华南及西南地区有引种。于10月至次年4月间采收。当果穗基部的果实开始变红时，剪下果穗，晒干或烘干后成黑褐色，取下果实，称黑胡椒；如果在全部果实变红时采收，用水浸渍数天，擦去外果皮，晒干，表面呈灰白色，通称白胡椒。生用。

【性味归经】 辛，热。归胃、大肠经。

【功效主治】 温中散寒，健胃止痛。用于脾胃虚寒，脘腹冷痛，食欲不振，胃脘闷痛。

【临床应用】 1. 胡椒辛热温运，善除胃肠冷气，下气行滞，有温中散寒之效。用治脾胃虚寒，脘腹冷痛、呕吐泄泻，常与高良姜、荜茇等同用，以增强温中散寒止痛作用。若受寒腹痛泄泻，也可单用研末置膏药中贴脐部。

2. 胡椒又能健胃止痛。现多用为调味品，少量使用，能增进食欲。故可用治胃脘疼痛，食欲不振者，单用研末吞服，或配入复方应用。

【用量用法】 2～4克，研粉吞服每次0.5～1克。外用适量。

小 结

温里药物，均能温里祛寒，适用于里寒病证。

附子、肉桂，均能补火助阳、温中散寒。同治肾阳不足的阳痿宫冷与阴寒内盛之脘腹冷痛。然附子为回阳救逆之要药，主治亡阳虚脱，且能通行十二经脉，善散风寒湿邪，可治风寒湿痹，以及阴寒水肿；肉桂还能散寒止痛，温通经脉，还可用治寒凝血瘀、胸痹心痛、经闭痛经、寒疝腹痛等证，又有鼓舞气血生长之功。

乌头具散风寒、逐冷湿、通痹止痛的作用，临床多用治风寒湿痹，心腹冷痛。

干姜功能温中散寒，回阳通脉。主治脾胃虚寒，腹痛吐泻，与附子同用，为治亡阳厥逆之要药，又能温肺化饮，用治寒饮喘咳。干姜炮用，还能温经止血，用治虚寒失血证。

吴茱萸功能散寒止痛、疏肝下气，兼能燥湿降逆，治厥阴头痛、脘腹冷痛、呕吐吞酸、寒疝腹痛以及寒湿脚气等证。

花椒功能温中止痛、燥湿杀虫。主治脘腹冷痛、虫积腹痛，以及湿疹瘙痒。椒目能行水平喘，可治水肿胀满、痰饮喘咳。

荜茇、荜澄茄均能温中散寒、下气止痛，同治脘腹冷痛、胃寒呕逆。然荜茇优于止痛，还可用治牙痛；荜澄茄能除膀胱冷气，可治寒疝腹痛、小便混浊。丁香温中降逆、温肾助阳，主治胃寒呕逆、阳痿阴冷；母丁香功近丁香，药力稍逊。

高良姜温中止痛，主治脘腹冷痛，呕吐泄泻。

小茴香散寒止痛、理气和胃。主治寒疝腹痛、脘腹胀痛，呕吐食少；大茴香功类小茴香，药力较弱，多做食物调味用。

胡椒温中散寒、健胃止痛，用治脘腹冷痛、食少呕吐泄泻，以及食欲不振、胃脘闷痛。

第八章 理 气 药

凡以疏畅气机，消除气滞，可使气行通顺为其主要作用的药物，称为理气药，又称行气药。其中作用强烈的称为破气药。

本类药物大多性温，味辛或苦，气芳香。以归脾、胃、肝、肺经为主，兼归大肠、膀胱等经。

理气药分别具有行气止痛、消胀除痞、疏肝解郁、顺气宽胸、破气散结、降逆止呕等作用。如结合归经而言，分别具有调脾气、和胃气、疏肝气、理肺气等不同功效。

理气药主要适用于气滞病证。偏于理脾和胃的行气药主要用于脾胃气滞所致的脘腹胀满、嗳气吞酸、恶心呕吐、便秘或腹泻等证；偏于疏肝气的行气药主要用于肝气郁滞所致的胁肋胀痛、胸闷不舒、疝气疼痛、月经不调、经闭癥瘕、乳房胀痛或结块等证；偏于理肺气的行气药主要用于肺气壅滞所致的胸膈胀闷、咳嗽气喘等证。但脏腑之间有着密切的关系，如肝失疏泄，每易导致脾胃气滞；脾失运化，聚湿生痰，也会影响肺气的宣降。又由于有的行气药兼归数经，故既能用于脾胃气滞，又能用于肺气壅滞或肝气郁滞之证。

使用本类药物，要针对病情，并根据药物的特长做出适宜的选择和配伍。如脾胃气滞，除选用行气健脾的药物外，若兼饮食停滞者，配消导药同用；脾胃虚弱者，配补中益气药同用。若兼有挟寒挟热的不同，又当配合温里、清热药同用。肝郁气滞所致诸证，根据不同情况分别配伍安神、平肝、活血祛瘀等药物同用。肺气壅滞之证常分别配伍宣肺化痰、止咳平喘药同用。

本类药物多辛温香燥，易耗气伤阴，故气虚阴亏者慎用。

橘 皮

《本 经》

为芸香科常绿小乔木橘 Citrus reticulata Blanco 及其同属多种植物的成熟果实之果皮。主产于广东、福建，四川、江苏、浙江、江西、湖南、云南等地亦产。秋季果实成熟时采收。晒干或低温干燥。以陈久者为佳，故又称为陈皮，生用。

【性味归经】 辛、苦，温。归脾、肺经。

【功效主治】 理气调中，燥湿化痰。用于脾胃气滞，脘腹胀满，恶心呕吐，痰湿咳嗽。

【临床应用】 1. 橘皮辛散苦降，芳香醒脾，具有理气运脾、调中快膈之功。用治脾胃气滞，脘腹胀满，常与木香、砂仁等同用。若湿阻中焦、脘腹痞闷、恶心呕吐、大便溏泄，又当配伍苍术、厚朴等药，如平胃散。若脾胃气虚，消化不良、食少便溏，常与人参、白术等同用，如异功散。若胃虚挟热，脘胀呕逆，又常与竹茹、生姜等同用，如橘皮竹茹汤。如肝气乘脾，胁痛脘痞、腹痛泄泻，又当配白术、防风等药，如痛泻要方。

2．橘皮辛温，能行能降，既能理气，又能燥湿。用治痰湿壅滞，肺失宣降，咳嗽痰多之证，常与茯苓、半夏等同用，如二陈汤。治寒痰咳嗽，多与干姜、细辛、五味子等同用。

【用量用法】　3～10克。

附药　橘核　橘络　橘叶　化橘红

橘核　为橘的种子。性味苦平。归肝经。功能理气散结止痛。用治疝气、睾丸肿痛、乳房结块等证。为治疗睾丸肿痛、寒疝腹痛的专药。用量3～10克。

橘络　为橘的中果皮与内果皮之间的纤维束群（俗称筋络）。性味甘苦平。归肝、肺经。功能通络化痰、活血行气。用治痰滞经络、久咳胸痛、痰中带血等证。用量3～5克。

橘叶　为橘树的叶。性味辛苦平。归肝经。功能疏肝理气、消肿散结。用于肝郁气滞、胁肋疼痛、乳痈肿痛、乳房结块及癥瘕等证。用量5～10克。

化橘红　为芸香科植物化州柚 Citrus grandis 'Tomenrosa' 或柚 Citrus grandis（L.）Osbeck 的未成熟或近成熟的干燥外层果皮。性味苦辛温。归肺、脾经。功能行气宽中、燥湿化痰。用治咳嗽痰多、食积不化、呕恶胸闷等证。用量3～10克。

青　皮

《本草图经》

为芸香科常绿小乔木植物橘 Citrus reticulata Blanco 及其同属多种植物的幼果或未成熟果实之果皮。主产于福建、浙江、四川等地。夏秋间采摘未成熟幼果，洗净，晒干。较大者用沸水烫过后，十字形剖开，除去瓤肉，晒干。生用或醋拌炒用。

【性味归经】　苦、辛，温。归肝、胆、胃经。

【功效主治】　疏肝破气，散结消滞。用于胸胁胀痛，乳房结块，疝气疼痛，食积不化，脘腹胀痛，癥瘕积聚，久疟痞块。

【临床应用】　1．青皮辛散温通力大，苦泄力强，气味峻烈，其性沉降下行，为疏肝破气、散结止痛之良药。用治肝郁气滞，胸胁胀痛，常与柴胡、香附等同用。若乳房胀痛或结块，常与穿山甲、青橘叶等同用。若乳痈初起，又常与蒲公英、金银花等同用。治寒滞肝脉，疝气疼痛，当配小茴香、乌药等，如天台乌药散。

2．青皮兼入胃经，又有较强的消积化滞作用。故可用于饮食积滞，脘腹胀痛、嗳气吞酸，常与山楂、神曲等同用，如青皮丸。

此外，取其破气之功，还可用于气滞血瘀所致癥瘕积聚、久疟痞块等证，常与三棱、莪术等活血化瘀药配伍。

【用量用法】　3～10。醋制可增强止痛作用。

【使用注意】　易损正气，气虚者慎用。

枳　实

《本经》

为芸香科常绿小乔木酸橙 Citrus aurantium L. 及其栽培变种或甜橙 C. sinensis Osbeck 的未成熟果实。主产于四川、湖南、江西、福建、江苏等地。5～6月收集自落的果实，除去杂质，自中部横切为两半，晒干或低温干燥，较小者直接晒干或低温干燥。生用或麸炒用。

【性味归经】　苦、辛，微寒。归脾、胃、大肠经。

【功效主治】　破气消积，化痰除痞。用于食积停滞，腹痛便秘，泻痢后重，痰阻胸痞，胸痹结胸，子宫脱垂，胃下垂，脱肛。

【临床应用】　1．枳实辛散苦降，行气力强，能破气除胀、消积导滞，为治脾胃气滞实证之要药。用治食积不化，脘腹胀满，常与神曲、麦芽等同用。若为脾虚食滞，脘腹痞满者，可配伍白术，即枳术丸。若热结便秘，腹满胀痛，常与大黄、厚朴同用，即小承气汤。治湿热积滞，泻痢后重，又常与黄芩、黄连等同用，如枳实导滞丸。

2．枳实又能行气消痰，以通痞塞。用治痰浊内阻，胸阳不振所致胸痹证，常与薤白、桂枝等同用，如枳实薤白桂枝汤。若痰热结胸，胸脘痞满疼痛者，又当与黄连、瓜蒌等同用，如小陷胸加枳实汤。用治心下痞满，食欲不振，可配厚朴、白术等药，如枳实消痞丸。

此外，还可用治子宫脱垂、胃下垂、脱肛等证，常与黄芪、升麻等同用。

【用量用法】　3～10克，大量可用至30克。炒制后作用较和缓。

【使用注意】　脾胃虚弱及孕妇慎用。

【附注】　据本草考证，今之枳壳即古代枳实。

附药　枳壳

为芸香科常绿小乔木酸橙及其栽培变种的接近成熟果实。生用或麸炒用。性味、归经、功效及用量与枳实同，但作用较缓和，以行气宽中除胀为主。主要用于胸腹气滞，痞满胀痛。

佛　手

《本草图经》

为芸香科常绿小乔木或灌木植物佛手 Citrus medica L. var. sarcodactylis Swingle 的果实。主产于广东、福建、云南、四川、浙江等地。于10～12月果实成熟时采摘。切片晒干。生用。

【性味归经】　辛、苦，温。归肝、脾、胃、肺经。

【功效主治】　疏肝理气，和胃止痛，燥湿化痰。用于胁痛胸闷，脘腹胀满，咳嗽痰多。

【临床应用】　1．佛手辛散温通，能入肝经而疏肝解郁、行气止痛。用治肝郁气滞、胁肋胀痛，胸脘痞闷，常与香附、郁金等同用。

2．佛手能入脾胃而醒脾和胃。用治脾胃气滞，脘腹胀满、胃痛纳呆，常与木香、枳壳等同用。

3．佛手燥湿化痰作用较为缓和，常用治咳嗽痰多、胸闷胁痛，可与瓜蒌皮、郁金等药同用。

【用量用法】　3～10克。

附药　香橼

为芸香科常绿小乔木枸橼 Citrus medica L. 或香橼 C. wilsonii Tanaka 的果实。性味、归经、功效和应用与佛手相似，唯化痰之功稍胜。用量同佛手。

木 香

《本 经》

为菊科多年生草本植物云木香 Aucklandia lappa Decne. 或川木香 Vladimiria souliei (Franch.) Ling 的根。云木香主产于云南、广西，川木香主产于四川、西藏等地，产于印度、缅甸者称广木香。秋冬二季采挖。除去泥沙及须根，切段，大的再纵剖成瓣，干燥后撞去粗皮。生用或煨用。

【性味归经】 辛、苦，温。归脾、胃、大肠、胆经。

【功效主治】 行气止痛，调中宣滞。用于脘腹胀痛，泻痢后重，脾虚食少，胁痛，黄疸。

【临床应用】 1. 木香辛散温通苦泄，气味芳香，长于调中宣滞、行气止痛。用治脾胃气滞，脘腹胀痛、食欲不振，常与砂仁、陈皮等同用。用治湿热泻痢，常与黄连同用，即香连丸。若积滞内停，脘腹痞满胀痛、大便秘结者，又常与槟榔、青皮等同用，如木香槟榔丸。

2. 木香既能行气止痛，又能调中进食。故常用治脾胃气虚，运化无力，呕恶食少，多与党参、白术等药同用，如香砂六君子汤。

3. 木香能调中宣滞、行气止痛。故还可用治脾失运化，肝失疏泄，湿热郁蒸所致的胁肋疼痛、黄疸尿赤，常与郁金、大黄、茵陈等同用。

现代临床用治胆石症、胆绞痛，亦有一定疗效。

【用量用法】 3～10克。生用行气力强，煨用行气力缓而功偏止泻。

香 附

《别 录》

为莎草科多年生草本植物莎草 Cyperus rotundus L. 的根茎。主产于广东、湖南、河南、四川、浙江、山东等地。秋季采挖。燎去毛须，置沸水中略煮或蒸透后晒干，或燎后直接晒干。生用、醋炒或炒炭用。

【性味归经】 辛、微苦、微甘，平。归肝、三焦经。

【功效主治】 疏肝理气，调经止痛。用于胁肋疼痛，脘腹胀痛，疝气疼痛，月经不调，乳房胀痛。

【临床应用】 1. 香附味辛能疏散肝气之郁结，味苦能降泄肝气之横逆，味甘能缓肝之急，为疏肝理气解郁、通调三焦气滞之良药。用治肝郁气滞，胁肋疼痛，常与柴胡、川芎等同用，如柴胡疏肝散。用治寒凝气滞，胃脘疼痛，常与高良姜同用，即良附丸。用治寒疝腹痛，又常与小茴香、乌药等同用。

2. 香附长于疏肝解郁，为调经止痛之要药。用治肝郁气滞，月经不调、经行腹痛，常与当归、白芍等同用。用治乳房结块、经前胀痛，又常与柴胡、瓜蒌等同用。

【用量用法】 6～12克。醋制可增强止痛作用。

乌 药

《本草拾遗》

为樟科灌木或小乔木植物乌药 Lindera aggregata（Sims）Kosterm. 的根块。主产于湖南、浙江、安徽、江西、陕西等地。全年均可采挖。除去细根和杂质，刮去外皮，切薄片，晒干。生用或麸炒用。

【性味归经】 辛，温。归肺、脾、肾、膀胱经。

【功效主治】 行气止痛，温肾散寒。用于胸腹胀痛，寒疝腹痛，经行腹痛，遗尿尿频，小儿疳积。

【临床应用】 1. 乌药辛温香窜，善于疏通气机、散寒止痛。故一切寒郁气滞之证均可应用。用治寒郁气滞之胸闷、胁痛，可与瓜蒌、郁金等同用；用治寒凝气滞，脘腹胀痛，常与木香、吴茱萸等同用。若寒疝腹痛，常与小茴香、青皮等同用，如天台乌药散。若经行腹痛，又常与香附、当归等同用，如乌药汤。

2. 乌药还能温肾散寒，除膀胱之冷气。用治肾阳不足，膀胱虚冷所致小便频数、小儿遗尿等证，常与益智仁、山药同用，如缩泉丸。

此外，本品还可用于小儿疳积，常配伍鸡内金、青黛等药。

【用量用法】 3～10克。

沉 香

《别 录》

为瑞香科常绿乔木植物沉香 Aquilaria agallocha Roxb．及白木香 A．sinensis（Lour．）Gilg 含有黑色树脂的木材。沉香主产于东南亚、印度等地；白木香主产于广东、广西、台湾等地。采取含有树脂的木部和根部，阴干。锉末或磨粉服。

【性味归经】 辛、苦，微温。归脾、胃、肾经。

【功效主治】 行气止痛，温中止呕，温肾纳气。用于胸腹胀痛，呕吐呃逆，肾虚喘促。

【临床应用】 1. 沉香辛散温通，其气芳香，善除胸腹阴寒，行气止痛之功颇佳。如用治寒凝气滞，胸腹胀闷疼痛，常与乌药、槟榔、木香同用，即沉香四磨汤。若脾胃虚寒积冷，脘腹胁肋胀痛，常与附子、肉桂等同用，如沉香桂附丸。

2. 沉香具有温中散寒，降逆止呕之功。用治脾胃虚寒所致呕吐、呃逆，常与丁香、柿蒂等药同用。

3. 沉香又能温肾纳气，降逆平喘。用治下元虚冷，肾不纳气之虚喘，常与附子、肉桂、补骨脂同用。用治上盛下虚，痰涎壅盛、咳嗽气喘，常与苏子、厚朴等同用，如苏子降气汤。

【用量用法】 1～3克。入煎剂宜后下，或研末冲服及原药磨汁服。

川 楝 子

《本 经》

为楝科落叶乔木植物川楝 Melia toosendan Sieb．et Zucc．的成熟果实。南方各地均产，以四川产者为佳。冬季果实成熟时采收，除去杂质，晒干。用时捣碎，生用或麸炒用。

【性味归经】 苦，寒。有小毒。归肝、胃、小肠、膀胱经。

【功效主治】 行气止痛，杀虫。用于胁肋疼痛，脘腹疼痛，疝气疼痛，虫积腹痛，头癣。

【临床应用】 1．川楝子苦寒性降，入肝经以疏泄肝热，有清热行气止痛之功。故常用于肝气郁滞或肝胃不和所致之胁肋疼痛、脘腹疼痛及疝气疼痛属于热证者，每与延胡索同用，即金铃子散。若寒疝腹痛，则需配小茴香、吴茱萸等药，如导气汤。

2．川楝子既能杀虫，又能止痛。用治虫积腹痛，常与槟榔、使君子等驱虫药同用。

此外，本品外用还能治疗头癣，可单用。

【用量用法】 3~10克。外用适量。

【使用注意】 本品有毒，不宜持续及过量服用。

荔 枝 核

《本草衍义》

为无患子科常绿乔木植物荔枝树 Litchi chinensis Sonn. 的成熟种子。主产于福建、广东、广西等地。夏季果实成熟时采摘。除去果皮及肉质假种皮，洗净，晒干。用时捣碎，或盐水炒用。

【性味归经】 甘、涩，温。归肝、胃经。

【功效主治】 行气散结，祛寒止痛。用于寒疝腹痛，睾丸肿痛，胃脘疼痛，经前腹痛。

【临床应用】 1．荔枝核入肝经，能行散肝经滞气，性温能祛除寒邪，又有止痛之功。善治寒滞肝脉，肝气郁结所致各种疼痛证。用治寒疝腹痛，常与小茴香、吴茱萸等同用，如疝气内消丸。若证属肝经实火，湿热下注，见睾丸红肿热痛者，又当与龙胆草、川楝子等药同用。

2．荔枝核既能疏肝理气，又能温散行滞。故可用治肝气郁结，肝胃不和所致胃脘疼痛反复发作者，常与木香同用，即荔香散。用治妇女气滞血瘀所致的经前腹痛或产后腹痛，又常与香附同用，即蠲痛散。

【用量用法】 10~15克。

薤 白

《本 经》

为百合科多年生草本植物小根蒜 Allium macrostemon Bge. 和薤 A. Chinense C. Don. 的地下鳞茎。我国大部地区均有分布，以江苏、浙江产者为佳。夏季采挖。去苗。洗净，除去须根，蒸透或在沸水中烫过，晒干。生用。

【性味归经】 辛、苦，温。归肺、胃、大肠经。

【功效主治】 通阳散结，行气导滞。用于胸痹胸痛。泻痢后重。

【临床应用】 1．薤白辛散苦降，温通滑利，能散阴寒之凝滞，通胸阳之壅结，为治胸痹之要药。故可用于寒凝湿滞，胸阳不振所致胸痹证，常与瓜蒌、桂枝、半夏等同用，如瓜蒌薤白半夏汤、枳实薤白桂枝汤、瓜蒌薤白白酒汤；若胸痹兼有血瘀者，可与丹参、川芎等活血化瘀药同用。若胸部外伤疼痛者，又常与赤芍、三七等药同用。

2．薤白善通大肠之气滞。用于胃肠气滞，下痢后重，常与柴胡、白芍等同用。若湿热泻痢，又常与黄芩、黄连等清热燥湿药同用。

【用量用法】 5~10克。

檀 香

《别 录》

为檀香科常绿小乔木植物檀香 Santalum album L. 的木质心材。主产于广东、云南、台湾等地。四季均可采伐,以夏季采伐者为佳。水洗后镑成片,或劈碎后入药。生用。

【性味归经】 辛,温。归脾、胃、肺经。

【功效主治】 行气调中,散寒止痛。用于寒凝气滞,胸腹疼痛。

【临床应用】 檀香辛散温通而芳香,善调脾气、理肺气、利胸膈。故可用治寒凝气滞所致胸腹冷痛,常与砂仁、沉香等同用;若胸腹疼痛属气滞血瘀者,又常与丹参、砂仁等药同用。

【用量用法】 1~3克。

柿 蒂

《别 录》

为柿树科落叶乔木植物柿树 Diospyros kaki L. f. 果实上的宿存花萼。主产于广东、福建、山东、河南等地。冬季收集成熟柿子的果蒂,去柄,洗净,晒干。生用。

【性味归经】 苦、涩,平。归胃经。

【功效主治】 降逆止呃。用于呃逆。

【临床应用】 柿蒂性平苦降,善降逆气,为止呃要药,可用治多种呃逆证。胃寒呃逆者,常与丁香、生姜同用,即柿蒂汤;胃热呃逆者,常与芦根、竹茹同用;虚寒呃逆者,又当配人参、丁香等药;若属痰湿内阻而致呃逆者,每与半夏、陈皮同用。

【用量用法】 6~12克。

甘 松

《开宝本草》

为败酱科多年生草本植物甘松 Nardostachys chinensis Batal.、匙叶甘松 N. jatamansiDC. 的根茎及根。主产于四川、甘肃、青海等地。春秋皆可采收,以秋采者为佳。采挖后去净泥沙,除去残茎及须根,阴干,切段入药。

【性味归经】 辛、甘,温。归脾、胃经。

【功效主治】 行气止痛,开郁醒脾。用于脘腹胀痛,不思饮食,脚气浮肿。

【临床应用】 甘松味辛而不燥,味甘而不滞,性温而不热,善开脾郁,行气而止痛。故可用治思虑伤脾或寒郁气滞所致胸闷不舒、脘腹胀痛、不思饮食,常与木香、砂仁等同用。若脾胃虚寒,胃脘疼痛,又常与肉桂、丁香等同用。

此外,甘松外用还有收湿拔毒之功,可治脚气浮肿,常与荷叶、藁本同用,煎汤外洗。

又本品单用泡汤漱口,可治牙痛。

【用量用法】 3~6克。外用适量。

【使用注意】 气虚血热者慎用。

九 香 虫

《本草纲目》

为蝽科昆虫九香虫 Aspongopus chinensis Dallas. 的干燥全虫。主产于四川、云南、贵州、广西等地。冬、春二季捕捉。捕得后放罐内，加酒，盖紧，将其闷死，或置沸水中烫死，取出晒干或烘干，或用文火微炒用。

【性味归经】 咸，温。归脾、肝、肾经。

【功效主治】 行气止痛，温肾助阳。用于胁痛脘闷，腰痛，阳痿。

【临床应用】 1．九香虫善利膈间滞气，行气止痛之功颇佳。用治肝郁气滞，胸胁胀闷及肝气犯胃，胃脘疼痛，常与延胡索、木香等药同用。

2．九香虫又有温肾助阳之功。用治肾虚腰痛，常与杜仲同用。用治肾虚阳痿，常与淫羊藿、巴戟天等同用。

【用量用法】 3~6克。

小　　结

理气药物，功能调理气分、疏畅气机，主治气滞、气逆引起的多种病证。

橘皮、青皮、枳实、枳壳、佛手、香橼，皆来自近缘植物，同为理气之品。然橘皮功能理气调中、燥湿化痰，凡脾胃气滞，脘腹胀痛、痰湿壅滞、咳嗽痰多者均可应用；青皮主疏肝破气、消积化滞，可治肝郁胁痛、乳房胀痛、疝气作痛以及食积不化，脘腹胀痛；枳实、枳壳功效相似，然枳实性烈，枳壳性缓，所以破气消积、导滞通便多用枳实，行气宽中、除胀消痞多用枳壳；佛手、香橼均能疏肝理气，和胃止痛，燥湿化痰，同治肝胃不和，胸胁脘腹胀痛、咳嗽痰多。然佛手长于醒脾开胃，还可用治消化不良、呕吐食少；香橼理气化痰，作用较强，痰饮咳嗽、胸膈不利应用较多。

木香、香附、乌药均能理气止痛，用治胸胁脘腹胀痛。然木香善调脾胃气滞，多用于气滞食积，不思饮食、胸腹胀痛、呕吐呃逆、泻痢后重；香附偏调肝郁气滞，兼能调经，善治肝郁胁痛，月经不调；乌药兼能温肾散寒，还可用治寒疝、遗尿、少腹冷痛。

沉香、檀香均能温中散寒、行气止痛，同治寒凝气滞，胸腹胀痛。然沉香尚能降逆止呕、纳肾平喘，可治呃逆呕吐、肾虚喘促；檀香善调脾肺之气，以利胸膈，可治胸痹心痛。

川楝子、荔枝核均能行气止痛。主治脘腹疼痛、疝气腹痛、睾丸肿痛。然川楝子兼能疏肝、杀虫，尚可用治肝气郁滞的胁肋胀痛、虫积腹痛；荔枝核兼能祛寒散滞，可用治经前产后的气滞血瘀腹痛。

薤白通阳散结、行气导滞，为治胸痹要药，兼治泻痢后重。

柿蒂降逆止呃，为治呃逆之专药，无论寒热虚实，均可配用。

甘松、九香虫均能行气止痛，主治肝气犯胃，脘腹胀痛。然甘松兼能开郁健脾，兼治思虑伤脾，不思饮食；九香虫兼能温肾助阳，用治肾虚阳痿，腰痛。

第九章　消　食　药

凡以消食、开胃、化积为其主要作用的药物，称为消食药。

本类药物大多味甘，性平或温，少数为辛甘或酸甘。主归脾、胃二经。

消食药以消食化积、开胃和中为其主要作用，个别药物尚有健脾之功。适用于食积不消、宿食停留所致的脘腹胀满、嗳气吞酸、恶心呕吐、大便失常，以及脾胃虚弱，不思饮食、消化不良等证。

临床使用本类药物，还要根据病情，适当配伍其它药物。如饮食积滞兼有气机阻塞者，当与行气药同用，以增强消食化滞的作用；若湿阻中焦，食积内停者，又当与芳香化湿药同用，以化湿开胃；若脾胃虚弱，运化无力者，不可单纯使用消食药，常与健脾和胃药同用，以标本兼顾，补消结合。此外，若食积化热者，可与清热药同用；大便秘结者，可和泻下药同用。

本类药物，多能耗气，故纯虚无实者，则应慎用。

山　楂

《新修本草》

为蔷薇科落叶灌木或小乔木植物山里红 Crataegus pinnatifida Bge. var major N. E. Br. 或山楂 C. pinnatifida Bge. 或野山楂 C. cuneata Sieb. et Zucc. 的干燥成熟果实。前二种习称"北山楂"，后一种习称"南山楂"。我国大部地区均有分布。秋季果实成熟时采收。晒干、生用或炒用。

【性味归经】　酸、甘，微温。归脾、胃、肝经。

【功效主治】　消食化积，活血散瘀。用于肉食积滞，腹痛泄泻，产后瘀阻，疝气疼痛。

【临床应用】　1．山楂功擅健脾消食，为消除油腻肉食积滞之要药。用治肉食积滞，脘腹胀痛，单用本品煎服即可，也可配神曲、麦芽、槟榔等药。若食积不化，脘腹胀痛者，常与神曲、枳壳等药同用，以增强消食化积、行气导滞之功。若食积停留，腹痛泄泻，可单用山楂炭煎服，有消食止泻之效。

2．山楂还有活血散瘀消肿之功。用治产后瘀阻腹痛、恶露不尽，可单用煎服，亦可与当归、益母草等同用。用治疝气偏坠胀痛，又常与小茴香、荔枝核等同用。

现代临床单用本品治疗冠心病、高血压病、高血脂症、细菌性痢疾等，均有较好的疗效。

【用量用法】　9～12克，大剂量30克。消食多炒用，止泻、化瘀多炒炭用。

神　曲

《药性论》

为面粉和其他药物混合后经发酵而成的加工品。原主产福建，现各地均能生产。其制法是以面粉或麸皮与杏仁泥、赤小豆粉，以及鲜青蒿、鲜苍耳、鲜辣蓼自然汁，混合拌匀，使不干不湿，做成小块，放入筐内，复以麻叶或楮叶，保温发酵一周，长出黄色菌丝时取出，切成小块，晒干。生用或炒用。

【性味归经】　甘、辛，温。归脾、胃经。

【功效主治】　消食和胃。用于食积不化，肠鸣腹泻。

【临床应用】　神曲其味辛甘，有健脾和胃消积之功。用治食积不化、脘腹胀满、不思饮食，常与山楂、麦芽同用。用治脾虚食积，肠鸣腹泻，又常与白术、枳实等同用。

此外，本品略兼解表之功，故外感食滞者用之尤宜。又丸剂中如有金石类药品而难以消化吸收者，可用神曲糊丸以助消化。

【用量用法】　6～15克。

麦　芽

《别　录》

为禾本科一年生草本植物大麦 Hordeum vulgare L. 的成熟果实经发芽干燥而成。全国各地均产。将麦粒用水浸泡后，捞起篓装或布包，保持适宜温、湿度，待胚芽长至约 0.5 厘米时，干燥后即可入药。生用或炒用。

【性味归经】　甘，平。归脾、胃、肝经。

【功效主治】　消食健胃，回乳消胀。用于食积不消，脘腹胀闷，乳汁郁积，乳房胀痛。

【临床应用】　1. 麦芽既能健脾和胃，又能消食导滞，善消面食积滞。用治食积不消，脘腹胀闷，常与山楂、神曲等同用。若脾胃虚弱，食欲不振，常与白术、人参等同用。若小儿乳食停滞，可单用本品研末服，即麦芽粉。

2. 麦芽又有退乳消胀之功。用治断乳或乳汁郁积所致的乳房胀痛，可单用麦芽 30～60 克，煎汁分服。

此外，麦芽又能疏肝，用于肝郁气滞或肝脾不和之证，常与川楝子、青皮等同用。

【用量用法】　10～15克，大剂量30～60克。

【使用注意】　哺乳期妇女忌用，以免乳汁减少。

谷　芽

《本草纲目》

为禾本科一年生草本植物稻 Oryza sativa L. 或粟 Setaria italica（L.）Beauv. 的成熟果实发芽晒干而成。我国各地均产。随时皆可制备，制法如麦芽。生用或炒用。

【性味归经】　甘，平。归脾、胃经。

【功效主治】　消食和中，健脾开胃。用于食积不化，脾虚食少。

【临床应用】 谷芽能消食和中，作用和缓，善消谷食积滞，兼能健脾开胃，略有补益之功。用治食积不化，脘腹胀痛，常与麦芽、山楂、莱菔子同用。用治脾胃气虚，食欲不振，又常与炒白术、砂仁等同用。

【用量用法】 10～15 克。炒谷芽偏于消食，焦谷芽善化积滞。

莱 菔 子

《日华子本草》

为十字花科一年生或越年生草本植物萝卜 Raphanus sativus L. 的种子。我国各地均有栽培。初夏采收成熟种子。晒干。生用或炒用。

【性味归经】 辛、甘，平。归脾、胃、肺经。

【功效主治】 消食除胀，降气化痰。用于食积腹胀，泻痢后重，痰壅咳喘。

【临床应用】 1. 莱菔子味辛能行，长于行气消胀，善消面食积滞。用治食积气滞，脘腹胀满、嗳气吞酸，常与山楂、橘皮等同用，如保和丸。若腹痛泻痢后重，又可配白芍、木香等药。

2. 莱菔子又能降气化痰、止咳平喘。用治痰涎壅盛、气逆喘咳属于实证者，常与白芥子、苏子同用，即三子养亲汤。

【用量用法】 6～10 克。

【使用注意】 气虚患者慎用，一般不与人参同用。

鸡 内 金

《本 经》

为雉科动物鸡 Gallus gallus domesticus Brisson 的砂囊角质内壁。剥离后，洗净晒干。研末生用或炒用。

【性味归经】 甘，平。归脾、胃、小肠、膀胱经。

【功效主治】 健胃消食，固精止遗。用于食积不化，小儿疳积，遗尿遗精，石淋。

【临床应用】 1. 鸡内金健运脾胃、消积化滞，为作用较强的消食药，适用于一切食积停滞之证。若食积不化属轻证者，可单味研末服用。若脘腹胀满、呕吐泻痢者，常与山楂、神曲等同用。若脾胃虚弱，食欲不振者，常与党参、白术等同用。若小儿疳积，消化不良者，又常与使君子、胡黄连等药同用。

2. 鸡内金又有缩尿、固精、止遗的作用。用治遗尿尿频，常与桑螵蛸、牡蛎等同用。用治肾虚遗精，常与芡实、莲子等同用。

此外，本品还有化石通淋之功，可用于石淋、砂淋。

【用量用法】 3～10 克。研末服，每次 1.5～3 克。

小 结

消食药物，具有消食化积、开胃和中的作用，主治食积不消，脘腹胀痛，或脾胃虚弱，食欲不振等证。

山楂、神曲、麦芽、谷芽均为消食化积之要品，同治食积不消之证。然山楂擅长消除油腻肉食积滞，兼有活血散瘀之效，尚可治产后瘀阻、疝气疼痛；神曲有健脾和胃之效，尤适于脾虚食积之证，又可促进金石类药物的消化吸收；麦芽善消面食，兼有回乳消胀之效，还可用治断乳后乳汁郁滞，乳房胀痛；谷芽功类麦芽，功擅消谷食积滞，多作健胃消食之用。

　　莱菔子消食长于行气除胀，善治面食积滞、脘腹胀满，又有降气化痰之效，还可用治痰壅喘咳。鸡内金健胃消食化积作用最强，适用于一切食积停滞之证，又能固精止遗、化石通淋，还可用治遗尿、遗精、砂淋、石淋等证。

第十章 驱 虫 药

凡以驱除或杀灭人体肠道寄生虫为主要作用的药物，称为驱虫药。

本类药物大多味苦，少数味甘或辛。个别药物具有毒性。以归脾、胃、大肠经为主，有的药物兼归肝经。

驱虫药能麻痹、分解虫体或刺激虫体促使其排出体外，起到驱虫作用。主要用于肠道寄生虫病，如蛔虫病、蛲虫病、绦虫病、姜片虫病及血吸虫病等。病人常见食欲不振，或善饥多食，或喜食异物、呕吐涎沫、腹痛时作，或肛门瘙痒，甚则面色萎黄、形体消瘦。也有一部分患者症状较轻，无明显证候，只是在检查大便时才被发现，也当用驱虫药，从根本上治疗。

应用驱虫药时，可根据寄生虫的种类及患者的体质强弱而选用适宜的驱虫药，并根据患者的不同兼证而进行适当的配伍，方能增强驱虫效果。如大便秘结者，当配伍泻下药，以利于虫体的排出；兼有积滞者，可与消食药同用；脾胃虚弱者，又应配伍健脾和胃药；对体虚患者，应攻补兼施，或先补后攻。

驱虫药一般应在空腹时服用，使药力较易作用于虫体，以收驱虫之效；在发热或腹痛剧烈时，暂时不宜使用驱虫药，待疼痛缓解后再行驱虫；部分药物毒副作用较大，应用时要注意用量及用法，以免损伤正气，孕妇及老弱患者也均当慎用；使用驱虫药获效后，注意养胃气以善后调理。

使 君 子

《开宝本草》

为使君子科落叶藤本状灌木植物使君子 Quisqualis indica L. 的成熟果实。主产于四川、广东、广西、云南等地。9～10月果皮变紫黑时采收。晒干。去壳，取种仁生用或炒香用，亦可连壳打碎用。

【性味归经】 甘，温。归脾、胃经。

【功效主治】 杀虫消积。用于虫积腹痛，小儿疳积。

【临床应用】 1. 使君子味甘气香，善于驱蛔虫、蛲虫，尤其适用于小儿蛔虫病和蛲虫病。用治虫积腹痛症轻者，可单用本品炒香嚼服；症重者，可与苦楝皮、芜荑等同用，如使君子散。用治蛲虫病，常与大黄同用，研粉服。

2. 使君子温而不燥，既能杀蛔虫，又能消积滞，还可扶脾胃。用治小儿疳积、形瘦腹大、面色萎黄，常与神曲、麦芽、槟榔等同用，如肥儿丸。若兼脾胃虚弱者，可与党参、白术等健脾益气之品同用。

【用量用法】 成人入煎剂5～10克；小儿每岁1粒，每日总量不超过20粒，空腹连服

2~3 天，去壳取仁炒香嚼服。

【使用注意】 大量服用可致呃逆、眩晕、呕吐、腹泻等胃肠反应，当注意。又服用时应忌服热茶。

苦 楝 皮
《别 录》

为楝科乔木植物楝 M．azedarach L．或川楝 Melia toosendan Sieb．et Eucc．的根皮或树皮。全国大部地区均有分布。全年可采，但以春、秋两季采收为宜。刮去栓皮，洗净晒干。鲜用或干品切片用。

【性味归经】 苦，寒。有毒。归脾、胃、肝经。

【功效主治】 杀虫，清热解毒。用于虫积腹痛，疥癣湿疮。

【临床应用】 1. 苦楝皮驱杀肠道寄生虫作用显著，尤为驱杀蛔虫之良药。用治虫积腹痛，可单用煎水熬膏服，亦可与槟榔同用煎服，能增强杀虫之力。用治蛲虫病，常与苦参、蛇床子同用。

2. 苦楝皮既能清热燥湿，又能杀虫止痒。用治湿热蕴结，疥癣湿疮，常单用研粉，用醋或猪脂调涂；亦可加凡士林油调成苦楝皮油膏外擦。

【用量用法】 6~15 克，鲜品 15~20 克。外用适量。

【使用注意】 本品有毒，且有蓄积作用，故不宜持续和过量服用。

槟 榔
《别 录》

为棕榈科常绿乔木植物槟榔 Areca catechu L．的干燥成熟种子。主产于广东、海南、福建、云南等地。春末至初秋采集成熟果实。用水煮后，晒干，除去果皮，取出种子，浸透切片。生用。

【性味归经】 苦、辛，温。归胃、大肠经。

【功效主治】 杀虫消积，行气导滞，利水消肿。用于虫积腹痛，食积腹胀，泻痢后重，水肿，脚气，疟疾。

【临床应用】 1. 槟榔辛散苦泄温通，广泛用于驱杀绦虫、蛔虫、蛲虫、钩虫等多种肠道寄生虫，其中对绦虫病疗效最佳，且以驱杀猪肉绦虫尤为有效。由于槟榔兼有泻下作用，更有助于虫体排出。用治绦虫病，可与南瓜子同用，以提高驱绦药效。用治蛔虫、蛲虫病，可与使君子、苦楝皮等同用，如化虫丸。

2. 槟榔又有消积导滞，破气除胀之功。用治食积气滞、泻痢后重，常与木香、青皮等同用，如木香槟榔丸。

3. 槟榔有利水消肿功效，用治水肿实证、二便不通，常与商陆、木通等同用，如疏凿饮子。用治寒湿脚气，又常与木瓜、吴茱萸等同用，如鸡鸣散。

此外，槟榔兼有截疟之效。用治疟疾，常与常山同用，既能增效，又能减轻常山所引起的恶心呕吐等副作用。

【用量用法】 6~15 克。单用驱绦虫、姜片虫时，用量 6~12 克。

【使用注意】 脾虚便溏者不宜使用。

附药 大腹皮

为槟榔的果皮。性味辛，微温。归脾、胃、大肠、小肠经。功能下气宽中、利水消肿。用治湿阻气滞，脘腹痞闷胀满、大便不爽及水肿、脚气等证。用量 3~10 克。

南 瓜 子

《现代实用中药》

为葫芦科植物南瓜 Cucurbita moschata Duch. 的种子。各地均有栽培。夏秋间果实成熟时采收，取子洗净晒干，研末生用，新鲜者良。

【性味归经】 甘，平。归胃、大肠经。

【功效主治】 杀虫。用于虫积腹痛，血吸虫病。

【临床应用】 南瓜子有驱杀绦虫的功效。用治绦虫病，常与槟榔同用，可增强疗效。其法先用生南瓜子 60~120 克，连壳研粉，冷开水调服，2 小时后再用槟榔 60~120 克煎服，再过半小时用开水冲服芒硝 15 克，促使泻下通便，以利于虫体排出。也可用南瓜子、石榴皮各 30 克，日服 3 次，连服 2 日，亦效。

此外，南瓜子尚可用于血吸虫病。

【用量用法】 60~120 克。连壳或去壳后研细粉开水调服，或水煎服。

雷 丸

《本 经》

为多孔菌科真菌雷丸 Omphalia lapidescens Schroet. 的干燥菌核。主产于四川、贵州、云南、湖北等地。秋季采挖。洗净，晒干。入丸、散剂。

【性味归经】 微苦，寒。有小毒。归胃、大肠经。

【功效主治】 杀虫。用于虫积腹痛。

【临床应用】 雷丸有杀虫作用，且以驱绦虫为佳，单用研末吞服，每次 20g，日服 3 次，多数病例虫体在第 2~3 日全部或分段排下。驱钩虫、蛔虫常与槟榔、牵牛子、苦楝皮等配伍，如追虫丸。治疗蛲虫病，可与大黄、牵牛子共用。

本品亦可用治脑囊虫病，常与半夏、茯苓等同用。

【用量用法】 6~15 克。不宜入煎剂，多研粉服用。用驱绦虫，每次服粉剂 12~18 克，日服三次，用冷开水调，饭后服，连服 3 天。

鹤 虱

《新修本草》

为菊科多年生草本植物天名精 Carpesium abrotanoides L. 或伞形科二年生草本植物野胡萝卜 Daucus carota L. 的干燥成熟果实。天名精主产于华北各地，称北鹤虱，为本草书籍所记的正品；野胡萝卜主产于浙江、安徽、湖南、四川、江苏等地，称南鹤虱。秋季果实成熟时采收。晒干。生用或炒用。

【性味归经】 苦、辛，平。有小毒。归脾、胃经。

【功效主治】　杀虫消积。用于虫积腹痛。

【临床应用】　鹤虱对蛔虫、蛲虫、钩虫及绦虫均有一定的杀灭作用。用治虫积腹痛，常与川楝子、槟榔等同用。用治钩虫病，可用本品制成浓煎液，加少量白糖调服。

【用量用法】　3～10克。

榧　子

《别　录》

为红豆杉科乔木植物榧树 Torreya grandis Fort. 的干燥成熟种子。主产于浙江、福建、安徽、湖北、江苏等地。秋季种子成熟时采收，除去肉质假种皮，洗净，晒干。生用或炒用。

【性味归经】　甘，平。归肺、胃、大肠经。

【功效主治】　杀虫消积，润肠通便。用于虫积腹痛，肠燥便秘，肺燥咳嗽。

【临床应用】　1. 榧子杀虫消积而不伤脾胃，是一味安全有效的驱虫药。对钩虫、绦虫、蛔虫均有驱杀作用，尤以驱钩虫效果最好。用治钩虫病，可单用，亦可配伍贯众、槟榔等药。用治绦虫病，常与槟榔、南瓜子同用。用治蛔虫病，又常与使君子、苦楝皮等药同用。因本品兼有缓泻作用，有利于虫体排出，故不需服用泻药。还用治丝虫病，本品对微丝蚴有一定杀灭作用。可以榧子肉与血余炭调蜜为丸服，4天为一疗程，经1～2个疗程，常使微丝蚴检查转阴。

2. 榧子甘润平和，用治肠燥便秘，常与火麻仁、瓜蒌仁等润肠通便药同用。

此外，尚有止咳作用，可治肺燥咳嗽之症。

【用量用法】　9～15克。宜炒熟嚼食，或入丸散剂。

芜　荑

《本　经》

为榆科落叶小乔木或灌木植物大果榆 Ulmus macrocarpa Hance 果实的加工品。主产于河北、山西等地。夏季果实成熟时采收。晒干，搓去膜翅，取出种子，浸入水中，待发酵后加入榆树皮粉、红土、菊花末，温开水调成糊状，摊于平板上，切成小方块，晒干入药。

【性味归经】　辛、苦，温。归脾、胃经。

【功效主治】　杀虫消积。用于虫积腹痛，小儿疳积，疥癣，皮肤瘙痒。

【临床应用】　1. 芜荑能杀虫止痛。用治蛔虫病、蛲虫病、绦虫病之面黄、腹痛。可单用本品和面粉炒成黄色，为末，米饮送服；亦可与槟榔、苦楝皮、使君子等同用，如化虫丸。

2. 芜荑又有消积疗疳之功。用治小儿疳积，腹痛有虫、面黄肌瘦者，常与白术、山药等健运脾胃之品同用。

此外，芜荑外用可用治疥癣、皮肤瘙痒。

【用量用法】　3～10克。

贯　众

《本　经》

为鳞毛蕨科多年生草本植物粗茎鳞毛蕨 Dryopteris crassirhizoma Nakai、蹄盖蕨科多年生草本植物峨眉蕨 Lunathyrium acrostichoides（SW.）Ching 和乌毛蕨科多年生草本植物单芽狗脊 Woodwardia unigem mala（Makino）Nakai 的茎及叶柄基部。粗茎鳞毛蕨主产于东北，峨眉蕨主产于华北、华中，单芽狗脊主产于华南等地。秋季挖取根茎，除去须根及部分叶柄，晒干。切片生用或炒炭用。

【性味归经】 苦，微寒。归肝、脾经。

【功效主治】 杀虫，止血，清热解毒。用于虫积腹痛，吐血衄血，崩漏下血，风热感冒，温热斑疹，痄腮喉痹。

【临床应用】 1. 贯众对钩虫、绦虫、蛔虫、蛲虫均有一定驱杀作用。用治钩虫病，常与槟榔、榧子等同用。用治绦虫病，常与槟榔、雷丸等同用。用治蛔虫病，常与鹤虱、苦楝皮等同用，以增强杀虫疗效。

2. 贯众炒炭有凉血止血之功，用治血热妄行所致各种出血证，尤以崩漏下血最为相宜。若吐血衄血，常与黄连同用，为散服；若崩漏下血，常与阿胶、地榆等同用。

3. 贯众清热解毒之功颇佳。用治风热感冒，常与连翘、薄荷等同用。用治热性病发斑发疹，常与大青叶、犀角等同用。用治痄腮喉痹，常与金银花、连翘等清热解毒药同用。

【用量用法】 10～15克。杀虫、清热解毒宜生用，止血宜炒炭用。

小 结

驱虫药物，功能驱除或杀灭体内寄生虫，主治各种虫积腹痛之证。

使君子、苦楝皮、鹤虱、芜荑主要用于驱杀蛔虫。然使君子兼能治蛲虫病，还能消积健脾，用治小儿疳积；苦楝皮驱虫力强，对钩虫、蛲虫也有效，且能杀虫止痒，还可用治疥癣疮癞；鹤虱功专杀虫，还对蛲虫、钩虫、绦虫有驱杀之效；芜荑兼能消积疗疳，还可用治小儿疳积。

槟榔、南瓜子、雷丸均能驱杀绦虫。然槟榔驱虫作用较广，兼能驱杀姜片虫、钩虫、蛔虫、蛲虫，并可行气导滞、行水消肿、截疟，还可用治食积气滞、泻痢后重、水肿、脚气、疟疾等病证；南瓜子驱绦虫与槟榔有协同作用，尚可用治血吸虫病；雷丸驱虫作用可靠，且兼驱钩虫、蛔虫。

榧子主要驱杀钩虫，对绦虫、蛔虫也有驱杀作用，兼能润肠通便，可治肠燥便秘。

贯众对钩虫、绦虫、蛔虫、蛲虫均有驱杀作用，兼有清热解毒、凉血止血之功，还可用治风热感冒、热毒斑疹、痄腮喉痹及血热妄行之崩漏下血。

第十一章 止 血 药

凡以制止体内外出血为主要作用的药物，称为止血药。

本类药物味多苦、涩，性有温凉之别，主归心、肝、肺、胃、大肠经。

止血药分别具有凉血止血、收敛止血、化瘀止血及温经止血等功效。主要适用于出血病证。如吐血、咯血、衄血、尿血、便血、崩漏、紫癜及创伤出血等。根据止血药性能功效的不同，可将其分为四类：①凉血止血药，主要用于血热妄行，血色鲜红，并伴有口渴、面赤、舌红、脉滑或数者；②收敛止血药，主要用于出血不止、虚损不足、神疲乏力、舌淡脉细及外伤出血者；③化瘀止血药，既能化瘀，又能止血，适用于出血而兼有瘀阻者，见血色紫暗，或有瘀块，并伴有局部疼痛、痛处不移者；④温经止血药，主要用于虚寒性出血病证，见有血色淡、面色萎黄、舌淡、乏力、畏寒肢冷、脉细或迟者。

临床应用时，须根据出血的原因和具体的证候选用相应的止血药，并作适当的配伍。对于热入血分，迫血妄行之出血者，常须配伍清热凉血药；阴虚阳亢者，应配滋阴潜阳药；有瘀血阻滞者，应配活血化瘀药；气虚不能摄血者，应配益气健脾药；如属虚寒性出血，酌情配伍温阳、益气、健脾及养血药；若出血过多而致气虚欲脱者，应给予大补元气之药，以益气固脱。

使用止血药时，应注意有无瘀阻之证。若瘀血未尽，应酌加活血祛瘀药，而不能单纯止血，以免产生留瘀之弊。

大 蓟

《别 录》

为菊科多年生草本植物大蓟 Cirsium japonicum DC. 的根及全草。全国各地均产。夏秋花期采集全草，秋末挖取根部。晒干，切段。生用或炒用。

【性味归经】 甘、苦，凉。归心、肝经。

【功效主治】 凉血止血，散瘀消痈。用于血热吐衄，尿血，崩漏，疮痈肿毒。

【临床应用】 1. 大蓟性寒凉，入血分，能凉血止血。适用于血热妄行所致的多种出血证。用于吐血、衄血，常与小蓟、侧柏叶、栀子等同用，如十灰散。用于崩漏下血，常与蒲黄、莲蓬炭等同用。

2. 大蓟性凉苦泄，既能清热凉血，又有散瘀消痈之功。用于血热毒盛，疮痈肿毒等证，单用鲜品捣汁内服或捣烂外敷，均有良效。

此外，近年还可以治疗肝炎、高血压等，有一定疗效，取其清肝解毒，降压之功。

【用量用法】 10～15克，鲜品30～60克。外用适量。

附药 小蓟

为菊科多年生草本植物刺儿菜 Cirsium setosum（Willd.）MB. 的全草。性味甘凉，归心、肝经。功能凉血止血、解毒消痈。用于血热吐衄、崩漏及疮痈肿毒等，尤多用于尿血。用量10～15克，鲜品可用30～60克。外用适量。

地 榆

《本 经》

为蔷薇科多年生草本植物地榆 Sanguisorba officinalis L. 或长叶地榆 S. officinalis L. var. longifolia（Bert.）Yu et Li 的根。全国各地均有分布。春、秋季采挖。洗净泥土，除去茎叶及须根，晒干切片。生用或炒用。

【性味归经】 苦、酸，微寒。归肝、胃、大肠经。

【功效主治】 凉血止血，解毒敛疮。用于血热吐衄，便血，崩漏，烫伤，湿疹。

【临床应用】 1．地榆味苦沉降，酸涩收敛，微寒清热，有凉血泄热、收敛止血之功。用于多种出血证，尤适宜于下焦血热所致的便血、痔血、血痢及崩漏等。用于便血、痔血，多与槐花、枳壳等同用。用于血热崩漏，常与生地黄、牡丹皮、白芍等同用。用于血痢，常与黄连、木香等同用。

2．地榆能泻火解毒，并有收敛作用。用于烫伤，取生地榆研末，麻油调敷，或配大黄、黄柏、生石膏等制成散，外用调搽，可使渗出液减少，疼痛减轻。用于湿疹，可用生地榆浓煎液，纱布浸湿外敷，亦可用地榆粉，加煅石膏粉、枯矾，研匀，撒于患处，或加麻油调敷。

此外，还可用治疮疡肿毒，可单用，或配清热解毒药用之。

【用量用法】 10～15克。外用适量。

【使用注意】 对于大面积烧伤，不宜使用地榆制剂外涂，免致中毒。

槐 花

《日华子本草》

为豆科落叶乔木槐树 Sophora japonica L. 的花蕾。全国大部分地区均产。6～7月采花蕾，晒干。生用或炒用。

【性味归经】 苦，微寒。归肝、大肠经。

【功效主治】 凉血止血，清肝泻火。用于血热吐衄，便血痔血，肝热目赤，头痛。

【临床应用】 1．槐花性寒苦降，能清泄血分之热邪。用于血热妄行所致的出血证，尤多用于大肠火盛的便血，常与地榆相配伍，也可与侧柏叶、枳壳、荆芥穗同用，即槐花散。用于痔疮出血、肠热便秘者，还可配黄芩、瓜蒌仁等。用于血热咯血、衄血，常与白茅根、仙鹤草等同用。

2．槐花有清泻肝火的作用。用于肝火上炎，目赤肿痛，头痛，可与夏枯草、菊花等同用。

【用量用法】 10～15克。

附药 槐角

为槐树的成熟果实。性味、归经、功用与槐花相似。但止血作用比槐花弱，而清降泄热之力则较强，且能润肠，故常用于痔疮肿痛出血之证。本品能清泄肝热，平抑肝阳，故又可用于肝火上炎所致之目赤头痛及肝阳上亢之头痛眩晕。用量 10 ~ 15 克。

苎 麻 根

《别　录》

为荨麻科多年生草本或亚灌木植物苎麻 Boehmeria nivea（L.）Gaud. 的根，其茎、叶亦可入药。各地均产。夏、秋季采收。晒干。生用。用时润软切片。

【性味归经】　甘，寒。归心、肝经。

【功效主治】　凉血止血，清热安胎，利水解毒。用于血热出血证，血热胎漏，胎动不安，热淋涩痛，痈肿疮毒。

【临床应用】　1.苎麻根甘寒，能清热凉血止血，用于咯血、吐血、衄血、尿血、崩漏及紫癜等证属于血分有热者，单味浓煎内服，亦可随证配伍其他药物。

2.苎麻根具有清热安胎作用。用于妊娠蕴热所致的胎动不安及胎漏下血等证，可与地黄、阿胶、当归等同用。胎热较甚者可配黄芩、竹茹；肝肾虚者可配桑寄生、杜仲、续断等。

3.苎麻根能清热利尿。故可用于湿热下注，小便淋沥涩痛，常与白茅根、车前子等同用。

4.苎麻根有解毒作用。用治热毒疮痈，可单用鲜品捣汁内服，或与金银花、野菊花、蒲公英等同用。

【用量用法】　10 ~ 30 克；外用适量。

【使用注意】　虚寒性出血者慎用。

白 茅 根

《本　经》

为禾本科多年生草本植物白茅 Imperata cylindrica Beauv. var. major（Nees）C. E. Hubb. 的根茎。全国多数地区均有分布。春、秋两季采挖。洗净鲜用，或晒干，切短节，生用。

【性味归经】　甘，寒。归肺、胃、膀胱经。

【功效主治】　凉血止血，清热利尿。用于血热出血证，热淋、水肿，黄疸，热病烦渴。

【临床应用】　1.白茅根性寒，功擅凉血止血。用于血热妄行所致的吐血、咯血、衄血、尿血等，单味煎服，亦可配伍其他药物同用。用于血热吐衄，可与大蓟、小蓟、牡丹皮等同用。又能清热利尿，用于膀胱蕴热尿血之证，常与小蓟、侧柏叶、蒲黄等同用。

2.白茅根能清热利湿，利水通淋。用于水肿、热淋、小便涩痛，可与车前子、滑石等同用。用于湿热黄疸，常与茵陈蒿、栀子、黄柏等同用。

3.白茅根甘寒，能清泄肺胃蕴热，生津止渴。故可用于热病烦渴、胃热呕哕及肺热咳嗽等证，常与芦根合用。

【用量用法】　10 ~ 30 克，鲜品 30 ~ 60 克。以鲜品为佳。

侧 柏 叶

《别 录》

为柏科常绿乔木植物侧柏 Platycladus orientalis（L.）Franco 的嫩枝及叶。各地有栽培。多在夏、秋两季采收。剪取小枝，除去粗梗，阴干，切断。生用或炒炭用。

【性味归经】 苦、涩，微寒。归肺、肝、大肠经。

【功效主治】 凉血止血，祛痰止咳。用于内外出血，咳嗽痰多。

【临床应用】 1．侧柏叶性寒凉味涩，既能凉血止血，又能收敛止血，用于各种内外出血，尤多用于血热妄行之证。治吐血、衄血，可与生地黄、生荷叶等同用。用于尿血、血淋，可与大蓟、小蓟、白茅根等同用。若与炮姜、艾叶等温经止血药同用，尚可用治虚寒性出血。

2．侧柏叶味苦降泄，能降肺气、祛痰止咳。用于咳嗽痰多之证，尤适用于肺热咳嗽或痰稠难咯出者，常配伍黄芩、瓜蒌皮等。

此外，近代有单以本品治慢性气管炎及百日咳者，有一定疗效。外用可治烫伤与脱发，以本品研末调涂或制成酊剂外搽。

【用量用法】 10～15克。外用适量。

紫 珠

为马鞭草多年生草本植物杜虹花 Callicarpa pedunculata R．Br.、大叶紫珠 C．macrophylla Vahl．或裸花紫珠 C．nudiflora Hook．et Arn 的叶。长江以南各地均有分布 。全年可采，以夏秋采收为佳。晒干。生用，或研粉用。

【性味归经】 苦、涩，凉。归肝、脾、胃经。

【功效主治】 收敛止血，解毒疗疮。用于内外出血，疮痈肿毒，水火烫伤。

【临床应用】 1．紫珠为收敛止血之良药。能广泛用于吐血、衄血、咯血、崩漏及外伤出血等，尤以对肺胃出血之证疗效较佳，可单味服用，亦可配伍其他止血药应用。用于外伤出血，可研末撒敷。

2．紫珠有清热解毒之功。用于疮痈肿毒，可与金银花、蒲公英等同用。用于水火烫伤，可用紫珠草煎液调三黄散（黄芩、黄柏、大黄等份为末），涂敷创面。

【用量用法】 10～15克；研末服，每次1.5～3克，每日1～3次。外用适量。

【使用注意】 本品性凉，虚寒性出血病证慎用。

白 及

《本 经》

为兰科多年生草本植物白及 Bletilla striata（Thunb.）Reichb．f．的地下块茎。产于我国长江流域至南部及西南各地。夏秋季苗枯前采挖。除去残茎及须根，洗净，入沸水煮至内无白心，除去粗皮，晒干。生用。

【性味归经】 苦、甘、涩，微寒。归肺、肝、胃经。

【功效主治】 收敛止血，消肿生肌。用于咯血，吐血，外伤出血，疮痈肿毒，皮肤皲裂。

【临床应用】　1. 白及味涩而质粘，为收敛止血之良药。用于咯血、吐血，可单味研粉冲服。用于肺阴不足，阴虚内热、干咳咯血，常与枇杷叶、藕节、阿胶等同用，如白及枇杷丸。用于胃出血，可与乌贼骨配伍，等份为散内服。用于外伤出血，可单用或配煅石膏研末外敷。

2. 白及质粘，又具寒凉苦泄之性，能消散痈肿。对于疮疡不论已溃未溃及手足皲裂均可应用。用治疮痈初起，可与金银花、浙贝母、天花粉等同用。用于疮痈已溃，久不收口，可单用白及研末外敷，有生肌敛疮之功。用于手足皲裂，取白及研末，以麻油调涂。

【用量用法】　3~10克。研末服，每次1.5~3克，每日1~3次；外用适量。

【使用注意】　反乌头。

仙　鹤　草

《滇南本草》

为蔷薇科多年生草本植物龙芽草 Agrimonia pilosa Ledeb. 的全草。产于我国南北各地。夏秋采收。洗净晒干，切段。生用。

【性味归经】　苦、涩，平。归肺、肝、脾经。

【功效主治】　收敛止血，止痢。用于多种出血证，腹泻，痢疾，脱力劳伤。

【临床应用】　1. 仙鹤草味涩收敛，药性平和，以收敛止血为其所长。广泛用于多种出血证，可单味应用，亦可根据证情不同而选配其他药物。用于血热吐血、衄血，可与生地黄、白茅根、侧柏炭等同用。用于崩漏下血，常与血余炭、侧柏叶等同用。若崩漏不止，见面色萎黄、舌淡脉弱等属于虚寒者，常与党参、炮姜等药同用。

2. 仙鹤草用于慢性泻痢，可单味煎服，亦可配伍地榆炭、银花炭等同用。若与清利湿热药物配伍，可用于湿热泻痢。

此外，部分地区取仙鹤草用于劳力过度所致的脱力劳伤，症见神疲乏力而纳食正常者，可用仙鹤草、红枣各50克，水煎浓汁，食枣饮汁。本品还可用于疮疖痈肿，有解毒消肿之功。近年来还用于滴虫性阴道炎，有杀虫止痒之功；又用治癌肿及全血细胞减少等。

【用量用法】　10~15克，大剂量可用30~60克。

附药　鹤草芽（即《本经》中牙子，一名狼牙）

为仙鹤草的冬芽。性味苦、涩，凉。归肝、小肠、大肠经。功能杀虫，用于驱杀绦虫。每次30~50克，研成粉末，晨间空腹，用温开水送服。小儿按每公斤体重0.7~0.8克计算。

棕　榈

《本草拾遗》

为棕榈科常绿植物棕榈树 Trachycarpus fortunei H. Wendl. 的叶鞘纤维。我国长江流域均产，以广东、福建、湖南等地为多。冬至前后采收。一般以陈棕榈煅炭用，又叫陈棕炭。

【性味归经】　苦、涩，平。归肝、脾经。

【功效主治】　收敛止血。用于吐血，衄血，便血，崩漏。

【临床应用】　棕榈炭苦涩收敛性强，为收敛止血药。多用于出血过多而无邪热瘀滞者，常与血余炭相须配伍。用于血热妄行之吐血、衄血，可配大蓟、小蓟、侧柏叶等凉血止血药。用于脾气虚弱、冲脉不固而致的崩漏下血，可与黄芪、白术、煅龙骨等同用，如固冲汤。

【用量用法】　3~10克，研末服，每次1~2克。

血余炭

《别录》

为人发洗净后的加工品。收集人发，除去杂质，碱水洗净，晒干。焖煅成炭，放凉。研极细末用。

【性味归经】　苦，平。归肝、胃经。

【功效率治】　止血化瘀。用于内外出血。

【临床应用】　血余炭既有收涩止血作用，又可化瘀、止血而无留瘀之弊。多种出血均可选用。用于衄血，多为外用，亦可内服，若加入鲜藕汁服，更佳。若治吐血、咳血，常与三七、花蕊石配伍。用治血淋涩痛，可与小蓟、白茅根等同用。用治便血，可与地榆、槐花同用。用治崩漏，可配陈棕炭、莲蓬炭等。

此外，血余炭尚有补阴利尿之功，可用治小便不利之证。

【用量用法】　6~10克；研末服，每次1.5~3克。外用适量。

三　七

《本草纲目》

为五加科多年生草本植物三七 Panax notoginseng（Burk.）F. H. Chen 的根。主产于云南、广西等地，现已有许多地区引种栽培。选栽培三年以上的植株，于秋季结籽前采挖者为"春三七"，质佳；在冬季种子成熟后采挖者为"冬三七"，质较差。洗净泥土，剪下支根、须根及茎基，大小个分开，先曝晒至半干，边晒边搓，使其表面光滑，体形圆整坚实，晒干。生用。

【性味归经】　甘、微苦，温。归心、肝、脾经。

【功效主治】　化瘀止血，消肿止痛。用于内外出血，跌打损伤，瘀血肿痛。

【临床应用】　1．三七甘缓温通，止血作用甚佳，并能活血化瘀，具有止血不留瘀之特点，对出血兼有瘀滞者尤为适宜。用治吐衄，可单味研末吞服；亦可配合花蕊石、血余炭同用，以增强化瘀止血之功，如化血丹。三七亦可用于外伤出血，研末外敷。

2．三七有活血化瘀、消肿止痛之功，止痛效果显著，为伤科常用良药。用于损伤瘀痛，可单独应用，内服外敷均可；亦可配合乳香、没药等活血、行气药同用。

此外，三七尚可用于气血虚弱之证，可研粉冲服或制成片剂服用。近年来以其化瘀之功，用治冠心病心绞痛、缺血性脑血管病、脑出血后遗症等，均有较好疗效；还可用于血瘀型慢性肝炎。又有以本品注射液肌注，并制成栓剂阴道用药来治疗子宫脱垂者。

【用量用法】　3~10克；研粉每次1~1.5克，日服3次；外用适量。

【使用注意】　孕妇忌用。

附药 菊叶三七 景天三七

菊叶三七 为菊科多年生宿根草本植物菊叶三七 Gynura segetum（Lour.）Merr. 的根及叶。性味甘、微苦，平。归肝、胃经。功能化瘀止血、解毒消肿。用于吐血、衄血、跌打伤痛、疮痈肿痛、乳痈等证。外敷治创伤出血。对疮痈肿痛，亦可用鲜叶捣烂外敷。用量 6～10 克，水煎服，粉剂（根）每次 1.5～3 克；外用适量。

景天三七 为景天科多年生肉质草本植物景天三七 Sedum aizoon L. 的根或全草。性味甘、微酸，平。全草功能化瘀止血、养血安神。用于吐血、咯血、衄血、尿血、便血、崩漏及心悸、失眠等。根功能止血、消肿、止痛，用于吐血、咯血、衄血及筋骨伤痛等；外敷可用于创伤出血。用量全草 15～30 克，根 6～10 克；外用适量。

茜　草

《本　经》

为茜草科多年生草本植物茜草 Rubia cordifolia L. 的根。南北各地均产。春秋两季采挖。去掉茎苗，洗净晒干，生用或炒用。

【性味归经】　苦，寒。归肝经。

【功效主治】　凉血止血。活血祛瘀。用于吐血，衄血，尿血，便血，血滞经闭，跌打瘀痛，风湿痹痛。

【临床应用】　1. 茜草苦寒泄热，既能凉血止血，又能化瘀。尤多用于血热妄行之各种出血证。用于血热吐衄，可与阿胶、黄芩、侧柏叶等同用。用于湿热蕴结大肠，损伤血络，下痢赤白者，可与黄连、白芍等同用。

2. 茜草有活血祛瘀作用，可用于瘀血阻滞诸证。用于血滞经闭，常与当归、赤芍等同用。用于跌打损伤，瘀滞作痛，常与当归、川芎、红花等同用。用于风湿痹痛，可与延胡索、海风藤、鸡血藤等祛风活血之品同用，以增强其祛瘀止痛之功。

【用量用法】　10～15 克。

蒲　黄

《本　经》

为香蒲科水生草本植物水烛蒲黄 Typha angustifolia L.、东方香蒲 T. orientalis Presl 或同属其它植物的干燥花粉。全国各地均产。以浙江、江苏、山东、安徽等地产量为多。夏季采收蒲棒上部的黄色雄花序。晒干后碾轧，筛取花粉。生用或炒用。

【性味归经】　甘，平。归肝、心包经。

【功效主治】　止血，化瘀，通淋。用于吐血，衄血，尿血，崩漏，心腹疼痛，产后瘀痛，血淋涩痛。

【临床应用】　1. 蒲黄甘缓不峻，性平。生用化瘀止血，有止血不留瘀的特点，炒炭收涩止血，可用于多种出血证。用于血热妄行所致之吐血、衄血，可与大蓟、小蓟等同用。用于崩漏不止，可与艾叶、龙骨等同用。亦可用于创伤出血，单用外掺伤口。

2. 蒲黄生用能活血化瘀以止痛。用于血瘀阻滞的心腹疼痛、产后瘀痛，常与五灵脂配伍，即失笑散。

3．蒲黄既能活血化瘀，又兼有利尿通淋之功。用于血淋涩痛，常与生地黄、冬葵子同用。

此外，现代临床还以本品治高脂血症，有降血清总胆固醇和甘油三酯的作用；又有以蒲黄提取物制成肠溶片口服，并以5%蒲黄液保留灌肠治慢性非特异性结肠炎者。

【用量用法】　3~10克，包煎；外用适量。

【使用注意】　孕妇忌服。

花 蕊 石

《嘉祐本草》

为矿石类含蛇纹石大理岩 Ophicalcite 之石块。产于江苏、浙江、陕西、山西、河南、山东等地。火煅，研细，水飞用。

【性味归经】　酸、涩，平。归肝经。

【功效主治】　化瘀止血。用于吐血，咯血，崩漏下血，创伤出血。

【临床应用】　花蕊石酸涩收敛，能收敛止血，又能化瘀。用于吐血、咯血等兼有瘀滞的出血证。治瘀滞吐血，可单用本品，煅为细末，用酒或醋送服；亦可配合三七、血余炭同用。用于咯血，可与白及、血余炭等同用。

此外，对于创伤出血，瘀滞疼痛，可用花蕊石研细末外敷；亦可配伍其他药合用，如取花蕊石、硫黄，和匀入瓦罐密封火煅，共研末外掺伤处。

【用量用法】　10~15克；研末服，每次1~1.5克；外用适量。本品生用化瘀止血力胜，煅用收敛力强，对于外伤出血，多煅后研末用。

【使用注意】　因其质重性坠，又能化瘀，孕妇慎用。

艾 叶

《别 录》

为菊科多年生草本植物艾 Artemisia argyi Levl. et Vant. 的叶片。我国大部分地区均有生产。春夏间花未开时采摘。除去杂质，晒干或阴干。生用或炒炭用。取净艾叶，晒干，碾碎捣绒，名艾绒，供作艾条。

【性味归经】　苦、辛，温。归肝、脾、肾经。

【功效主治】　温经止血，散寒止痛。用于吐血衄血，崩漏下血，腹中冷痛，经行腹痛。

【临床应用】　1．艾叶气香味辛，性温散寒，能暖气血而温通经脉，为温经止血之要药，主要适用于虚寒性的出血病证。用于妇女崩漏下血，常与阿胶、赤芍、地黄等同用，如胶艾汤。经适当配伍，生艾叶亦可用于血热妄行所致的吐血、衄血。

2．艾叶性温，能温通经脉，逐寒湿而止冷痛，为治经带、腹痛之佳品。用于下焦虚寒，腹中冷痛、月经不调、经行腹痛及带下清稀等，常与香附、当归、白芍等同用。用于脾胃虚寒所致的脘腹冷痛，可单用艾叶煎服，亦可与橘皮、生姜合用。

3．艾叶尚有祛风止痒作用，用于皮肤湿疹瘙痒，可单用煎汤外洗；亦可配苦参、地肤子、白鲜皮等煎汤外洗，效果更著。

还有，将艾绒制成艾条、艾炷等，用作熏灸体表穴位，能使热气内注，温煦气血，透达经络，为温灸的主要原料。近年以本品治寒性咳嗽，有止咳、祛痰、平喘之功；制成注射液，行痔核粘膜层注射内痔，有一定疗效。

【用量用法】 3～10克；外用适量。

【使用注意】 阴虚血热者慎用。

灶 心 土

《别 录》

为烧杂柴草的土灶内底部中心的焦黄土块。

【性味归经】 辛，微温。归脾、胃经。

【功效主治】 温中止血，止呕，止泻。用于吐血衄血，便血崩漏，胃寒呕吐，妊娠恶阻，脾虚久泻。

【临床应用】 1．灶心土能温中收涩止血。用于脾气虚寒、不能统血的吐血、衄血、便血、崩漏等，症见血色黯淡、面色萎黄、四肢不温、舌淡脉细者，常与附子、地黄、阿胶等同用，如黄土汤。

2．灶心土能温中和胃止呕。用于中焦虚寒、胃气失降而致呕吐者，可与半夏、生姜等同用。用于妊娠恶阻，可与苏梗、砂仁、藿香等同用。

3．灶心土能温脾收涩而止泻，用于脾虚久泻，可与附子、干姜、白术等同用。

【用量用法】 15～30克，布包，先煎；或用60～120克，煎汤代水。

小 结

本类药物以止血为其主要功效，可用治各种原因所致的出血证。

大蓟、小蓟均具凉血止血之功，适用于血热所致的各种出血证。然大蓟尚能散瘀消痈，可治疮痈肿毒；小蓟兼能利尿，尤多用治血淋、尿血。

地榆、槐花亦能凉血止血，善治下部出血证，多用于便血、痔血、崩漏等证。地榆尚能解毒敛疮，可治烫伤、湿疹；槐花还能清泻肝热，可治肝火上炎，目赤肿痛、头痛。

苎麻根、白茅根、侧柏叶均能凉血止血，亦为血热出血证之常用药物。然苎麻根兼有清热安胎、利水、解毒之效，可治血热胎动不安，及热淋、痈肿疮毒；白茅根尚能清热利湿，利水通淋，可治水肿、热淋、湿热黄疸，且兼有清热生津之效，还可用治热病口渴及胃热呕逆、肺热咳嗽；侧柏叶尚有祛痰止咳之效，可用治肺热咳嗽痰稠。

紫珠、白及、仙鹤草、棕榈均具收敛止血之功，可用于各种出血证，对出血无瘀滞者尤为适宜。但紫珠、白及尤多用于肺胃出血证，紫珠尚能解毒疗疮，可治疮疡肿毒；白及兼能消肿生肌，对疮疡早期或久不收口者兼可应用；仙鹤草兼能止泻止痢，可治泄泻久痢，又可用于脱力劳伤；棕榈炭则功专止血，主治各种血证。

血余炭、三七、茜草、蒲黄、花蕊石，均具化瘀止血之效，适用于出血兼有瘀滞患者，可收止血而不留瘀之效。血余炭兼能补阴利尿，可治小便不利；三七止血作用甚广，可治内外各种出血，又能活血化瘀、消肿止痛，可治跌打损伤，瘀血肿痛；茜草功类三七，但效力不及三七，兼有凉血作用，主治血热出血之证；蒲黄能化瘀止血、活血止痛，主治瘀阻疼痛之证，尚可用治血淋；花蕊石化瘀止血，兼有收敛作用，多用治损伤瘀痛，兼可用治外伤出血。

　　艾叶、灶心土均能温经止血，主治虚寒性出血。然艾叶还能暖气血、温经脉、逐寒湿，尚可用于脘腹冷痛、月经不调、崩漏带下，又为灸法之主要原料；灶心土偏于温中止血，主治脾不统血的吐血、便血、崩漏，又具止呕、止泻之功，尚可用治妊娠呕吐、脾虚久泻。

第十二章 活血祛瘀药

凡以通利血脉、促进血行、消散瘀血为主要作用的药物，称为活血祛瘀药，也称活血化瘀药。其中作用强烈者，又称破血逐瘀药。

活血祛瘀药大多味辛苦而性温，以归心、肝经为主。辛能散瘀行滞，苦能泄利通降，温可通利血脉，促进血行。故本类药物分别具有行血、散瘀、通经、利痹、消肿及定痛等功效。

活血祛瘀药主要适用于血行不畅、瘀血阻滞之证。然瘀血阻滞既是多种病证的致病因素，又是一些疾病的证候。故本类药物主要用于血瘀经闭、产后瘀阻腹痛、胸痹、胁痛、跌打损伤、瘀肿疼痛、癥瘕积聚，以及风湿痹痛、肢体不遂、疮疡肿痛等病证。

瘀血证的形成，多因气滞、气虚及寒热之邪侵袭，或外伤、出血等所致，故在应用活血祛瘀药时，须辨证审因，选择适当的药物，并作适宜的配伍。如兼气滞者，应与行气药同用；如属寒凝血瘀者，多与温里祛寒药同用；而如热灼营血，瘀血内阻者，应配清热凉血药同用；如关节痹痛者，应配合祛风湿药同用；如疮疡肿痛者，应配合清热解毒药；对于癥瘕积聚者，应配合软坚散结药；若正气不足者，又当配伍相应的补虚药。

人体气血之间有着非常密切的关系，气为血帅，气行则血行，气滞则血凝，故在使用活血祛瘀药时，常配合行气药，以增强行血散瘀作用。

活血祛瘀药不宜用于月经过多，对于孕妇尤当慎用或忌用。

川 芎

《本 经》

为伞形科多年生草本植物川芎 Ligusticum chuanxiong Hort. 的根茎。主产于四川的灌县、崇庆、温江，此外，云南、湖南、湖北、贵州、甘肃、陕西等地亦有出产。夏季采挖。除去泥沙、茎叶，烘干，除去须根，切片。生用或酒炒、麸炒用。

【性味归经】 辛，温。归肝、胆、心包经。

【功效主治】 活血行气，祛风止痛。用于月经不调，胁痛，胸痹，疮疡肿痛，跌打损伤，头痛，风湿痹痛。

【临床应用】 1. 川芎辛散温通，既能活血祛瘀以调经，又能行气开郁而止痛，为血中之气药。用于血瘀气滞所致的月经不调、痛经、闭经、产后瘀阻腹痛，常与当归配伍。用于肝郁气滞所致的胁痛，可与柴胡、香附、白芍等同用。亦用于胸痹，可与赤芍、丹参、红花等同用。用于疮疡肿痛，体虚不溃者，可与黄芪、当归、皂角刺等同用。用于跌打损伤，瘀血肿痛，常与桃仁、红花、赤芍等同用。

2. 川芎辛温升散，能上行头目，又有良好的祛风止痛作用，为治头痛之要药，无论风寒、风热、风湿、血瘀、血虚头痛，只要配伍得当，均可应用。用于外感风寒头痛，常与白芷、防风、细辛等配伍，如川芎茶调散。用于风热头痛，常与菊花、石膏、僵蚕等同用，如川芎散。用于风湿头痛，可与羌活、防风等同用，如羌活胜湿汤；用于血瘀头痛，可与赤芍、丹参等同用。用于血虚头痛，可与当归、白芍、地黄等同用。若用于风寒湿痹，肢节疼痛，可与羌活、独活、秦艽等同用。

此外，近代临床还以川芎配草芨制成注射液静滴，治急性缺血性脑血管病；以川芎嗪静滴治外伤综合征；以川芎配草芨制成颅痛定治三叉神经痛及血管性头痛、坐骨神经痛、末梢神经炎等病症。

【用量用法】 3～10克；研末吞服，每次1～1.5克。

【使用注意】 凡阴虚火旺、舌红津少者以及妇女月经过多者均不宜使用。

延 胡 索
《开宝本草》

为罂粟科多年生草本植物延胡索 Corydalis Yanhusuo W T. Wang 的块茎。主产于浙江。立夏后采挖。除去苗叶和须根，洗净，分开大小，入沸水中煎煮约三分钟，见内外变黄时捞起晒干贮存。捣碎生用或经醋制。

【性味归经】 辛、苦，温。归心、肝、脾经。

【功效主治】 活血祛瘀，行气止痛。用于气滞血瘀诸痛。

【临床应用】 延胡索辛散温通，既能活血，又能行气，气行血活，通则不痛，故广泛应用于身体各部位的多种痛证，为疗效确切的止痛佳品。用于气滞血瘀，脘腹疼痛，常与川楝子合用，即金铃子散。用于胸胁疼痛，可与瓜蒌、薤白、枳壳等同用；用于寒滞经络所致疝气疼痛，常与小茴香、乌药等同用。用于妇女经行腹痛，可与当归、川芎、香附等同用；用于跌打损伤，瘀血肿痛，常与当归、乳香、没药等同用。治风湿痹痛，配秦艽、桂枝等。

近代临床用治多种内脏痉挛性或非痉挛性疼痛，有较好疗效；也有治麻风病的神经痛，以及以 0.2% 延胡索碱注射液，用作手术的局部麻醉。

【用量用法】 3～10克；研末冲服，每次1～1.5克。

郁 金
《新修本草》

为姜科多年生草本植物温郁金 Curcuma Wenyujin Y. H. chen et C. Ling、姜黄 C. longa L.、广西莪术 C. kwangsiensis S. G. Lee et C. F. Liang 或蓬莪术 C. phaeocaulis Val. 的块根。主产于江苏、浙江、福建、广东、广西、四川、云南等地。秋冬两季植株枯萎时采挖。摘取块根，除去须根，洗净泥土，入沸水中煮至透心，取出，晒干，切片。

【性味归经】 辛、苦，寒。归心、肝、胆经。

【功效主治】 活血止痛，行气解郁，清热凉血，清心开窍，利湿退黄。用于胸胁疼痛，月经不调，癥瘕痞块，吐血，衄血，妇女倒经，温病神昏，痰热癫痫，湿热黄疸。

【临床应用】 1. 郁金既能活血散瘀以止痛，又能疏肝行气以解郁。用于气滞血瘀所致的胸胁疼痛，可与柴胡、香附、丹参等同用。治肝郁有热，经前腹痛，多与当归、白芍、香附等同用，如宣郁通经汤。用于癥瘕痞块，可与丹参、鳖甲、莪术等同用。

2．郁金性寒，入血分，有清热凉血、化瘀止血之功。用于肝郁化热、迫血妄行所致的吐血、衄血、妇女倒经，可与生地黄、牡丹皮、牛膝等同用。

3．郁金既能清心热，又能行气开郁。用治湿温病痰浊蒙蔽清窍，胸脘痞闷、神志不清，可与石菖蒲、竹沥、栀子等同用，如菖蒲郁金汤。用于痰气闭塞心窍所致的癫痫，可与白矾同用，即白金丸。

4．郁金用于湿热引致的黄疸、尿赤，常与茵陈蒿、栀子等同用。用于肝胆结石，常与金钱草、海金沙、鸡内金等同用。

此外，近代临床以本品为主治疗结石症，对湿热型、气滞血瘀型等有效；又有以川郁金粉或片剂治早搏者。

【用量用法】　6～12克。

【使用注意】　畏郁金。

姜　黄

《新修本草》

为姜科多年生草本植物姜黄 Curcuma longa L. 的根茎。主产于四川、福建，台湾、江西、云南等地亦产。秋冬两季采挖，洗净泥土，用水煮或蒸熟至透心为度，晒干。除去须根及外皮，切片。生用。

【性味归经】　辛、苦，温。归肝、脾经。

【功效主治】　破血行气，通经止痛。用于胸胁疼痛，经闭腹痛，风湿痹痛。

【临床应用】　1．姜黄辛散温通，有破血行气、通经止痛之功。用于气滞血瘀所致的胸胁疼痛，常与柴胡、白芍、香附等同用。用于月经不调，经闭腹痛，可与当归、川芎、红花等同用。

2．姜黄辛温，外能散风寒，内能行气血，擅长于祛除肢臂的风寒湿邪而能活血利痹止痛。用于寒凝血滞、经络不通而致肩臂疼痛者，常与羌活、当归等同用。

此外，取其有活血散瘀止痛之功，可用于痈疡疮疖初起，红肿热痛，属阳证者，与大黄、白芷、天花粉等同用，研末外敷。配白芷、细辛可治牙痛。近代临床还用于治高血脂症，对降低胆固醇、甘油三酯有一定作用。

【用量用法】　5～10克；外用适量。

莪　术

《药性论》

为姜科多年生草本植物蓬莪术 Curcuma phaeocaulis Val、广西莪术 C. kwangsiensisS. G. Lee et C. F. Liang 或温郁金 C. wenyujin Y. H. Chen et C. Ling 的根茎。主产于广西、四川、福建，广东、浙江、云南等地亦产。秋冬两季采挖。去净泥土，蒸或煮至透心，干燥后除去须根及杂质。切片生用或醋制用。

【性味归经】　辛、苦，温。归肝、脾经。

【功效主治】　破血祛瘀，行气止痛。用于经闭腹痛，癥瘕积聚，食积腹痛。

【临床应用】　1．莪术辛散苦泄，温通行滞。用于瘀血内阻所致的经闭腹痛，可与三棱、川芎、牛膝等同用。治癥瘕积聚，可与三棱、丹参、鳖甲等同用。

2．莪术行气消积之力峻猛，且有止痛作用。用于食积脘腹胀痛，常与三棱、枳实等同用。若属脾虚不运，脘腹胀痛之证，应配合党参、白术等补气健脾药同用。

此外，本品还可用于跌打损伤，瘀肿疼痛。以莪术注射液瘤体注射为主，每次 10～30ml（含生药 20～60g），配合其他药物水煎内服，对子宫颈癌以及卵巢癌、白血病、淋巴瘤等，均有不同程度的效果，尤其对失去手术等治疗机会的患者，可缓解症状。又可治宫颈糜烂，以莪术软膏或莪术乳剂局部用之，经大量临床观察，疗效较佳。

【用量用法】　3～10克。醋制可增强止痛作用。

【使用注意】　月经过多者及孕妇忌用。

三　　棱

《本草拾遗》

为黑三棱科植物黑三棱 Sparganium stoloniferum Buch．－Ham．的块茎。产于江苏、河南、山东、江西、安徽等地。冬、春两季采挖。除去茎苗及须根，洗净泥土，剥去外皮，晒干。润透切片。生用或醋炒用。

【性味归经】　苦，平。归肝、脾经。

【功效主治】　破血祛瘀，行气止痛。用于经闭腹痛，癥瘕积聚，食积腹痛。

【临床应用】　1．三棱苦平泄降，善入血分而破除血瘀以通血脉。用于气血瘀阻，经闭腹痛、癥瘕积聚，常与莪术、延胡索、川芎、牛膝等同用，如三棱丸。

2．三棱能行气消积止痛。用于饮食积滞，脘腹胀痛，常与莪术相须为用，亦可与青皮、山楂、麦芽等理气消食药同用。若兼见脾胃虚弱之证，则应配合党参、白术等补气健脾药同用。

此外，近代临床以三棱、莪术为主，配伍五灵脂、肉桂、大黄，名蜕膜散，用治中期妊娠引产后蜕膜残留有效。

【用量用法】　3～10克。醋制可增强止痛作用。

【使用注意】　月经过多者及孕妇忌用。

乳　　香

《别　录》

为橄榄科植物卡氏乳香树 Boswellia Carterii Birdw．及其同属植物皮部渗出的树脂。主产于非洲的索马里、埃塞俄比亚等地。春、夏季将树干的皮部由下而上用刀顺序切伤，使树脂由伤口渗出，数天后凝成硬块，收集即得。入药多炒用。

【性味归经】　辛、苦，温。归心、肝、脾经。

【功效主治】　活血止痛，消肿生肌。用于痛经闭经，胃脘疼痛，风湿痹痛，跌打伤痛，痈肿疮疡。

【临床应用】　1．乳香辛散温通，既能活血化瘀，又可行气止痛，凡瘀血阻滞引起的多种痛证均可应用。用于气滞血瘀，痛经闭经，常与当归、川芎、香附等同用。用于胃脘疼痛，可与延胡索、川楝子等同用。用于风湿痹痛，常与羌活、秦艽、当归等同用，如蠲痹汤。用于跌打损伤，瘀血肿痛，常与没药、血竭、红花等同用，如七厘散。

2．乳香具有活血止痛，消肿生肌之功。用于疮痈初起，红肿热痛者，常与金银花、天花粉、白芷等同用，如仙方活命饮。用于疮疡溃破，久不收口者，以本品与没药共研细末，外敷；亦可配合其他收敛生肌药同用。本品亦用于肠痈，常与红藤、金银花、紫花地丁等同用。

【用量用法】　3～10克；外用适量。

【使用注意】　本品味苦，入煎剂汤液混浊，胃弱者多服易致呕吐，故用量不宜过多。

没　药

《药性论》

为橄榄科植物没药树 Commiphora myrrha Engl. 或其他同属植物茎干皮部渗出的油胶树脂。主产于非洲索马里、埃塞俄比亚以及印度等地。采集由树皮裂缝处渗出的白色油胶树脂，于空气中变成棕红色而坚硬的圆块。打碎后，炒至焦黑色应用。

【性味归经】　苦，平。归心、肝、脾经。

【功效主治】　活血止痛，消肿生肌。用于经闭腹痛，胃脘疼痛，跌打伤痛，痈肿疮疡。

【临床应用】　没药功用与乳香相似。用于经闭、痛经、胃脘疼痛、跌打伤痛等，常与乳香相须配伍。前人认为乳香功擅活血伸筋利痹，故治风湿痹痛时多选用乳香；而没药则以散血化瘀止痛见长，故治气滞血瘀、胃脘疼痛时多选用没药。没药外用能消肿生肌，与乳香共研细末，外敷治疮疡溃破，久不收口。

此外，近代临床用没药治疗高脂血症有一定的疗效。

【用量用法】　3～10克；外用适量。

【使用注意】　本品味苦气浊，胃弱者慎用。若与乳香配伍则应减量。

丹　参

《本经》

为唇形科多年生草本植物丹参 Salvia miltiorrhiza Bge. 的根。全国大部分地区均有生产，主产于河北、安徽、江苏、四川等地。秋季采挖，除去茎叶，洗净泥土，润透后切片，晒干。生用或酒炒用。

【性味归经】　苦，微寒。归心、心包、肝经。

【功效主治】　活血祛瘀，凉血消痈，养血安神。用于月经不调，心腹疼痛，癥瘕积聚，风湿热痹，疮疡肿痛，烦躁不寐，心悸、失眠。

【临床应用】　1．丹参苦能泄降，寒能清热凉血，功擅活血祛瘀，故可用于血热瘀阻引起的多种病证。用于血热瘀滞，月经不调、闭经痛经、产后瘀阻腹痛，可与益母草、桃仁、红花等同用。用于血瘀气滞所致的心腹、胃脘疼痛，可与檀香、砂仁配伍，即丹参饮。用于癥瘕积聚，可与三棱、莪术、鳖甲等同用。用于风湿热痹，关节红肿疼痛，则可与忍冬藤、苍术、黄柏等清热通络药同用。

2．丹参具有凉血活血，散瘀消痈作用。用于乳痈初起，可与金银花、瓜蒌、穿山甲等同用，如消乳汤。

3．丹参寒凉，既能凉血，又能活血。用于温热病，热入营血，高热谵语、烦躁不眠、或斑疹隐隐、舌质红绛，可与犀角、生地、玄参等同用，以凉血安神，如清营汤。

4．丹参性寒，能清心凉血且有养血安神作用。可用于心血不足之心悸、失眠，常与酸枣仁、柏子仁、生地黄等同用。

此外，近年临床常用丹参治疗冠心病及肝脾肿大，在缓解心绞痛发作及缩小肝脾方面，皆有一定疗效。近代临床还以本品治缺血性中风、动脉粥样硬化、病毒性心肌炎，以及防治支气管哮喘、慢性肺心病等，均有一定的疗效。

【用量用法】　5～15克。酒炒可增强活血之功。

【使用注意】　反藜芦。

虎　杖

《别　录》

为蓼科多年生草本植物虎杖 Polygonum cuspidatum Sieb．et Zucc．的根茎和根。我国大部分地区均产。春、秋两季采挖。除去须根，洗净，趁鲜切片，晒干。

【性味归经】　苦，寒。归肝、胆、肺经。

【功效主治】　活血止痛，清热利湿，解毒，化痰止咳。用于血滞经闭，风湿痹痛，跌打伤痛，湿热黄疸，淋浊带下，烫伤，疮痈肿毒，肺热咳嗽。

【临床应用】　1．虎杖能活血通经，祛瘀止痛。用于血滞经闭，可与茜草、益母草等同用。用于风湿痹痛，常与鸡血藤、络石藤等同用。用于跌打损伤瘀痛，常与当归、红花等同用。

2．虎杖能清热利湿。用于湿热黄疸，常与茵陈蒿、金钱草等同用。用于淋浊带下，常与萆薢、薏苡仁等同用。

3．虎杖有清热解毒作用。用于水火烫伤，可以本品100％浓煎液湿敷或制成粉剂，植物油调涂。用治疮痈肿毒，可与其他清热解毒药配伍，亦可用鲜品捣烂外敷。

4．虎杖有清热化痰作用。用于肺热咳嗽，可与黄芩、金银花、枇杷叶等同用。

【用量用法】　10～30克；外用适量。

【使用注意】　孕妇忌服。

益 母 草

《本　经》

为唇形科一年生或二年生草本植物益母草 Leonurus heterophyllus Sweet 的全草。我国各地均有分布。通常在夏季茎叶茂盛、花未开或初开时采割全草，晒干。生用或熬膏用。

【性味归经】　辛、苦，微寒。归心、肝、膀胱经。

【功效主治】　活血祛瘀，利水消肿。用于月经不调，产后瘀阻，跌打伤痛，水肿，小便不利，疮痈肿毒，皮肤痒疹。

【临床应用】　1．益母草辛散苦泄，能活血祛瘀以通经。为治妇女血瘀所致经产诸证之良药，故有"益母草"之称。用于月经不调、经前小腹胀痛、产后恶露不下，可与当归、川芎、桃仁等同用，亦可单味熬膏内服。用于跌打损伤，瘀血肿痛，可与当归、赤芍、红花等同用。

2．益母草能利水消肿。用于水肿、小便不利，可单味煎服；也可与白茅根、茯苓、车前子等同用，以增强利水消肿作用。

此外，益母草尚有清热解毒作用，可用于疮痈肿毒、皮肤痒疹等证，可同时内服、外用。

近年临床用治高血压、冠心病，效果良好。

【用量用法】　10～15克，大剂量可用30克；外用适量。

附药　茺蔚子

为益母草的果实。味甘性微寒，活血调经之功与益母草相似，又能清肝明目。适用于肝热头痛、目赤肿痛，常与决明子、青葙子等同用。用量5～10克。瞳孔散大、血虚无瘀者慎用。

泽　兰

为唇形科多年生草本植物毛叶地瓜儿苗 Lycopus lucidus Turcz．var．hirtus Regel．的全草。我国各地均有分布。夏季茎叶生长茂盛时割取地上部分，晒干，切段。生用。

【性味归经】　苦、辛，微温。归肝、脾经。

【功效主治】　活血祛瘀，利水消肿。用于经闭，痛经，产后瘀阻，跌打伤痛，胸胁疼痛，痈肿疮疡，小便不利，身面浮肿。

【临床应用】　1．泽兰辛散温通，性较温和，行而不峻，有祛瘀散结而不伤正气的特点。用于血滞经闭、经行腹痛、月经不调、产后瘀阻腹痛等，常与当归、芍药、丹参等同用。

2．泽兰活血祛瘀，尚可用于跌打损伤，瘀血肿痛，可与当归、桃仁、红花等同用。用于胸胁疼痛，可与丹参、郁金等同用。用于疮肿初起，可与金银花、当归、甘草等同用。

3．泽兰有利水消肿之功。用于产后小便不利、身面浮肿之证，常与防己、茯苓、车前子等同用，以增强利水消肿作用。

【用量用法】　10～15克。

鸡　血　藤

《本草纲目拾遗》

为豆科攀援灌木密花豆（三叶鸡血藤）Spatholbus suberectus Dunn．和香花崖豆藤（山鸡血藤）Millettia dielsiana Harms 等的藤茎。三叶鸡血藤主产于广西；山鸡血藤产于江西、福建、云南、四川等地。秋冬季采收。除去茎叶，晒干。润透切片。生用。

【性味归经】　苦、微甘，温。归肝经。

【功效主治】　活血补血，舒筋活络。用于月经不调，血虚经闭，风湿痹痛，中风不遂。

【临床应用】　1．鸡血藤既能活血，又能补血，对于妇女月经不调、经行腹痛、经闭、无论血瘀、血虚，或血虚兼有瘀滞者，均可适用，常与当归、川芎、熟地黄等配伍应用。

2．鸡血藤既能活血补血，又有舒筋活络作用。用治风湿痹痛，常与羌活、独活、威灵仙等同用。用治中风后遗证，手足麻木、活动不利，可与当归、地龙、黄芪等补养气血、活血通络药同用。

此外，近代以鸡血藤糖浆治白细胞减少症有一定疗效。

【用量用法】　10～15克，大剂量可用30克。

附药　鸡血藤膏

本品系由滇鸡血藤加工而成。以云南凤庆所产最为著名。气香，味涩微苦而后甜。功用与鸡血藤相似，但补血作用较佳。可单用浸酒内服，亦可随证配合相应的药物同用。用量5～10克，烊化冲服。

桃 仁

《本 经》

为蔷薇科落叶小乔木桃 Prunus persica（L.）Batsch. 或山桃 P. davidiana（Carr.）Franch. 的种仁。全国大部分地区均产。主产于四川、陕西、河北、山东、贵州等地。7～9月摘下成熟果实，除去果肉，击破果核，取出种子，晒干。除去种皮，生用或捣碎用。

【性味归经】　苦，平。归心、肝、肺。大肠经。

【功效主治】　活血祛瘀，润肠通便。用于经闭，痛经，产后瘀阻，跌打伤痛，肺痈，肠痈，肠燥便秘。

【临床应用】　1．桃仁味苦泄降，活血祛瘀作用较强。用于血滞经闭、经行腹痛，常与红花、当归、芍药等同用，如桃红四物汤；用于产后瘀滞腹痛，可与当归、川芎、炮姜等同用，如生化汤；用于跌打损伤，瘀血肿痛，可与当归、红花、酒大黄等同用，如复元活血汤。

2．桃仁有祛瘀之功，对于血热瘀滞所致肺痈、肠痈，取桃仁与其他清热排脓药物配合，以利于泄热消痈。用治肺痈，常与鲜芦根、薏苡仁、冬瓜仁同用，如苇茎汤；用治肠痈，常与大黄、牡丹皮、冬瓜仁等同用，如大黄牡丹皮汤。

3．桃仁质润，有润肠通便之功。用于阴虚津亏所致的肠燥便秘，常与杏仁、柏子仁、瓜蒌仁等同用。

此外，本品还可用治咳嗽气喘，有止咳平喘作用，常配杏仁等同用。

【用量用法】　6～10克。

【使用注意】　孕妇忌服。

红 花

《新修本草》

为菊科二年生草本植物红花 Carthamus tinctorius L. 的筒状花冠。产于河南、湖北、四川、云南、浙江等地，均系栽培。夏季开花，当花色由黄转为鲜红时采摘，阴干。生用。

【性味归经】　辛，温。归心、肝经。

【功效主治】　活血祛瘀，通经。用于血滞经闭，产后瘀阻，癥瘕积聚，跌打伤痛，麻疹不透。

【临床应用】　1．红花辛散温通，入血分，能活血祛瘀、通调经脉。用于血滞经闭，常与桃仁、当归、川芎等同用。用于产后瘀阻腹痛，常与当归、牡丹皮、蒲黄等同用。

2．红花能活血祛瘀消癥，通畅血脉，消肿止痛。治癥瘕积聚，配三棱、莪术等；治跌打损伤，瘀滞肿痛，配苏木、乳香、没药等；或用红花酊、红花油涂擦；治心脉瘀阻、胸痹心痛，配桂枝、瓜蒌、丹参等。

3．红花能活血祛瘀以化滞。用于血热毒盛，热郁血滞所致麻疹色暗、透发不畅，常与紫草、大青叶、当归等活血、凉血、解毒药同用。

此外，近代有单用本品，以片剂或注射液静滴，治脑血栓及血栓闭塞性脉管炎者。用治血栓闭塞性脉管炎也可配当归、赤芍、乳香、没药等同用。

【用量用法】　3～10克。

【使用注意】　孕妇忌用。

五　灵　脂

《开宝本草》

为鼯鼠科动物复齿鼯鼠 Trogopterus xanthipes Milne‑Edwards 或其他近缘动物的粪便。主产于河北、山西、甘肃等地。全年均可采收，拣去杂质，晒干。醋炒用。

【性味归经】　苦、甘，温。归肝经。

【归效主治】　活血止痛，化瘀止血。用于经闭，痛经，产后瘀阻，胸腹疼痛，崩漏，月经过多。

【临床应用】　1．五灵脂苦泄温通，能活血化瘀止痛，为治疗血滞诸痛之要药。用于瘀血阻滞所致的经闭、痛经、产后瘀阻腹痛，常与蒲黄合用，即失笑散。用于胸痛，常与薤白、瓜蒌、红花等同用。用于气滞血瘀，脘腹疼痛，可与延胡索、香附、没药等同用。

2．五灵脂炒用能止血，具有止血不留瘀的特点。用于瘀血阻滞所致的崩漏经多、色紫多块、少腹刺痛拒按者，可与当归、生地黄、牡丹皮等同用。

此外，本品还可治蛇及蝎、蜈蚣咬伤，能解毒消肿止痛，可内服，外敷。常配雄黄等同用。

【用量用法】　3～10克，包煎。

【使用注意】　孕妇慎用。"十九畏"中，人参畏五灵脂。

牛　膝

《本　经》

常用的有怀牛膝和川牛膝。怀牛膝为苋科多年生草本植物牛膝 Achyranthes bidentata Bl. 的根；川牛膝包括苋科多年生草本植物头序杯苋（麻牛膝）Cyathula Capitata（Wall.）Moq. 及川牛膝（甜牛膝）C. officinalis Kuan 的根。怀牛膝大量栽培于河南，河北、山西、山东、辽宁等地也有引种。麻牛膝主产于四川，贵州、云南、福建亦产；甜牛膝产于四川、云南、贵州。冬季茎叶枯萎时挖根，干燥或硫黄熏后保存。切片生用或酒炒用。

【性味归经】　苦、酸、平。归肝、肾经。

【功效主治】　活血祛瘀，补肝肾，强筋骨，利水通淋，引血下行。用于月经不调，痛经、闭经、产后瘀阻，跌打伤痛，腰膝酸痛，下肢乏力，小便不利，淋沥涩痛，吐血、衄血，齿痛，口疮，头痛眩晕。

【临床应用】　1．牛膝能活血通经，祛瘀止痛，用于妇科月经不调诸证，常与当归、桃仁、红花等同用。用于跌打损伤，可与当归、川芎、续断等同用。

2．牛膝有滋补肝肾、强壮筋骨作用，又能通血脉而利关节，性善下行，故擅治下半身腰膝关节酸痛。用于肝肾不足，腰膝酸痛、下肢乏力者，常与熟地黄、虎骨（用代用品）、当归等同用；用于湿热下注引起的腰膝关节酸痛，下肢痿软无力，常与苍术、黄柏、薏苡仁合用，用于风湿所致的下肢关节疼痛，可与木瓜、防己、萆薢等同用。

3．牛膝有利水通淋作用，故可用于湿热下注、尿血、小便淋沥涩痛，常与当归、滑石、通草、瞿麦等同用。

4．牛膝具有降泄之功，能降上炎之火。用于血分有热，迫血妄行所致的吐血、衄血，常与白茅根、小蓟等同用；用于阴虚火旺所引起的牙龈肿痛、口舌生疮，常与生地黄、生石膏、知母等同用，如玉女煎。

5．牛膝苦泄下降，用于治疗阴虚阳亢，头痛眩晕，常与代赭石、生牡蛎、白芍等同用，如镇肝熄风汤。

近代临床还用于扩宫引产，以牛膝制成 5～6cm 长、表面光滑、两端浑圆之小棒，消毒后从子宫颈口徐徐插入，下端置颈口外，宫颈扩张效果良好。另有用于功能性子宫出血属瘀血型者。

【用量用法】　6～15 克。

【使用注意】　孕妇及月经过多者忌用。

穿 山 甲

《别　录》

为脊椎动物鲮鲤科穿山甲 Manis Pentadactyla L. 的鳞片。产于广西、贵州、广东、云南、湖南、福建、台湾等地。全年均可捕捉，捕捉后割下整张的甲壳，置沸水中烫过，取下鳞片，洗净晒干，防蛀。同时与砂同炒至松泡而呈黄色；或炒后加入醋略浸，晒干备用。

【性味归经】　咸，微寒。归肝、胃经。

【功效主治】　活血通经，下乳，消肿排脓。用于经闭，癥瘕，乳汁不通，风湿痹痛，四肢拘挛，痈肿，瘰疬痰核。

【临床应用】　1．穿山甲性善走窜，活血散瘀之力较强。用于血滞经闭，可与当归、川芎、红花等同用。用于癥瘕，可与三棱、莪术等同用。用于乳汁不通，乳房胀痛，常与王不留行相须为用，以增强通乳作用。若乳汁稀少，属气血两虚者，应与黄芪、当归等益气补血药同用。

2．穿山甲通络之功甚强。用于风湿久着经络而致的风湿痹痛、四肢拘挛，常与当归、川芎、羌活等同用。

3．穿山甲有消肿排脓之功，痈肿未成脓者可使肿消，已成脓者可使速溃，为外科痈肿之常用药。用于疮痈初起未成脓者，常与金银花、紫花地丁、天花粉等同用。若疮痈脓成未溃，可与皂角刺、当归、黄芪等同用。亦可用于瘰疬痰核，多与夏枯草、浙贝母、玄参等同用。

【用量用法】　3～10克；研末后服，每次1～1.5克。

【使用注意】　孕妇忌用。

王 不 留 行

《本　经》

为石竹科一年生或越年生植物麦蓝菜 Vaccaria segetalis（Neck.）Garcke 的成熟种子。主产于河北、山东、辽宁、黑龙江等地。6～7月种子成熟时割取全草晒干，果壳自然裂开，收集种子，干燥贮存。生用或炒用。

【性味归经】　苦，平。归肝、胃经。

【功效主治】　活血通经，下乳，利水通淋。用于痛经，经闭，乳汁不下，乳痈，湿热淋证。

【临床应用】　1. 王不留行善于通利血脉，走而不守，有活血通经之功。用治经行不畅，痛经及血滞经闭，可与当归、川芎、红花等同用。

2. 王不留行苦泄性通，行而不止，有通乳作用。用于乳汁不通，常与穿山甲相须配伍，以增强通乳作用。用于产后气血两虚而致乳汁稀少者，可再配黄芪、当归等益气补血药；用于哺乳期乳汁壅滞而致乳痈肿痛者，可与蒲公英、连翘、瓜蒌等清热解毒散结药同用，以消散痈肿。

3. 本品有利尿通淋作用。用于热淋、血淋、石淋等证。常配石韦、瞿麦等相须为用。近年治前列腺炎，亦常用本品，配红花、败酱草等同用。

【用量用法】　6～10克。

【使用注意】　孕妇慎用。

自 然 铜

《开宝本草》

为天然黄铁矿的含硫化铁（FeS_2）矿石。主产于四川、广东、湖南、云南、河北及辽宁等地。采挖后除去杂质，用火煅透，醋淬，反复二三次，至表面呈褐色，光泽消失并酥松易碎，水飞过用。

【性味归经】　辛，平。归肝经。

【功效主治】　散瘀止痛，续筋接骨。用于跌扑骨折，瘀血肿痛。

【临床应用】　自然铜行血化滞，有散瘀止痛、接骨疗伤的作用。是伤科要药，治跌打损伤，骨折疼痛，内服外敷均可。常配乳香、没药等同用，如《张氏医通》自然铜散；亦可配蟅虫研末服，如《袖珍方》。

此外，本品还可用于瘿瘤，疮疡，烫伤等。

【用量用法】　10～15克。或煅细末入散剂，每次0.3～0.5克。

【使用注意】　凡血虚无瘀者忌服。

血 竭

《雷公炮炙论》

为棕榈科常绿藤本植物麒麟竭 Daemonorops draco B1 的树脂。主产于印尼、马来西亚、伊朗等国，我国广东、台湾等地亦有种植。采集果实，置蒸笼内蒸煮，使树脂渗出；或将树干砍破，使树脂自然渗出，凝固而成。打碎研末用。

【性味归经】　甘、咸，平。归心、肝经。

【功效主治】　活血疗伤，止血生肌。用于跌打损伤，心腹疼痛，痛经、经闭，外伤出血，疮疡不敛。

【临床应用】　1．血竭用于跌打损伤及血瘀心腹疼痛。本品入血分而散瘀止痛，为伤科要药。用于跌打损伤及血瘀心腹疼痛。常配乳香、没药、儿茶等同用，如七厘散。若产后瘀滞腹痛、痛经、经闭以及一切瘀血心腹刺痛，则配当归、三棱、莪术等同用。

2．血竭能化瘀止血，生肌敛疮。用于外伤出血及疮疡不敛等。常配乳香、没药、儿茶等研末外用。

近代临床单用本品治胃、十二指溃疡、食道静脉破裂等各种上消化道出血，有较好疗效。

【用法用量】　内服：多入丸散，每次 1 ~ 1.5g；外用适量，研末撒敷。

刘 寄 奴

《新修本草》

为菊科多年生草本植物蒿 Artemisia anomala S．Moore 的全草。主产于浙江、江苏、江西等地。8 ~ 9 月开花时割取地上部分，晒干，切段入药。

【性味归经】　苦，温。归心、肝、脾经。

【功效主治】　破血疗伤，通经，止痛，止血。用于跌打肿痛，外伤出血，血瘀经闭，产后瘀痛。

【临床应用】　1．刘寄奴能化瘀止痛，疗伤止血。用于跌打损伤肿痛等，可单用研末酒调服，或配骨碎补、延胡索同用，如《伤科秘方》流伤饮；治创伤出血，配茜草、五倍子等同用，如《伤科补要》止血黑绒絮。

2．刘寄奴苦泄温通，能祛瘀通经止痛。用于血瘀经闭、产后瘀滞腹痛等。常配当归、红花等同用。

此外，本品尚能消食化积止泻痢，治食积腹痛，赤白痢。近代临床常用本品治菌痢有效。

【用法用量】　煎服，3 ~ 10g；外用适量，研末撒或调敷。

【使用注意】　孕妇慎服。

【附注】　奇蒿多在江南一带习用，称"南刘寄奴"，另一种玄以科植物阴行草 Siphonostegia chinensis Benth．的带果全草，多在东北、华北地区使用，称"北刘寄奴"，其性味功效与奇蒿稍异。《滇南本草》称其"性寒，微苦"，"利小便，疗胃中湿热，或眼仁发黄，或周身黄肿，消水肿。"

水　蛭

《本　经》

为环节动物水蛭科蚂蟥 Whitmania pigra Whitman、水蛭 Hirudo nipponica Whitman 和柳叶蚂蟥 W. acranulata Whitman 等的干燥体。我国各地均有。夏、秋两季捕捉，捕得后洗净，用沸水烫死，晒干或低温干燥即可。用时研末或微火炒黄。

【性味归经】　咸、苦，平。有小毒。归肝经。

【功效主治】　破血逐瘀。用于经闭，癥瘕，跌打损伤。

【临床应用】　水蛭功擅破血逐瘀，其力较猛。用于血瘀经闭，癥瘕积聚，常与桃仁、大黄、虻虫等同用，即抵当汤。若经闭属体虚者，可与人参、熟地黄等益气养血药同用。用于跌打伤痛，瘀血内阻，二便不通者，可与大黄、牵牛子等同用，即夺命散。

近代临床用治血小板增多症，短期煎服，有一定疗效；治脑出血，有较好疗效，外囊出血者尤佳。此外还可治断肢再植手术后瘀肿；对冠心病心绞痛及肺心病急性发作期，高血脂症等，均有一定疗效。

【用量用法】　3～6克；焙干研末吞服，每0.3～0.6克。

【使用注意】　孕妇忌服。

虻　虫

《本　经》

为昆虫类虻科复带虻 Tabanus bivittatus Mats. 的雌虫体。各地均有，而以畜牧区最多。夏季捕捉，用沸水烫死，晒干。生用或炒用。

【性味归经】　苦，微寒。有小毒。归肝经。

【功效主治】　破血逐瘀。用于经闭，癥瘕，跌打损伤。

【临床应用】　虻虫破血逐瘀之功与水蛭相似，而性尤峻猛。用于血瘀经闭、癥瘕积聚，可与水蛭、䗪虫、大黄等同用。用于跌打损伤，瘀滞疼痛者，可与乳香、没药等同用。

近代临床还以本品为主，佐陈皮，治冠心病心绞痛。

【用量用法】　1～1.5克；焙干研末吞服，每次0.3克。

【使用注意】　孕妇忌服。

䗪　虫

《本　经》

为鳖蠊科昆虫地鳖 Eupolyphaga sinensis walk. 或冀地鳖 Steleophaga plancyi（Boleny）的雌虫干燥体。各地均有。夏秋季捕捉，捕得后，置沸水中烫死，晒干或烘干。

【性味归经】　咸，寒。有小毒。归肝经。

【功效主治】　破血逐瘀，续筋接骨。用于经闭，癥瘕，产后瘀阻，骨折伤痛。

【临床应用】　1. 䗪虫破血逐瘀之功与水蛭相似，而性较缓和。用于血滞经闭、产后瘀阻腹痛，可与大黄、桃仁合用，即下瘀血汤。用于癥瘕痞块，可与鳖甲、桃仁、牡丹皮等药同用，如鳖甲煎丸。

2．䗪虫能活血，续筋接骨、疗伤止痛。用于骨折损伤，瘀滞疼痛，可与骨碎补、自然铜、没药等同用。还可用于腰部扭伤，瘀滞疼痛，单用本品研末，黄酒送服。

此外，近代临床有用以治子宫外孕及子宫肌瘤等病者，常配穿山甲、桃仁等同用。

【用量用法】　3~10克，研末吞服。1~1.5克。

【使用注意】　孕妇忌服。

小　　结

本类药物，多为辛温之品，具促进血行、消散瘀血之效。主治瘀血阻滞所致各种病证。

川芎、丹参，均能活血调经，用治瘀血阻滞的月经不调，产后瘀阻腹痛，还均可用治肝郁气滞的胁肋疼痛及胸痹心痛。但川芎辛温，兼有祛风止痛之效，还可用治头痛、身痛、风湿痹痛。丹参苦凉，具凉血消痈、养血安神之效，还可用治疮痈肿痛、心悸、失眠。

郁金、姜黄，均能活血祛瘀，行气止痛，用治胸胁疼痛、月经不调。但郁金兼能行气解郁，凉血清心，利湿退黄，还可用治肝郁胁痛、癥瘕痞块、血热吐衄、温病神昏、痰热癫痫、湿热黄疸等；姜黄还能祛风通痹，善治肩臂痹痛、经闭腹痛，外用还可治疮痈初起肿痛。

莪术、三棱，均能破血祛瘀，行气止痛，主治经闭腹痛、癥瘕积聚、食积腹痛。但三棱破血之功较强，莪术行气消积之力较甚。

乳香、没药，均能活血止痛、消肿生肌，用治血瘀心腹诸痛、痈疽肿痛、跌打伤痛、风湿痹痛，常相须为用。但活血止痛以乳香为优，而破血散瘀以没药力胜。

虎杖、牛膝，均能活血通经，祛瘀止痛，同治血瘀经闭、跌打损伤。虎杖还能清热利湿、解毒、祛痰止咳，尚可用治湿热黄疸、水火烫伤及肺热咳嗽；牛膝还能补肝肾、强筋骨、引血下行、利水通淋，用于肝肾不足、腰膝酸痛、血热吐衄及血淋、热淋。

益母草、泽兰，均能活血祛瘀、利水消肿。主治月经不调、产后瘀阻、跌打伤痛及水肿、小便不利。但益母草偏于调经，故经产诸证应用较多；而泽兰祛瘀之力较胜，故跌打损伤、胸胁疼痛尤多应用。

鸡血藤与鸡血藤膏，同具活血补血，舒筋活络之功，主治月经不调、血虚经闭、风湿痹痛，中风后手足麻木。然活血补血以鸡血藤膏为优，舒筋活络则以鸡血藤力胜。

桃仁、红花，活血祛瘀作用较强，且常相须为用。主治闭经、痛经、产后瘀痛、跌打瘀痛。然桃仁兼能消痈、润肠，可用于肺痈、肠痈、肠燥便秘；红花尚能活血透疹，还可用于疹暗不透。

延胡索、五灵脂，均能化瘀止痛。主治血瘀所致的胸胁脘腹诸痛，并可用治经闭、痛经，产后瘀痛。然延胡索兼能利气，尚可用治跌打伤痛、寒疝腹痛；五灵脂炒炭，兼能止血，可治崩漏、月经过多。

穿山甲、王不留行，均能活血通经，并能下乳，主治经闭不通、乳汁不下及乳痈肿痛，且常相须为用。然穿山甲尚能通络、消肿排脓，可用于风湿顽痹、疮疡肿毒。

自然铜具活血消肿、续筋接骨之功，主治筋骨折伤。

血竭、刘寄奴均能活血祛瘀，止痛止血，为伤科要药。用治跌打肿痛，外伤出血，血瘀经闭，产后瘀痛等症。然血竭还能生肌敛疮，用于疮疡不敛等；刘寄奴尚能消食化积止泻痢，治食积腹痛，赤白痢。

　　水蛭、虻虫、䗪虫，均为破血逐瘀之品，主治血滞经闭、癥瘕积聚，三药常相互配伍。然破血之功，虻虫最强，水蛭次之，䗪虫则较缓和。尚具续筋接骨之功，可治骨折伤痛。

第十三章 化痰止咳平喘药

凡以祛痰或消痰为其主要作用的药物称为化痰药；凡以减轻或制止咳嗽和喘息为其主要作用的药物，称为止咳平喘药。由于咳嗽每多挟痰，痰多又必致咳喘，而化痰药多数兼能止咳平喘，止咳平喘药也多兼有化痰作用，所以将这两类药物合并于一章，统称为化痰止咳平喘药。

本类药物以化痰、止咳、平喘为其主要作用，根据其性能的不同，又可分为三类，分别用治各种痰证及咳嗽、气喘等证。

化痰止咳平喘药，在其作用上有标本之别，化痰药主要是针对病因起作用，止咳、平喘药则主要是对病症起作用。对因与对症由于咳喘与痰有其因果关系，故这两类药物常须配伍为用。同时还应根据痰证的性质和不同症状以及咳喘的兼症，选择相应的配伍。此外，痰、咳、喘等证均可影响气机通畅，故此类药物常须配理气药同用。

化痰止咳平喘药，性主降泻，故外感表证或麻疹初起不宜早投，以免恋邪。本类药物一般宜以汤散为主，如用于慢性痰证，则制成丸剂、片剂。化痰类药，多为行消之品，应中病即止，不宜久服。

第一节 温化寒痰药

凡以性质温燥为其特性的化痰药即称为温化寒痰药。

温化寒痰药，味多辛苦，性属温燥，部分药物具有毒性。以归肺、胃、脾经为主，部分药物兼归大肠、肝经。

本类药物以温肺祛寒、燥湿化痰为主要功能，部分药物尚有消肿散结之效。适用于寒痰停饮犯肺而见咳嗽气喘、痰多清稀，或湿痰犯肺而见咳嗽痰多、色白成块、舌苔白腻者，以及痰湿阻于经络所致的肢节酸痛、阴疽流注、瘰疬痰核。部分药物尚可用于风痰眩晕及痰浊上壅、蒙蔽清窍所致的癫痫惊厥、中风痰迷等证。

临床应用本类药物，常须根据痰证的不同表现而给以适当配伍。如寒邪郁肺者，宜配温肺散寒药；脾虚生痰者，宜配伍健脾燥湿药；癫痫惊厥者，宜配安神药和平肝熄风药；阴疽流注者，宜配伍散寒通滞药；瘿瘤瘰疬者，宜配软坚散结药。

本类药物性多温燥，容易助火动血伤津，故阴虚燥咳、麻疹初起咳嗽及有吐血、咯血倾向者均应慎用。

半　夏

《本　经》

为天南星科多年生草本植物半夏 Pinellia ternata (Thunb.) Breit. 的块茎。我国南北各地均有分布，以长江流域产量最多。夏秋间收挖，洗净，除去外皮及须根，晒干，为生半夏。一般用生姜、明矾等炮制后使用，称为制半夏。

【性味归经】　辛，温。有毒。归脾、胃、肺经。

【功效主治】　燥湿化痰，降逆止呕，消痞，外用消肿散结。用于湿痰咳嗽，风痰眩晕，痰厥头痛，呕吐反胃，胸脘痞闷，梅核气，瘿瘤痰核，痈疽肿毒。

【临床应用】　1. 半夏具辛散温燥之性，能燥湿化痰，为治疗湿痰、寒痰咳嗽的要药。常用于湿痰犯肺而见咳嗽痰多、胸膈满闷、呕恶不适、苔腻脉滑，常与橘皮、茯苓、甘草同用，如二陈汤。若寒饮犯肺，咳嗽气喘、痰液清稀者，可配细辛、桂枝、麻黄等同用，如小青龙汤。若痰热内结，咳嗽痰黄者，则须配伍黄芩、瓜蒌、胆南星等清化热痰之品同用，如清气化痰丸。

2. 半夏主归脾经而能燥脾湿以除生痰之源，配伍熄风之品，可治脾湿生痰、肝风内动所致的风痰头痛、眩晕，兼见胸膈胀闷，苔腻脉滑之症，常与天麻、白术等同用，如半夏白术天麻汤。

3. 半夏既燥湿以化痰，又善和胃降逆止呕。对多种呕吐均可应用。用治痰湿犯胃或胃寒呕吐者，常与散寒止呕的生姜同用，如小半夏汤。若胃虚不纳，反胃呕吐者，可配伍补气和中的人参、白蜜等同用，如大半夏汤。若与清热降逆之品同用，亦可用治胃热呕吐，如配黄连、竹茹、橘皮同用，谓之黄连橘皮竹茹半夏汤。还可用于妊娠呕吐，可配伍人参、干参同用，如干姜人参半夏丸；亦可配伍苏梗、砂仁等理气安胎，和胃止呕之品同用。

4. 半夏具有辛散消痞、化痰散结之效，故可用治胸脘痞闷之证。如为寒热互结而见脘痞呕恶者，可与黄芩、干姜、人参等配伍，以寒热互用，如半夏泻心汤；如为痰热互结，痞闷呕吐者，可配伍黄连、瓜蒌等同用，即小陷胸汤。若痰气互结，梗于咽中，如有异物，吞之不下，吐之不出者，称为梅核气，可配伍厚朴、茯苓、苏叶等同用，如半夏厚朴汤。

5. 半夏内服外用均有消肿散结之功。如治瘿瘤、瘰疬痰核之证，可与昆布、海藻、贝母等化痰软坚散结之品同用。用治痈疽发背及乳疮等症，可用生半夏为末，以鸡蛋白调涂患处，亦可用鲜品捣烂外敷。

此外，半夏尚能燥湿和胃，与和胃安神的秫米同用，可治"胃不和，卧不安"之证，如半夏秫米汤。又半夏辛能通阳，体滑可滑便，配伍补火壮阳的硫黄同用，名为半疏丸，可用治老人虚冷便秘。

现代临床还以本品生用研末局部外用治宫颈糜烂有效，若以其氯仿提取物则更佳；又以本品与天南星等量生用研末为丸治冠心病，对缓解心绞痛，改善心电图均有一定疗效；以本品配菖蒲研末吹鼻取嚏治室上性心动过速；以及以生半夏配其他药物治肿瘤等。

【用法用量】　煎服，3～10g，一般宜制过用，制半夏有姜半夏、法半夏等，姜半夏长于降逆止呕；法半夏长于燥湿且温性较弱。半夏曲则有化痰消食之功。至于竹沥半夏，药性由温变凉，能清化热痰，主治热痰、风痰之证。外用适量。

【使用注意】　反乌头。其性温燥，一般而言阴虚燥咳，血证，热痰，燥痰应慎用。然经过配伍热痰证亦可用之。

天 南 星

《本 经》

为天南星科多年生草本植物天南星 Arisaema erubescens（Wall．）Schott．、东北天南星 A．amurense Maxim．或异叶天南星 A．heterophyllum Bl．的干燥块茎。产于我国河南、河北、福建、湖南、四川等地。秋冬两季采挖。除去茎叶、须根和外皮，洗净晒干。即为生天南星。红白矾水浸泡，再与生姜共煮，切片晒干，即为制南星。

【性味归经】　苦、辛，温。有毒。归肺、肝、脾经。

【功效主治】　燥湿化痰，祛风止痉，散结消肿。用于湿痰咳嗽，胸膈胀闷，风痰眩晕，中风痰壅，破伤风症，癫痫癫狂，痈肿，痰核。

【临床应用】　1．天南星燥湿化痰的功效与半夏相似，然其温燥之性胜过半夏，故多用于湿痰所致咳嗽、痰多清稀、胸膈胀闷、苔腻脉滑等症，常与半夏、橘皮、枳实等药配伍，如导痰汤。若属肺热咳嗽、咯痰黄稠者，则可配伍黄芩、瓜蒌等清化热痰之药同用。

2．天南星有祛风止痉之效，又能燥湿化痰，尤善除经络风痰。用治风痰壅盛、头痛眩晕之证，常与半夏、天麻同用，即玉壶丸。若治风痰阻滞经络引起的手足顽麻、半身不遂、口眼㖞斜之症，可配伍半夏、白附子同用，即青州白丸子。本品生用，配伍生川乌、生附子、木香为散，生姜煎汤送下，谓之三生饮，用治素体阳虚，痰湿内盛而致的中风痰壅、卒然昏仆、口眼㖞斜、半身不遂等症。

3．天南星具祛风止痉作用。用治破伤风引起的痉厥抽搐、牙关紧闭、角弓反张，常与白附子、天麻同用，如玉真散。用治癫痫、癫狂，可配伍石菖蒲、远志、生铁落等同用，如生铁落饮。

4．天南星生用外敷，有散结消肿之效。用治痈疽肿毒，瘰疬痰核，可取生南星醋磨浓汁，涂擦患处。对毒蛇咬伤，亦有一定疗效，可取鲜南星捣烂敷患处，或用天南星、雄黄共研末，白酒调敷患处。

此外，近年来以生南星内服或局部应用治癌肿有一定效果，尤以子宫颈癌更为多用。

【用量用法】　制南星3～9克；外用生品适量，研末以醋或酒调敷。

附药　胆南星

取生南星研末后，经用牛（或羊猪）胆汁浸制加工为小块状或圆柱状，即称为胆南星，简称胆星。性味苦、微辛，凉。归肺、肝、脾经。具有清热化痰、熄风定惊的功效。适用于痰热咳嗽、惊风抽搐、中风痰迷、癫狂惊痫等证。用量3～6克。煎服。

白 附 子

《中药志》

为天南星科多年生草本植物独角莲 Typhonium giganteum Engl．的块茎。主产河南、陕西、四川及甘肃等地。以河南产量最大。秋季采挖。除去残茎、须根及外皮，用硫黄熏1～2次，晒干。生用。或用白矾、生姜制后切片用。

【性味归经】　辛、甘，温。有毒。归胃、肝经。

【功效主治】　燥湿化痰，祛风止痉，解毒散结。用于中风痰壅，破伤风，痰厥头痛，毒蛇咬伤，瘰疬痰核。

【临床应用】　1. 白附子既能燥湿化痰，又有祛风止痉作用。用治中风痰涎壅盛及风痰阻滞经络所致的四肢麻痹、半身不遂、口眼㖞斜等症，常与半夏、天南星等同用，如青州白丸子；用治痉厥抽搐、角弓反张的破伤风，常与防风、天麻等配伍，如玉真散。

2. 白附子善除湿痰，兼祛风痰，且具温通之性，能引药上行而治头面之疾，故为治疗痰厥头痛及寒湿偏正头痛的要药。用治痰厥头痛，常与天南星、半夏等药配伍。若用于寒湿偏正头痛，则可配伍川芎、白芷等药同用。

3. 白附子生用，具解毒散结之效。用治毒蛇咬伤，可单用本品研末调敷患处，或与生南星同用，以水或酒调敷患处。治瘰疬痰核，则可用鲜品捣烂外敷患处。

【用量用法】　3～6克。外用生品适量，捣烂敷或熬膏敷，或研末以酒调敷。

【使用注意】　孕妇忌服。生品一般不作内服。

【附注】　古代本草所载的白附子，均为毛茛科黄花乌头 Aconitum coreanum（Levl.）Raipaics，现称为关白附，但其毒性较大，故现已少用。现代临床所用的白附子为天南星科的独角莲，称为禹白附，两者不宜混淆。

白 芥 子

《别　录》

为十字花科植物白芥 Sinapis alba L. 或芥 Brassica juncea（L.）Czern. et Coss. 的成熟种子。前者习称白芥子，后者习称黄芥子。主产安徽、河南、山西等地，全国各地均有栽培。夏秋间果实成熟时采割全株，晒干，打下种子，除去杂质。生用或炒用。

【性味归经】　辛，温。归肺经。

【功效主治】　温肺祛痰，利气散结，通络止痛。用于寒痰咳喘，胸胁胀满，阴疽流注，肢体麻木疼痛。

【临床应用】　1. 白芥子具有辛散利气、温肺散寒、祛痰化饮的作用。用治寒痰阻肺所致咳嗽气喘、痰多清稀、胸胁满闷，常与苏子、莱菔子同用，即三子养亲汤。若痰饮停滞胸膈所致的胸胁胀痛、不能转侧、喘满实证，则可配伍甘遂、大戟同用，即控涎丹。对于寒饮咳喘，反复发作者，亦可以本品配伍甘遂、细辛、延胡索为末，于夏日三伏时以生姜捣汁调敷背部的肺俞、心俞、膈俞等穴位，每伏贴敷一次。

2. 白芥子善祛经络之痰，又能利气散结、通络止痛。用于寒痰凝滞筋脉所致的痰湿流注、阴疽肿毒等症，可配伍鹿角胶、肉桂、炮姜等药同用，如阳和汤。若痰滞经络而致肩臂疼痛、肢体麻木者，可配伍木鳖子、没药等同用，如白芥子散。

【用量用法】　3～9克。外用适量。

【使用注意】　本品辛温走散，耗气伤阴，久咳肺虚及阴虚火旺者忌用；对皮肤粘膜有刺激，易发泡，有消化道溃疡、出血者及皮肤过敏者忌用。用量不宜过大，过量易致胃肠炎，产生腹痛，腹泻。

皂 荚

《本 经》

为豆科植物皂荚树 Gleditsia sinensis Lam. 的果实。形扁长者,称大皂荚;其未孕果实,呈圆柱形而略扁曲者,称猪牙皂,同等入药。产于我国东北、华北、华中、中南和四川、贵州等地。秋季采摘成熟果实,晒干。切片(不去种子)生用。

【性味归经】 辛,温。有小毒。归肺、大肠经。

【功效主治】 祛痰止咳,通窍开闭。用于咳喘胸闷,中风口噤,癫痫,喉痹。

【临床应用】 1.皂荚辛散走窜,有较强的祛痰作用。用治顽痰阻肺所致的喘咳胸闷、时吐浊痰,单用本品为末蜜丸,枣汤送服,为皂荚丸。若胸中痰结,痰稠难咯者,则可取本品熬膏,配半夏、明矾,合柿饼捣为丸,即钓痰膏。若顽痰色黄、胶固难咯者,又可配伍浮海石、海蛤壳等药同用。

2.皂荚具通窍开闭之效,入鼻则嚏,入喉则吐,服之尚能通便。故可用治中风神昏窍闭或卒然昏厥、不省人事之证,常以本品同细辛研末吹鼻取嚏,称为开关散;若癫痫痰壅,牙关紧闭或喉痹痰涎壅阻者,可用本品与白矾等份为末,温水调服,以取吐为度,即稀涎散。若中风痰壅,兼有大便秘结,数日不下者,可单用皂荚炒炭存性,研末内服,名为皂角散。

此外,熬膏外敷可治疮肿未溃者,有散结消肿之效;以陈醋浸泡后研末调涂可治皮癣,有祛风杀虫止痒之功。近代又有治便秘和轻症动力性肠梗阻,用皂角 12 克,细辛 12 克,研末,加蜂蜜 120 克调匀,趁热制成栓剂,每次 1 条,塞入肛门。

【用法用量】 研末服,1~1.5g;亦可入汤剂,1.5~5g。外用适量。

【使用注意】 内服剂量不宜过大,大则引起呕吐、腹泻。本品辛散走窜之性极强,非顽痰证体实者不宜轻投。孕妇、气虚阴亏及有出血倾向者忌用。

旋 覆 花

《本 经》

为菊科多年生草本植物旋覆花 Inula japonica Thunb. 或欧亚旋覆花 I. britannical。的头状花序。产广东、华北、内蒙古等地及长江流域中下游各省。夏秋两季花蕾开放时采收。晒干或阴干。生用或蜜炙用。

【性味归经】 苦、辛、咸,微温。归肺、脾、胃、大肠经。

【功效主治】 消痰行水,降气止呕。用于咳喘胸闷,呕吐,噫气。

【临床应用】 1.旋覆花辛散苦降,味咸还能软坚消痰,性温能宣通化饮,具有消痰行水而降肺气的作用,用治痰涎壅肺或痰饮蓄结所致的胸膈痞闷、咳喘痰多之症。用治寒痰喘咳而兼有表证者,可配伍细辛、半夏、生姜等同用,如金沸草散。用治痰热阻肺所致的喘咳痰多、痰黄粘稠、大便秘涩者,则可配伍桑白皮、大黄、桔梗等药同用,如旋覆花汤。

2.旋覆花苦降而归胃经,有降逆止呕、止噫作用,又能降气消痰除痞。用治脾胃虚寒、痰湿内阻所致的心下痞满、呕吐、噫气,常配伍代赭石、半夏、人参等药同用,如旋覆代赭石汤。

此外，本品有活血通络之功，还可用于胸胁痛，常配香附等同用，如香附旋覆花汤。

【用量用法】　3～10克。包煎。

附药　金沸草

为旋覆花地上部分。夏秋二季采收。洗净，切段，晒干，生用。性味与旋覆花略同，功能化痰止咳。用治风寒咳嗽、胸膈痞满、咳喘痰多等证。用量8～12克。

白　前

《别　录》

为萝藦科多年生草本植物柳叶白前 Cynanchum stauntonii（Decne.）Schltr. ex Levl. 和芫花叶白前 C. glaucescens（Decne.）Hand. – Mazz. 的根茎及根。主产于浙江、安徽、河南、山东、福建及广东等地。秋季采挖。除去地上茎及泥土，洗净晒干。切段生用或蜜炙用。

【性味归经】　辛、苦，微温。归肺经。

【功效主治】　降气，消痰，止咳。用于咳嗽痰多，胸满喘促。

【临床应用】　白前味苦而善降肺气，辛散又能除痰滞。凡痰涎壅肺所致的喘咳痰多、胸闷之证，无论属寒、属热，皆可应用。偏寒者可配伍半夏、紫菀、杏仁等药同用；偏于热者，可与桑白皮、地骨皮、黄芩等药同用。若治疗外感风寒所致咳嗽或久咳不愈者，常配伍荆芥、桔梗、橘皮等药同用，如止嗽散。若咳喘实证，面目浮肿、喉中痰鸣者，可配伍紫菀、大戟等药同用，如白前汤。

【用量用法】　3～10克。

第二节　清化热痰药

凡以寒凉为性质特性的化痰药称为清化热痰药。

清化热痰药，味多甘、苦、咸，性属寒凉。以归肺、胃二经为主，部分药物兼归心、肝、大肠等经。

本类药物以清化热痰为主要功效，分别兼有清肺润燥、软坚散结、熄风定惊等功能。适用于痰热郁肺所致的咳喘胸闷、痰黄粘稠、舌苔黄腻及燥痰犯肺所致的干咳少痰、咯痰不爽者；还可用于痰热所致癫痫、惊厥、瘰疬、痰核瘿瘤及中风痰壅等证。

在应用清化热痰药时，还须根据痰热所致属证的不同表现给以适当配伍。如邪热壅肺者，宜配清肺泻火药；阴虚肺燥者，宜配伍养阴润肺药；痰热惊厥者，宜配伍熄风定惊药；瘰疬瘿瘤者，宜配伍软坚散结之品。

本类药物因性属寒凉，易助湿伤阳，寒痰、湿痰之证，不宜应用。

瓜　蒌

《别　录》

为葫芦科多年生草质藤本植物栝楼 Trichosanthes kirilowii Maxim. 和双边栝楼 T. rosthornii Harms 的成熟果实。产我国南北各地。秋季果实成熟时连柄剪下，悬挂晾干，或剖开去瓤，将瓜壳与种子分别干燥。瓜蒌皮（壳）、瓜蒌仁（种子）生用或炒用，皮、仁合称全瓜蒌。

【性味归经】 甘，寒。归肺、胃、大肠经。

【功效主治】 瓜蒌皮：清肺化痰，利气宽胸；瓜蒌仁：润肺化痰，滑肠通便；全瓜蒌兼具以上功效，并能散结消肿。用于痰热咳嗽，胸痹，结胸，胸膈痞痛，肠燥便秘，肺痈，乳痈。

【临床应用】 1．瓜蒌甘寒清润，既能清热化痰，又能宣利肺气。用治痰热阻肺所致咳嗽痰黄、粘稠难咯之证，常与黄芩、枳实、胆南星等清肺化痰药同用，如清气化痰丸。

2．瓜蒌具涤痰导滞、宽胸利气作用。用治胸阳不振、痰阻气滞所致胸痛彻背、咳唾短气之胸痹证，常与薤白、半夏、白酒配伍，以通阳散结、行气祛痰，如瓜蒌薤白白酒汤、瓜蒌薤白半夏汤。若用治痰热互结所致胸膈痞闷、按之则痛、吐痰黄稠之结胸证，则可配伍黄连、半夏等清热化痰、散结消痞之品，如小陷胸汤。

3．瓜蒌仁质润多脂，具润肠通便的作用。用治肠燥便秘，可与火麻仁、郁李仁等润下药同用。

4．全瓜蒌具散结消肿之效，配清热解毒、消肿排脓的芦根、桃仁、鱼腥草等同用，可治肺痈胸痛、咳痰腥臭或咳吐脓血。若与蒲公英、浙贝母、乳香等清热解毒、活血散结之品同用，可治乳痈肿痛之证。

【用量用法】 全瓜蒌10～20克；瓜蒌皮6～12克；瓜蒌仁10～15克。

【使用注意】 反乌头。瓜蒌仁滑肠通便力强，瓜蒌壳利气宽胸效宏。

贝 母

《本 经》

为百合科多年生草本植物，根据来源不同，药典将其分为两种药材记述。

川贝母为百合科植物川贝母 Fritillaria cirrhosa D. Don.、暗紫贝母 F. unibracteata Hsiao et K. C. Hsia 和甘肃贝母 F. przewalskii Maxim. 或棱砂贝母 F. delavayi Franch. 的地下鳞茎。主产四川、云南、甘肃及西藏等地。夏季采挖。晒干或炕至上粉后，装入新麻布袋内，撞去泥土及须根，晒干。生用。

浙贝母为百合科植物浙贝母 Fritillaria thunbergii Miq. 的地下鳞茎。原产浙江省象山县，故称为象贝。现主产浙江，江苏、安徽及湖南等地亦有分布。于立夏植株枯萎后采挖。洗净泥土按大小分开。其大者摘去心芽，分作两片，称为"大贝"；小者不去心芽，称为"珠贝"。分别置于笼内撞擦，除去其外皮，晒干或烘干。生用。

【性味归经】 川贝母：苦、甘，微寒；浙贝母；苦，寒。归肺、心经。

【功效主治】 化痰止咳，清热散结。用于肺热咳嗽，阴虚燥咳；痈肿，瘰疬。

【临床应用】 1．川贝母、浙贝母均具苦寒之性，有清热化痰之功。用治肺热咳嗽之证，常与知母相须为用，如二母散。然川贝母兼有甘味微寒，尚能清肺润燥，长于润肺化痰止咳，多用治阴虚燥咳，常与杏仁、麦门冬、紫菀等药同用，如贝母丸。还可用治劳嗽咳血，常与天冬、沙参、百部等药同用，如月华丸。浙贝母苦寒之性较强，开郁散结，故善治痰火郁结所致的痰热咳嗽、吐痰黄稠、胶结难咯之证，常配伍黄芩、瓜蒌、枳实等药同用，如二母宁嗽丸。还可用治风热咳嗽或外感燥热咳嗽，可配伍前胡、桑白皮、天花粉或桑叶、杏仁、沙参等同用。

2. 川贝母、浙贝母均有清热散结消肿的功效，为治痈肿疮毒之要药，而尤以浙贝母的散结消肿作用更强。用治痈肿疮毒初起，局部红肿热痛，常与金银花、白芷、赤芍等清热解毒之品同用，如仙方活命饮。若乳痈肿痛，则可与蒲公英、金银花、瓜蒌等药同用。用治肺痈，可配芦根、薏苡仁、鱼腥草等药同用。用治瘰疬痰核，常与玄参、牡蛎同用，如消瘰丸。

【用量用法】　3～10。研细粉冲服，每次 1～1.5 克。

【使用注意】　反乌头。

竹　茹

《别　录》

为禾本科常绿植物青秆竹 Bambusa tuldoides Munro 和淡竹 Phyllostachys nigra var. henonis Stapf 的秆之中间层，即去掉绿层后所刮下的纤维。产于长江流域和南部各省。四季可采，以冬季采者为佳。鲜用，晒干生用，或生姜汁炒用。

【性味归经】　甘，微寒。归肺、胃、胆经。

【功效主治】　清热化痰，除烦止呕。用于痰热咳嗽，烦热失眠，胃热呕吐，血热吐衄。

【临床应用】　1. 竹茹甘寒，具有清热化痰之效。用治痰热壅肺所致的咳嗽痰黄、稠粘难咯之症，常与瓜蒌、贝母、黄芩等药同用。若中风痰迷、舌强不语，可用本品配石菖蒲、胆南星、茯苓等药同用，如涤痰汤。

2. 竹茹既能清化热痰，又有清热除烦。用治胆火挟痰，犯肺扰心所致的烦热咳嗽、失眠惊悸、呕吐苦水之症，常配伍橘皮、茯苓、半夏等药同用，如温胆汤。

3. 竹茹能清胃热、降胃气，而有除烦止呕之效。用治热病口渴、烦热呕吐之症，常配伍石膏、芦根、天花粉等药同用；治痰热互结所致的烦闷呕逆，可配橘皮、半夏等药同用，如黄连橘皮竹茹半夏汤。亦可用治胃虚有热之呕吐，可与橘皮、生姜、人参等药配伍，如橘皮竹茹汤。

4. 竹茹味甘性寒，具凉血之效。古方多以竹茹用治血热吐血、衄血之症，常配生地黄、白茅根、地骨皮等凉血止血之品同用。

【用量用法】　5～10 克。除烦热，生用；止呕，姜汁炒用。

附药　竹沥

为新鲜淡竹或者青秆竹的竹竿经火烤灼时流出的液汁。味甘，性寒。归心、肺、胃经。具有清热豁痰、清心定惊之效。分别用治痰热壅肺、中风痰迷、惊痫癫狂以及小儿惊风等证。用量用法：30～50 克，冲服。

天 竺 黄

《开宝本草》

为禾本科植物青皮竹 Bambusa textilis Mc－Clure 或华思劳竹 Schizostachyum chinense Rendle 等秆内的分泌液，经干燥凝结而成的块状物。产于云南、广东、广西等地。秋、冬二季采收，砍破竹杆，剖取竹黄，晾干用。

【性味归经】 甘，寒。归心、肝、胆经。

【功效主治】 清热化痰，清心定惊。用于痰热惊搐，中风痰壅。

【临床应用】 天竺黄既清化热痰，又能清心定惊，为痰热惊风及热病神昏之要药。用治痰热惊风，可配伍胆南星、朱砂、麝香等药，如抱龙丸。用治中风痰壅、小儿惊痫、夜啼等证，常与其它豁痰熄风之品同用。

【用量用法】 3~9克；研粉吞服，每次0.6~1克。

胖 大 海

《本草纲目拾遗》

为梧桐科乔木植物胖大海 Sterculia lychnophora Hance 的干燥成熟种子。主产于越南、印度、马来西亚等地，我国广东、海南等地也有出产。于4~6月间，由开裂的果实上采取成熟的种子，晒干。生用。

【性味归经】 甘，寒。归肺、大肠经。

【功效主治】 清肺利咽，润肠通便。用于痰热咳嗽，咽痛音哑，热结便秘，头痛目赤。

【临床应用】 1．胖大海能清宣肺热，豁痰开音。用于肺气闭郁，痰热咳嗽、咽痛音哑之证，多单用开水泡服，亦可配伍桔梗、蝉衣、生甘草等同用。

2．胖大海有清肠润燥通便之效。用治热结便秘及火热上攻所引起的头痛、目赤等症。轻者单用即可生效；重证则需配伍大黄、芒硝等泻下药同用。

【用量用法】 2~5枚，泡服。

浮 海 石

《日华子本草》

为胞孔科动物脊突苔虫 Costazia aculeata Canu et Bassler 的干燥骨骼，或火山喷出的岩浆形成的多孔状石块。前者又称石花，分布于我国南方沿海地区，夏、秋季自海中捞出，用清水洗去盐质及泥沙，晒干；后者又称浮石、海浮石，产于广东沿海，全年可采，捡去杂质，晒干。二者均捣碎生用，或水飞用。

【性味归经】 咸，寒。归肺经。

【功效主治】 清肺化痰，软坚散结。用于痰热咳嗽，瘰疬结核。

【临床应用】 1．浮海石寒能清热，咸能软坚，能清肺火而除痰热，尤以除老痰胶结为其特长。用治痰热阻肺所致的咳嗽、咯痰黄稠结块者，多与胆南星、贝母、白芥子等药同用，如清膈煎。若肺热久咳，痰中带血者，可与瓜蒌、青黛、栀子等药同用。

2．浮海石能清热化痰、软坚散结。用治痰火凝结所致的瘰疬痰核，常与海藻、昆布、牡蛎等药同用。

此外，浮海石有软坚散结之效，用本品为末，以甘草煎汤调服，可治血淋涩痛；若配伍海金沙、金钱草等药，亦可用治砂淋。

【用量用法】 6~12克。

海 蛤 壳

《本 经》

为软体动物帘蛤科多种海蛤的贝壳，常用的为文蛤 Meretrix meretrix Linnaeus 和青蛤 Cyclina sinensis Gmelin 的贝壳。产沿海地区。春秋两季自海滩泥沙中淘取，去肉，洗净。生用或煅用。捣末，或水飞用（称蛤粉）。

【性味归经】 苦、咸，寒。归肺、胃经。

【功效主治】 清肺化痰，软坚散结。用于痰热喘咳，瘿瘤，痰核。

【临床应用】 1．海蛤壳苦能降泄，咸能软坚，性寒清热，又主归肺经，故可用治痰热郁肺所致的咳嗽喘满、痰黄粘稠等证，常与海浮石、桑白皮、白前等同用。亦可用于肝火犯肺、胸胁疼痛、咳嗽痰中带血等证，可配青黛、瓜蒌、黄芩等药同用。

2．海蛤壳能化热痰而软坚结，可用于痰火凝结所致的瘿瘤、痰核等证。用治瘿瘤，常与海藻、昆布、瓦楞子等药同用，如含化丸。用治痰核瘰疬，则多与牡蛎、贝母、夏枯草等软坚散结之品同用。

此外，海蛤壳兼有利水作用，可用治湿热水肿、小便不利之证，常与木通、泽泻、滑石等同用。海蛤壳煅后研粉吞服，兼有制酸止痛作用，可用于胃痛泛酸之证。

【用量用法】 10～15克，蛤粉宜包煎；入丸散 1～3克。外用适量。内服宜生用，制酸宜煅用。

海 藻

《本 经》

为马尾藻科植物海蒿子 Sargassum pallidum（Turn.）C．Ag．和羊栖菜 S．fusiforme（Harv.）Setch．的藻体。前者习称为"大叶海藻"，后者习称"小叶海藻"。产于浙江、福建、广东、山东及辽宁等地。夏秋二季采捞，除去杂质，用清水洗漂，稍晾，切段，晒干。生用。

【性味归经】 苦、咸，寒。归肺、胃、肾经。

【功效主治】 软坚散结，消痰，利水。用于瘿瘤，瘰疬，水肿，脚气，睾丸肿痛。

【临床应用】 1．海藻消痰而能软坚散结，为治瘿瘤、瘰疬的常用药物。用治瘿瘤，常与昆布、贝母、青皮等药同用，如海藻玉壶汤；用治瘰疬，可配伍夏枯草、连翘、玄参等药，如内消瘰疬丸。

2．海藻具利水退肿之效。用治湿热壅遏所致之水肿或脚气浮肿之证，常配伍其它利水渗湿药同用。

3．海藻的软坚散结之效，还可用治睾丸肿痛，常与昆布、小茴、橘核等同用。

【用量用法】 10～15克。

【使用注意】 反甘草。

昆　布

《吴普本草》

为海带科植物海带 Laminaria japonica Aresch. 和翅藻科植物昆布 Ecklonia kurome Okam. 的叶状体。产于辽宁、山东及福建等地。夏秋两季采收。由海中捞出后，晒干。拣去杂质，用清水漂洗干净，捞出，稍晾，切成宽丝，阴干。生用。

【性味归经】　咸，寒。归肝、胃、肾经。

【功效主治】　软坚散结，消痰，利水。用于瘿瘤，瘰疬，水肿，脚气，睾丸肿痛。

【临床应用】　1．昆布消痰、软坚散结之功与海藻相似，同为治疗瘿瘤、瘰疬的常用药物，且常相须为用。用治瘿瘤、胸膈满塞、颈项渐粗之证，可配伍海藻、海蛤壳、通草等药同用，如昆布丸。若治瘰疬，则可配伍玄参、牡蛎、夏枯草等药同用。

2．昆布亦具利水退肿作用，配伍其它利水药，可以用治水肿或脚气浮肿之证。

3．昆布软坚散结，对于睾丸肿硬疼痛之证，亦可应用。多配伍海藻、荔枝核、橘核等。现代还用治肝脾肿大之证。

【用量用法】　10～15克。

礞　石

《嘉祐本草》

为硅酸盐类矿石，分青礞石与金礞石。以青礞石应用较广，为绿泥石片岩；金礞石为云母片岩。我国凡有云母矿山处均产，但以四川产者为佳。采后击碎，与火硝共煅至礞石呈金黄色时为止，再以水飞去硝毒，阴干入药。

【性味归经】　甘、咸，平。归肺、肝经。

【功效主治】　下气坠痰，平肝镇惊。用于顽痰咳喘，癫痫，惊风。

【临床应用】　1．礞石质重沉降，具下气坠痰之效。用治顽痰或老痰所致的咳喘气急、痰稠胶结之证，常与沉香、黄芩、大黄等药配伍，如礞石滚痰丸。

2．礞石既能坠痰，又能平肝镇惊，为治痰积惊痫的要药。用治痰热壅盛所致的惊风抽搐，可用煅礞石为末，以薄荷汁和白蜜调服；用治痰积癫痫，亦可用礞石滚痰丸，以收降火逐痰、定惊安神之效。

【用量用法】　3～6克。

【使用注意】　本品重坠，孕妇忌服。

第三节　止咳平喘药

凡以制止或减轻咳嗽、气喘为其主要作用的药物，称为止咳平喘药。

本类药物，味多苦辛，性有寒温之别。主归肺经，兼入脾、胃、大肠等经。

本类药物分别具有宣肺祛痰、润肺止咳、下气平喘等作用，适用于外感咳嗽气喘，或虚劳咳嗽气喘以及其它原因所致的咳嗽气喘。

咳喘病证，病因复杂，表现多样，应用本类药物时，除必须根据痰的多少与证的寒热，配伍相应的化痰药之外，还应根据其兼证的不同选择适当的配伍，如外感咳嗽应与解表药配伍；如阴虚燥咳，应配伍滋阴润肺的药物；肺虚咳喘者，宜配伍补肺益气药；肺肾虚喘者，应配伍补益肺肾之品。

止咳平喘药，其性多为沉降收涩，故麻疹初起，疹出不透者忌用；对表证初期兼有咳喘者亦不宜单用止咳平喘药。

杏　仁

《本　经》

为蔷薇科落叶乔木植物山杏 Prunus armeniaca L. var. ansu Maxim.、东北杏 P. mandshurica（Maxim.）Koehne.、西伯利亚杏 P. sibirica L. 及杏 P. armeniaca L. 的成熟种仁。产于我国东北、华北、新疆及长江流域各地。夏季果实成熟时采收，除去果肉及核壳，取仁晒干。沸水烫后去皮，生用。用时捣碎。

【性味归经】　苦，微温。有小毒。归肺、大肠经。

【功效主治】　止咳平喘，润肠通便。用于咳嗽气喘，肠燥便秘。

【临床应用】　1. 杏仁苦泄降气而具止咳平喘之效，故可用治多种咳喘病证。用治外感风寒、咳喘痰多，常与麻黄、紫苏、橘皮等药同用，如杏苏散。若属风热咳嗽，则可配伍桑叶、桔梗、菊花等药同用，如桑菊饮。治外感燥热咳嗽，可与桑叶、贝母、沙参等同用，如桑杏汤。还可用治肺热咳嗽，则须配伍石膏、麻黄、甘草等清肺止咳之品同用，如麻杏石甘汤。

2. 杏仁富含油脂，具润肠通便之效，可用治肠燥津枯的大便秘结，常与当归、生地黄、火麻仁等同用，如润肠丸。

【用量用法】　3~9克。

【使用注意】　本品有小毒，勿过量。

苏　子

《别　录》

为唇形科一年生植物紫苏 Perilla frutescens（L.）Britt. 的成熟果实。秋季果实成熟时采收，晒干。生用或微炒，用时捣碎。

【性味归经】　辛，温。归肺、大肠经。

【功效主治】　止咳平喘，润肠通便。用于痰壅咳喘，肠燥便秘。

【临床应用】　1. 苏子具降气消痰、止咳平喘之效。用于痰壅气逆、咳嗽气喘之证，常与白芥子、莱菔子同用，即三子养亲汤。若痰涎壅肺而致喘咳上气、胸膈满闷，可与厚朴、橘皮、半夏等配伍同用，如苏子降气汤。

2. 本品质润性降，具润燥滑肠之效。用治肠燥津枯的大便秘结，常与火麻仁、瓜蒌仁、杏仁等同用。

【用量用法】　3~9克。

前　胡

《别　录》

为伞形科多年生草本植物白花前胡 Peucedanum praeruptorum Dunn. 和紫花前胡 P. decur-sivum Maxim. 的根。白花前胡主产湖南、浙江及安徽等地；紫花前胡主产江西、浙江等地。冬季至次春间采挖。除去茎叶及须根，洗净晒干，刮去栓皮，温水浸润，切片。生用。

【性味归经】　苦、辛，微寒。归肺经。

【功效主治】　降气祛痰，宣散风热。用于痰热咳喘，风热咳嗽。

【临床应用】　1. 前胡味苦能降气，辛能化痰，微寒清热。用治痰热郁肺，肺气不降所致的咳喘气急、痰黄粘稠、苔黄脉数等证，常与桑白皮、贝母、杏仁等同用，如前胡散。

2. 前胡味辛能宣散风热，清肺祛痰，为治疗外感咳嗽常用之品。用治风热郁肺、咳嗽痰多，可配伍白前、桔梗等同用，如二前汤。若配伍杏仁、半夏、紫苏等宣肺散寒、温化寒痰之品，亦可用于风寒犯肺之咳嗽多痰。

【用量用法】　3~10克。

桔　梗

《本　经》

为桔梗科多年生草本植物桔梗 Platycodon grandiflorum（Jacq.）A. DC. 的根。主产安徽、江苏及山东、湖南等地。春秋二季采挖，而以秋采者体重质实，品质优良。除去苗茎，洗净，刮去栓皮，晒干。切片，生用。

【性味归经】　苦、辛、平。归肺经。

【功效主治】　宣肺，利咽，祛痰，排脓。用于咳嗽痰多，咽痛，失音，肺痈吐脓。

【临床应用】　1. 桔梗辛开苦泄，性主升浮，具有开宣肺气、祛痰止咳的作用。用治咳嗽痰多之证，不论肺寒、肺热，皆可应用。治风寒犯肺所致的咳嗽痰多者，常与杏仁、苏叶、橘皮等同用，如杏苏散。用治风热犯肺所致的咳嗽痰多者，则可配伍桑叶、菊花、连翘等同用，如桑菊饮。亦可用治痰阻气滞所致的咳嗽痰多、胸膈痞满之证，常与枳壳、瓜蒌、半夏等理气化痰之品同用。

2. 桔梗能宣通肺气、清利咽喉。用治咽痛音哑之证，常配薄荷、牛蒡子、蝉蜕等同用；外感风邪，咽喉肿痛，常与甘草同用，如甘桔汤。若热毒上攻所致之咽喉肿痛，则可配伍山豆根、板蓝根、玄参等。若虚火上炎，音哑失音者，可与玄参、麦冬、胖大海等同用。

3. 桔梗能宣肺祛痰排脓。治肺痈胸痛、咳吐脓血、痰黄腥臭之证，常与鱼腥草、冬瓜仁、芦根等药同用。

此外，又可以其宣开肺气之功，而能通利二便，用于癃闭、便秘等证。

【用法用量】　煎服，3~6g。用于排脓可用 10g。

【使用注意】　本品性升散，凡气机上逆、呕吐、呛咳、眩晕；阴虚火旺咳血等，不宜用。用量过大易致恶心呕吐，又因桔梗皂苷有溶血作用，故不宜作注射给药。

葶 苈 子

《本 经》

为十字花科植物独行菜 Lepidium apetalum Willd. 和播娘蒿 Descurainia sophia（L.）Webb ex Prantl 的干燥成熟种子。前者称北葶苈子，后者称南葶苈子。独行菜主产于河北、辽宁、内蒙古等地；播娘蒿主产于江苏、山东、安徽等地。立夏前后果实成熟时，割取全株，干燥，打下种子，除去杂质。生用或微炒，捣碎入药。

【性味归经】 苦、辛，大寒。归肺、膀胱经。

【功效主治】 泻肺平喘，利水消肿。用于痰壅喘咳，胸腹积水。

【临床应用】 1．葶苈子苦泄沉降，具泻肺消痰、平喘之效。用治痰涎壅肺所致的喘咳气逆、胸胁胀满、不能平卧、身面浮肿之证，常配伍大枣同用，即葶苈大枣泻肺汤。

2．葶苈子能泻肺气之壅滞以通利水道。用治胸腹积水、水肿胀满、小便不利之实证，单用有效，或配伍防己、椒目、大黄等同用，如己椒苈黄丸。如治结胸证之胸胁积水、二便不利，则当配伍杏仁、甘遂、大黄等同用，如大陷胸汤。

现代临床有单以本品研末服，或配以生脉散、参附汤等同用，治疗肺心病衰竭，见水肿喘满者，有较好疗效。

【用量用法】 3~9克。

桑 白 皮

《本 经》

为桑科小乔木桑树 Morus atba L. 的根皮。主产于浙江、江苏、安徽、湖南等地。秋冬采挖。刮去表层黄色栓皮，剥离皮部，洗净，切段，晒干。生用或蜜炙用。

【性味归经】 甘，寒。归肺经。

【功效主治】 泻肺平喘，利水消肿。用于肺热咳喘，水肿胀满。

【临床应用】 1．桑白皮甘寒降泄，能清肺化痰、降气平喘。用治邪热壅肺所致咳喘痰多之证，常与地骨皮、粳米、甘草同用，即泻白散。

2．桑白皮能降肺气而通利水道。用治水肿胀满、小便不利之证，尤其肌肤浮肿者，常配伍茯苓皮、橘皮、大腹皮等药同用，如五皮饮。若水饮停肺，胀满喘急，可配麻黄、杏仁、葶苈子等宣肺逐饮之药同用；若肺虚有热而喘满气短、潮热、盗汗者，则与人参、五味子、熟地等补肺药配伍。

此外，本品还有止血清肝之功，可治衄血、咯血及肝阳肝火偏旺之高血压证。

【用量用法】 6~12克。行水宜生用，平喘宜蜜炙用。

枇 杷 叶

《别 录》

为蔷薇科常绿小乔木植物枇杷 Eriobotrya japonica（Thunb.）Lindl. 的叶。主产长江流域及南部各地。春末夏初采收壮实的叶片，晒干，刷去毛，洗净，切碎。生用或蜜炙用。

【性味归经】 苦，凉。归肺、胃经。

【功效主治】 清肺止咳，降逆止呕。用于肺热咳喘，胃热呕逆。

【临床应用】 1．枇杷叶苦能下气，凉能胜热，具清肺化痰、止咳平喘之效，可用治因风热、燥火引起的多种咳嗽。用治风热咳嗽，可与桑叶、前胡、牛蒡子等同用。治肺热咳喘、痰黄稠浊、口燥咽干者，常与沙参、桑白皮、栀子等同用，如枇杷清肺饮。若肺燥咳嗽，可配伍阿胶、麦冬、杏仁等同用，如清燥救肺汤。

2．枇杷叶性主降泄，归胃经，故可降胃气之逆。用于胃热呕吐，常配伍黄连、竹茹、橘皮等同用。若胃热呕哕，兼见烦渴者，可配伍竹茹、芦根等同用。

【用量用法】 6～12克。止咳宜蜜炙，止呕宜生用。

马 兜 铃

《药性论》

为马兜铃科多年生落叶藤本植物北马兜铃 Aristolochia contorta Bge. 和马兜铃 A. debilis Sieb. et Zucc. 的干燥成熟果实。北马兜铃主产于黑龙江、吉林、河北等地。马兜铃主产于江苏、安徽、浙江等地。秋季采摘，晒干。生用或蜜炙用。

【性味归经】 苦、微辛，寒。归肺、大肠经。

【功效主治】 清肺化痰，止咳平喘，清肠消痔。用于肺热咳喘，痔疮肿痛。

【临床应用】 1．马兜铃苦能降气，寒能清热，具有清降肺气、止咳平喘之效。治肺热痰壅，气逆咳喘之证，常与桑白皮、地骨皮、黄芩等同用。如肺虚有热之喘咳，则可配伍杏仁、阿胶、牛蒡子等同用，如补肺阿胶散。若肺虚喘咳、痰中带血者，则应与阿胶、白及等药同用。

2．马兜铃能清大肠之邪热。用治大肠湿热所致的痔疮肿痛、肠风下血之证，常与黄芩、地榆、槐角等药配伍应用。亦可单用煎汤熏洗。

此外，本品能清热平肝降压，而可用治高血压病属肝阳上亢者。

【用量用法】 3～9克，外用适量。止咳多炙用；外用熏洗宜生用。

百 部

《本 经》

为百部科多年生草本植物直立百部 Stemona sessilifolia（Miq.）Franch et Sav、蔓生百部 S. japonica（Bl.）Miq. 或对叶百部 S. tuberosa Lour. 的干燥块根。直立百部产于山东、河南至长江流域中下游各省及福建；蔓生百部产于我国北部、中部、东南部各省；对生百部产于长江流域至海南省。春秋二季采挖。洗净，除去须根，入沸水烫或蒸至无白心，晒干，切段。生用或蜜炙用。

【性味归经】 甘、苦，平。归肺经。

【功效主治】 润肺止咳，灭虱杀虫。用于新久咳嗽，顿咳，劳嗽，蛲虫病，头虱体虱。

【临床应用】 1．百部甘缓质润，苦泄降气，具润肺降气止咳之效，可用于多种咳嗽病证。用治外感咳嗽、久咳不止，可配橘皮、紫菀、白前等，如止嗽散。用治小儿顿咳，可单用本品煎服，或制成20%的糖浆应用，亦可配伍沙参、川贝母、白前等药。若虚劳咳嗽、骨蒸咳血，则可配伍麦冬、阿胶、三七等，如月华丸。现代临床以本品为主，配黄芩、丹参，治肺结核，对痰菌转阴及病灶的吸收均有一定的疗效。

2. 百部外用有灭虱杀虫止痒之效。用治蛲虫病，可将本品30克至60克水煎浓缩至50毫升，每晚作保留灌肠，或取本品配紫草、凡士林制成软膏，每晚外涂肛门；本品配伍蛇床子、苦参、白矾等药煎水冲洗，还可用治阴痒带下。若用作灭虱，可将本品制成20％的醇浸液或50％水煎剂调搽，以治头虱、体虱。

【用量用法】　3~9克。外用适量。

紫　菀

《本　经》

为菊科多年生草本植物紫菀 Aster tataricus L. f. 的干燥根及根茎。主产于河北、安徽等省及东北、华北、西北等地，各地多有栽培。春秋二季采挖。洗净，晒干，切段。生用或蜜炙用。

【性味归经】　辛、苦、甘，微温。归肺经。

【功效主治】　润肺下气，化痰止咳。用于咳嗽气喘，劳嗽咳血。

【临床应用】　紫菀辛散苦降，温而不燥，归肺经而具润肺降气、化痰止咳之效，故不论寒热虚实、内伤外感等各种咳嗽，均可应用。治外感风寒、咳嗽痰多，可配荆芥、白前、橘皮等。若肺虚久咳、劳嗽咳血者，可配伍阿胶、知母、贝母等养阴润肺止咳药物，如紫菀汤。

【用量用法】　5~9克。劳嗽咯血多用炙紫菀。

款 冬 花

《本　经》

为菊科多年生草本植物款冬 Tussilago farfara L. 的花蕾。产河南、甘肃、山西及四川等地。地冻前当花尚未出土时采摘。阴干，除去泥土、花梗。生用或蜜炙用。

【性味归经】　辛，温。归肺经。

【功效主治】　润肺下气，化痰止咳。用于咳嗽气喘，劳嗽咳血。

【临床应用】　款冬花辛散温润，其润肺下气、止咳化痰功类紫菀，同为治疗咳嗽的要药，常二药相须为用。治寒饮停肺之咳喘，常配伍麻黄、射干、细辛等，如麻黄射干汤。若治燥热伤肺，暴发咳嗽，可配伍杏仁、贝母、桑白皮等同用，如款冬花汤。治肺虚久咳、劳嗽咳血，常须与润肺养阴的百合同用，如百花膏。

【用量用法】　5~10克。

白　果

《日用本草》

为银杏科落叶乔木植物银杏 Ginkgo biloba L. 的成熟种子。全国各地皆有栽培。秋季种子成熟时采收，除去肉质外果皮，洗净晒干。用时去内果壳，取种子捣碎入药，或煨用。

【性味归经】　甘、苦、涩，平。有小毒。归肺经。

【功效主治】　敛肺平喘，收涩止带。用于痰多喘咳，带下，白浊，遗尿尿频。

【临床应用】 1．白果具苦降涩敛之性，有收敛肺气、平喘止咳之效。凡久嗽不止、喘咳痰多之证，均可应用，常与麻黄、甘草等配伍，如鸭掌散。如肺热喘咳痰多，则可配伍黄芩、桑白皮等药，如定喘汤。

2．白果敛涩之性较强，具固涩止带、缩尿止遗之效。用治下元虚损，带下清稀者，可配伍胡椒、莲肉等，与乌骨鸡煮食。如属湿热下注，带下黄稠者，则须配伍黄柏、芡实、车前子等清利湿热之品，如易黄汤。用治白浊，可用生白果擂水饮服，或配伍萆薢、石菖蒲、益智仁等使用。用治尿频遗尿之证，可用白果煨熟嚼食，或配山药、乌药、益智仁等同用。

【用量用法】 6～10克，或5～10枚。入煎剂宜生用，入丸散、嚼食宜煨熟食。

【使用注意】 本品有毒，不宜大量生食，小儿尤当注意。

附药 银杏叶

为银杏树的叶。味甘、苦、涩，性平。归肺、心经。功能敛肺平喘。用于肺虚喘咳。近年来，以其作原料提取银杏总黄酮，用治冠心病、心绞痛、高血压及血管痉挛等病证，均取得良好效果。

小　结

化痰止咳平喘药，以祛除痰涎，减轻或制止咳嗽气喘为其主要作用，根据其性能特点和使用范围，可分为温化寒痰、清化热痰与止咳平喘三类。

温化寒痰之品，具燥湿化痰、温肺化饮之效。主治寒痰、湿痰所致诸疾。半夏、天南星、白附子，同为天南星科植物，性味辛温燥烈，同具燥湿化痰之效，用治寒痰、湿痰，常相配伍应用。但半夏主入脾胃经，专理脾胃湿痰，为治湿痰壅肺及寒痰停饮咳嗽痰多之要药，尚有降逆止呕、散结消痞之效，亦为呕吐、胸痹之要药；天南星主入肺经，善祛风痰，主消经络风痰，为治风痰眩晕、中风痰壅、癫痫惊风所常用，又兼祛风止痉之效，还为破伤风要药；白附子善祛风痰，亦有祛风止痉之效。故为治疗中风痰壅、破伤风之药，因其性升散，能引药上行头面，故为治疗风痰所致头面诸疾要药，对风痰滞络所致的口眼㖞斜、痰厥头痛尤为常用。三药外用，均能解毒消肿，可用治痈肿、痰核等证。

白芥子辛温行散，具温肺祛痰、利气散结之效，主治寒痰壅肺、气逆咳喘、胸胁胀痛，因其善祛经络之痰，兼能通络止痛，故对痰滞经络所致的肩臂关节疼痛、麻痹及寒痰流注、阴疽肿痛尤为常用。

皂荚辛行咸软，为作用强烈的祛痰止咳药，并能通窍开闭，主治顽痰阻肺的咳喘胸闷、中风口噤、喉痹痰阻以及大便秘结。

旋覆花、白前，均能降气消痰，主治痰涎壅肺，咳喘胸闷，无论寒证、热证均可应用。旋覆花兼有降气止呕之效，还可用治呕吐、噫气。

清化热痰药物，具清化热痰及清肺润燥之效，主治痰热郁肺、咳喘胸满、肺燥干咳等证。瓜蒌、贝母，均有清化热痰、润肺止咳、散结消肿之效，可以用治痰热咳嗽、乳痈肿痛。但瓜蒌有全瓜蒌与瓜蒌仁之分。全瓜蒌兼有利气宽胸之效，为治疗胸痹、结胸之要药；瓜蒌仁还能润肠通便。贝母则有川、浙等不同产地品种，川贝母甘寒清润，多用治阴虚燥咳、劳嗽咳血；浙贝母苦寒开泄，多用于风热或痰热咳嗽、瘰疬痈肿等证。

竹茹、竹沥、天竺黄，均能清热化痰，用治痰热为患之疾，但竹茹还能清热除烦、降逆止呕，可治痰热咳嗽、痰火内扰的烦热不眠、胃热呕吐等证，竹沥善于清热豁痰、清心定惊，可治痰火咳嗽、中风痰迷、惊痫癫狂及小儿惊风等证；天竺黄亦兼清心定惊之效，主治痰热抽搐及中风痰壅、小儿惊痫等证。

胖大海清肺利咽、润肠通便，主治痰热咳嗽、咽痛音哑，兼治热结便秘。

浮海石、海蛤壳，均为咸寒之品，能清肺化痰、软坚散结，同治痰热咳嗽、瘰疬痰核，但浮海石兼能通淋，可治血淋、砂淋；海蛤壳兼能利水，可治湿热水肿，小便不利之证。

海藻、昆布，亦为咸寒之品，同有软坚散结、消痰利水之效，为治瘿瘤、瘰疬所常用，亦可用治水肿、脚气、睾丸肿痛等证。

礞石质重性降，具下气坠痰、平肝镇惊之效。主治顽痰咳喘、癫痫惊风等证。

止咳平喘之品，以对证治疗为主。杏仁、苏子，同具降气消痰、止咳平喘、润肠通便之效，均可用治痰壅气逆之咳嗽气喘及肠燥便秘等证。然杏仁兼散风邪，故其治咳喘，无论风寒、风热、燥热所致均可配用；而苏子重在温降肺气，主治寒痰壅肺之气逆喘咳。

前胡、桔梗，均能祛痰止咳，主治咳嗽痰多之证。然前胡性降，兼能宣散风热，故多用于肺气不降之咳喘气逆、风热咳嗽之证；桔梗性升，兼能利咽、排脓，故还能用治咽痛、失音、肺痈吐脓等证。

葶苈子、桑白皮，均能泻肺平喘、利水消肿，用治肺热喘咳、水肿胀满等证。然其利水消肿之效，葶苈子苦泄沉降之性较猛，重在泻肺气之壅滞以通水道，故多用于胸腹积水、小便不利之实证；而桑白皮甘寒缓，重在清肺热以通利水道，故多用于四肢、面目浮肿之证。

枇杷叶、马兜铃，均具苦寒之性，能清肺降气、化痰止咳，主治肺热喘咳。然枇杷叶还能清胃止呕，可治胃逆呕吐、胃热烦渴之证；而马兜铃还能清肠消痔，可用治痔疮肿痛、肠风下血等证。

百部润肺止咳，不论新久咳嗽，皆可应用。又能杀虫灭虱，还可用治蛲虫及头虱体虱之证。

紫菀、款冬花，性温而不燥，功效相近，同具润肺降气、化痰止咳之效。用治咳嗽，不论新久、寒热虚实，均可应用。但紫菀祛痰作用较强；款冬花则止咳之功稍优。

白果甘涩性平，具敛肺平喘、收涩止带之功，主治痰多咳喘、带下白浊等证。其树叶谓之银杏叶，除具敛肺平喘功效之外，其提取物还用于冠心病、心绞痛、高血压及血管痉挛等病证。

第十四章 安 神 药

凡以安定神志为主要作用的药物，称为安神药。

安神药性味以甘平为主，多归心、肝、肾三经。心藏神，故安神药主要归心经，又因肝藏魂、肾藏志，故又与肝肾密切相关。

安神药均具安定神志的作用。根据药物的性质，矿物药质重沉降，故多具重镇安神作用。植物类药质润性补，故多具养心安神作用。适用于心气虚、心血虚、心火亢盛及肝血虚等所致的心神不宁、心悸怔忡、失眠多梦及惊风癫狂等证。

应用本类药物时，须根据病因病证，选择适宜的药物配伍。如阴虚血少者，应配伍养血滋阴药同用；心火亢盛者，应配伍清心火药同用；肝阳上亢者，配伍平肝潜阳药同用；惊风癫狂证，多配化痰开窍或平肝熄风药同用。

矿物类药物，如作丸散服，易耗伤胃气，须酌情配伍养胃健脾之品；且只宜暂服，不宜久用。部分药物具有毒性，更须慎用。

朱 砂

《本 经》

为六方晶系辰砂 Cinnabar 的矿石，主要含硫化汞（HgS）。主产于湖南、贵州、四川、广西等地，随时可采。将辰砂矿石击碎，除去石块杂质，水飞研成极细粉末，装瓶备用。本品忌火煅，遇火则析出水银，有大毒。

【性味归经】　甘，寒。有毒。归心经。

【功效主治】　镇心安神，清热解毒。用于心神不安，惊悸失眠，疮疡肿毒，咽喉肿痛，口舌生疮。

【临床应用】　1. 朱砂质重沉降，性寒清热，善清降心经之邪热，有镇心安神之效。治心火亢盛所致的心神不安、胸中烦热、惊悸失眠等症，多与清心火的黄连、甘草等配伍应用，以增强清心安神之功。若兼心血虚者，配伍当归、生地黄等补血之品，共奏清心养血安神之效，即朱砂安神丸。用于惊恐或心虚所致的惊悸怔忡，可将本品入猪心中炖服。血虚心悸失眠，可配伍柏子仁、酸枣仁等养血安神之品。

2. 本品重镇，有镇惊安神之功。用治高热神昏、惊厥，常与牛黄、麝香等开窍、熄风药物同用，如安宫牛黄丸；治疗小儿惊风，多与牛黄、全蝎、钩藤等配伍，如牛黄散；用治癫痫神昏抽搐，每与磁石同用，如磁朱丸。

3. 朱砂有清热解毒的功效，为外科疮疡中的常用之品，用治疮疡肿痛，可配伍雄黄。治咽喉肿痛及口舌生疮，常与硼砂、冰片等配伍研末外吹患处，有解毒消肿止痛之良效。

此外，本品又常作丸剂包衣，具有防腐的作用。

【用量用法】　0.5～1克，研末入散服；入汤剂当研末冲服。外用适量。

【使用注意】　本品有毒，内服不可过量或持续服用，以防汞中毒。切忌火煅。

磁　石

《本　经》

为天然的等轴晶系磁铁矿 Magnetium 的矿石。主要含四氧化三铁（Fe_3O_4）。主产于河北、山东、辽宁、江苏等地。随时可采。采取后，除去泥沙杂质，置干燥处保存。击碎生用，或火煅醋淬，研细，备用。

【性味归经】　辛，咸，寒。归肝、心、肾经。

【功效主治】　潜阳安神，聪耳明目，纳气平喘。用于心神不宁，惊悸失眠，耳鸣耳聋，目暗昏花，肾虚气喘。

【临床应用】　1．磁石质重沉降，有平肝潜阳、镇心安神之功。用治阴虚阳亢所致的烦躁不宁、心悸失眠、头晕头痛等症，常与朱砂配伍，可增强镇心安神功效，如磁朱丸；亦可与石决明、白芍等同用。

2．磁石治肝肾不足，精血虚少，不能上充清窍所致耳鸣耳聋、目暗昏花，常与熟地黄、枸杞、山茱萸、五味子等配伍应用。用治视力模糊，可以磁朱丸配合滋养肝肾药同用。

3．磁石能纳气平喘，用治肾虚摄纳无权所致的呼多吸少，动则喘急，常与代赭石、胡桃肉等配伍应用，以增强补肾纳气定喘的作用。

此外，临床治疗白内障，用磁朱丸，可使部分视力增强。

【用量用法】　10～30克。入汤剂宜打碎先煎；醋淬后入丸散剂，每次1～3克。

【使用注意】　脾胃虚弱者慎用。

龙　骨

《本　经》

为古代大型哺乳动物如东方齿象 Stegodon orientalis OWen.、犀牛类 Rhino Cero Sindet. 和三趾马 Hipparion SP. 等的骨骼化石。主产于山西、内蒙古、陕西、甘肃、湖北、河北、河南等地。采挖后，除去泥沙杂质，打碎。生用或火煅用。

【性味归经】　甘、涩，平。归心、肝、肾经。

【功效主治】　镇静安神，平肝潜阳，收敛固涩。用于神志不安，心悸失眠，烦躁易怒，头晕目眩，虚汗，遗精，带下，崩漏。

【临床应用】　1．龙骨甘涩质重，有镇静安神之功。用治心神不宁，心悸失眠，健忘多梦等症，常与朱砂、酸枣仁、柏子仁等安神之品配伍；治疗惊痫抽搐，癫狂发作者，须与牛黄、胆南星、礞石等化痰止痉之品配伍。

2．龙骨入肝经，能平肝而潜纳浮阳。用于阴虚阳亢所致的烦躁易怒、头晕目眩，多与牡蛎、白芍等同用，如镇肝熄风汤。

3．龙骨煅用，有收敛固涩作用。凡遗精、滑精、遗尿、尿频、崩漏、带下、自汗、盗汗等多种正虚滑脱之证，皆可用之。治疗肾虚遗精、滑精，每与牡蛎、沙苑子、芡实等配伍，以益肾固精止遗，如桑螵蛸散；治疗气虚不摄、冲任不固之崩漏、带下，可与黄芪、乌贼骨、五味子等配伍，以益气固冲，止血、止带，如固冲汤；治疗表虚自汗、阴虚盗汗者，又常与黄芪、牡蛎、浮小麦、五味子等配伍，以收敛固表止汗。

此外，煅龙骨研末外用，有收湿敛疮的作用，可用治湿疮痒疹及疮疡溃后久不愈合。临床亦用治瘰疬，以煅龙骨、煅石膏、滑石各等量，共研细末，将已炼好的猪油溶化，投入药末，搅拌成糊状，贮存外用。治烫伤，以龙骨、生石膏、大黄、儿茶各等份，共研极细末，冷茶水调成稀糊状，敷患处。

【用量用法】　15～30克，宜先煎；外用适量，研末外敷。镇惊平肝宜生用，收敛固涩宜煅用。

附药　龙齿

与龙骨来源相同，为古代多种大型哺乳动物的牙齿骨骼化石。采挖龙骨时即可收集龙齿。碾碎生用，或火煅用。性味甘、涩、凉。有镇静安神作用。适用于惊痫、心悸心烦、失眠多梦等症。用量用法与龙骨相同。

琥　珀

《别　录》

为古代松科植物的树脂，埋藏地层中经多年转化而成。主产于云南、广西、河南、辽宁等地。从地层或煤层中挖出后除去砂石、泥土等杂质，研末用。从煤层中挖出者称煤珀，色黑，故又名黑琥珀。

【性味归经】　甘，平。归心、肝、膀胱经。

【功效主治】　镇惊安神，活血散瘀，利水通淋。用于惊风癫痫，经闭癥瘕，产后瘀阻，血淋，石淋。

【临床应用】　1. 琥珀质重，镇心定惊安神。对心神所伤、神不守舍之心神不宁、惊悸失眠、健忘多梦等症，可收定惊安神之效，常与朱砂、远志、石菖蒲等配伍，如琥珀定志丸。用治小儿惊风，高热、神昏抽搐，以及癫痫发作，痉挛抽搐等症，又有定惊止痉之功，可与天南星、天竺黄、朱砂等同用，如琥珀抱龙丸。

2. 琥珀入心肝血分，有活血通经，散瘀消癥作用，可用治血瘀肿痛、经闭痛经、心腹刺痛、癥瘕积聚等多种血瘀证。如单用本品研末冲服，治疗阴囊及妇女阴唇血肿、产后血瘀肿痛等证；与当归、莪术、乌药等配伍，即《灵苑方》琥珀散，可治疗血瘀气阻之经闭、痛经；与三七共用，研末服，可治心血瘀阻，胸痹，心痛；与三棱、鳖甲、大黄等配伍，共收活血散结，软坚消癥之效，可除癥瘕痞块，如李珣方琥珀散。

3. 琥珀还有利尿通淋作用，故用治淋证尿频、尿痛及癃闭、小便不利之证。如《直指方》单用琥珀为散，灯心汤下即效。又因琥珀可散瘀止血，所以适宜于血淋。用葱白煎汤冲服琥珀，可治砂石诸淋，本品配伍金钱草、海金沙、木通等利尿通淋之品，用治石淋或热淋。

此外，琥珀外用作为生肌收敛药物，可用于痈肿疮毒。

【用量用法】　1～3克。研末冲服，不入煎剂。

柏 子 仁

《本 经》

本品为柏科植物侧柏 Platyclatus orientalis（L.）Franco 的干燥成熟种仁。全国大部分地区出产，主产于山东、河北、河南等地。秋、冬二季采收成熟的种子，晒干，除去外壳，用时打碎。用纸包裹加温烘烤，压榨去油，称柏子仁霜。

【性味归经】 甘，平。归心、肾、大肠经。

【功效主治】 养心安神，润肠通便。用于虚烦不眠，惊悸怔忡，肠燥便秘。

【临床应用】 1. 柏子仁甘平质润，以养心安神、止汗为主要作用，为滋养性的安神药物。用治血不养心所引起的虚烦不眠、惊悸怔忡等，常与酸枣仁、五味子等同用，如养心汤；兼盗汗者，亦可与人参、五味子等同用，如柏子仁丸。若心肾不足，阴虚阳亢所致的虚烦不眠、心悸、健忘、口燥咽干、舌红少苔，可配伍生地黄、玄参等养心滋肾药配伍，如天王补心丹。

2. 柏子仁质润多油，能润燥滑肠。治阴血虚少、年老体弱的肠燥便秘，配伍杏仁、郁李仁等药，以增强其润下之功，如五仁丸。

此外，临床应用治脱发。柏子仁配当归等量，共研细末，炼蜜为丸。

【用量用法】 10～18克。

【使用注意】 便溏者慎用。

酸 枣 仁

《本 经》

本品为鼠李科落叶灌木或乔木酸枣 Ziziphus jujuba Mill. var. spinosa（Bunge）Hu ex H. F. Chou 的干燥成熟种子。主产于河北、陕西、辽宁、内蒙古、山东等地。秋末冬初果实成熟时采收。除去枣肉，碾破核，取种子晒干。生用或炒用；入汤剂宜捣碎用。

【性味归经】 甘，平。入心、肝经。

【功效主治】 养心安神，敛汗。用于失眠，惊悸，自汗，盗汗。

【临床应用】 1. 酸枣仁养心阴、益肝血而宁心安神，为有效的滋养性安神药。用治心肝血虚引起的失眠、惊悸怔忡等证，可配何首乌、龙眼肉等同用。若肝虚有热之虚烦失眠，常与知母、茯苓同用，如酸枣仁汤。

2. 酸枣仁有敛汗作用。治体虚自汗、盗汗，多与人参、浮小麦等同用，以增强补虚、敛汗之功。

【用量用法】 3～15克。亦可研末睡前吞服。

【附注】 《本经》有酸枣（用果实）而不用酸枣仁（种子），故味酸。《新修本草》称"今方用其仁"，按《本草纲目》"仁，味甘，气平"，尝之确无酸味，故应以甘平为是。

远 志

《本 经》

本品为远志科植物远志 Polygala tenuifolia Willd. 或卵叶远志 P. Sibirica L. 的干燥根。主

产于山西、陕西、河南、吉林等省。春、秋采挖。除去残茎、须根、泥土，洗净晒干。生用或炙用。或除去木心用根皮，名远志肉。

【性味归经】　苦、辛，微温。入心、肺、肾经。

【功效主治】　安神益智，祛痰开窍，消痈肿。用于惊悸失眠，多梦健忘，神昏癫痫，咳嗽痰多，痈疽肿毒。

【临床应用】　1．远志苦泄，辛散，温通，能开心气散郁结，交通心肾而安神益智。用于因惊恐所伤而致的惊悸、多梦不宁，常配朱砂、石菖蒲等药同用，如远志丸；用治失眠、健忘，可与人参、石菖蒲同用，如不忘散。用治痰阻心窍，神昏癫痫，常与郁金、白矾等同用。

2．远志祛痰，能使痰液稀释易于咯出。用治咳嗽痰多不易咯出者，可制成酊剂服用；亦可与贝母、桔梗等同用，以增强祛痰止咳之效。

3．远志有消痈肿之效，用治痈疽疔毒、乳房肿痛，单用为末酒送服或外用调敷。

【用量用法】　3～10克；外用适量。

【使用注意】　大剂量易致恶心呕吐，溃疡病及胃炎患者慎用。

合 欢 皮

《本　经》

为豆科落叶乔木植物合欢 Albizia julibrissin Durazz．的干燥树皮。产于长江流域各地。夏、秋两季采取树皮，切段，晒干。生用。

【性味归经】　甘，平。归心、肝经。

【功效主治】　安神解郁，活血消肿。用于忧郁失眠，虚烦不眠，跌打骨折，痈肿疮毒。

【临床应用】　1．合欢皮性质平和，能安五脏、和心志，而解郁除烦，具有解郁安神之功。用治忿怒忧郁所致的心神不安、健忘失眠，可单用，或与郁金、柏子仁等同用以增强安神的作用。

2．合欢皮有活血消肿作用，用治骨折，常与川芎、红花等配伍应用。治肺痈，常与白敛、鱼腥草等同用。治痈疽疮肿，可与穿山甲、野菊花等同用。

【用量用法】　10～15克。

附药　合欢花

与合欢皮同一来源。药用其花。一般在夏季花开时采收，干燥。生用。性味甘，平。有解郁安神之功效。用治虚烦不安、抑郁不舒、健忘失眠等症。可单用，或配伍其它安神药同用。用量5～10克。

小　结

安神类药，功能安定神志。主治各种原因所致的心神不安、心悸、失眠、多梦等证。

重镇安神药，多属质重的金石及介壳类药物，取其重则能镇，重可去怯的作用，多用治心悸失眠、惊痫癫狂、心神不安的实证。

朱砂、磁石、龙骨、琥珀，均具有质重沉降的性质，有重镇安神作用，主治阳气躁动，惊狂不安、惊悸不眠的实证及惊风癫狂等证。其中朱砂又能解毒，用治疮毒喉痹；磁石又能纳气平喘，用治肾不纳气的虚喘；龙骨煅用又能收敛固涩，可治虚汗、遗精、崩漏、带下；琥珀且能活血利尿通淋，用治血瘀经闭、热淋、血淋。

养心安神药，多属植物类药，取其滋养心肝作用，多用于心悸怔忡、不眠多梦、心神不安的虚证。

柏子仁、酸枣仁、远志、合欢均为滋养性的安神药，具养心安神的特点，用治阴血不足，虚烦不眠为主。其中柏子仁富含油脂，又能润燥滑肠，治津亏便秘；酸枣仁安神且能止汗，为治自汗、盗汗的良药；远志又能降气化痰而利窍，可治咳嗽痰多；合欢皮具有活血止痛之效，善治骨折、痈肿。

第十五章 平肝熄风药

凡以平肝潜阳、熄风止痉为主要作用的药物，称为平肝熄风药。

本类药性偏寒凉，味咸或甘、苦，主要归肝经。分别具有平肝潜阳与熄风止痉的功能。部分药物分别兼有清肝明目、解毒、散结等作用。主要适用于肝风内动，惊痫抽搐；肝阳上亢，头痛眩晕。还可用于肝热目赤、瘰疬痰核、疮痈等证。

应用本类药时，应根据引起肝风内动或肝阳上亢的不同原因和兼证，予以辨证用药。如热极生风、肝风内动者，应配合清热泻火或清肝热药同用；因阴血亏虚生风者，配合滋阴或补血药；用于风痰所致者，应与化痰药同用；脾虚慢惊者，当配健脾益胃药同用。

本类药物性有寒温之异，应区别使用。如药性寒凉之品，适用于肝经热盛者，脾虚慢惊则不宜用；少数药物性偏温燥，血虚阴伤者，又当慎用。

石 决 明

《别 录》

为鲍科动物杂色鲍（光底石决明）Haliotis diversicolor Reeve、皱纹盘鲍（毛底石决明）H. discus hannai Ino、羊鲍 H. ovina Gmelin、澳洲鲍 H. ruber（Leach）、耳鲍 H. asinina Linnacus 或白鲍 H. laevigata（Donovan）的贝壳。多分布于沿海地区。夏、秋两季捕取。去肉后，洗净贝壳，除去附着的杂质，晒干。打碎生用或煅用。

【性味归经】 咸，寒。归肝经。

【功效主治】 平肝潜阳，清肝明目。用于头晕目眩，目赤翳障，视物昏糊。

【临床应用】 1. 石决明咸寒质重，有平肝潜阳之功。用于肝肾阴虚，肝阳上亢所致的头晕目眩，常与生地黄、白芍、牡蛎等同用。若治肝阳亢盛而有热象者，应与夏枯草、钩藤、菊花等清热平肝药同用。

2. 石决明有清泄肝火、滋补肝阴作用，故为治目疾之常用药。用于肝火上炎、目赤肿痛，可与决明子、夏枯草等同用。用于风热目赤、翳膜遮睛，可与菊花、密蒙花、谷精草等同用。若属肝虚血少，目涩、视物模糊，则应与熟地黄、山药、菟丝子等补益肝肾药同用，如石决明丸。

【用量用法】 15～30克，入汤剂宜打碎先煎。

天 麻

《本 经》

为兰科多年生草本植物天麻 Gastrodia elata BL. 的块茎。主产于四川、云南、贵州等地。现有采用人工培殖。春季植株出芽时挖出者为"春麻"，质量较差；冬季茎枯时挖出者为

"冬麻"，质量较好。挖得后，除去地上茎及菌丝，擦去外皮，洗净煮透或蒸熟，压平，微火烤干。用时润透切片。

【性味归经】　甘，平。归肝经。

【功效主治】　熄风止痉，平抑肝阳，祛风通络。用于惊风抽搐，头痛眩晕，风湿痹痛，肢体麻木，半身不遂。

【临床应用】　1．天麻为治肝风内动之要药。对于肝风内动，惊痫抽搐之证，因其性平，故无论寒证、热证，皆可配用。用于小儿急惊，常与钩藤、羚羊角、全蝎等同用，如钩藤饮。用于脾虚慢惊，常与人参、白术、僵蚕等同用，如醒脾散。亦可用于破伤风之痉挛抽搐、角弓反张，常配合天南星、白附子等同用，如玉真散。近年用天麻提取有效成分制得荚兰醋片，治疗癫痫大、小发作有效。

2．天麻有良好的平抑肝阳功效。用于肝阳上亢，头痛眩晕，可与钩藤、黄芩、牛膝等同用，如天麻钩藤饮。用于风痰上扰的眩晕，可与半夏、白术、茯苓等同用，如半夏白术天麻汤。用于偏正头风、眼目昏花，可与川芎配伍应用。近年应用密环菌片治疗高脂血症，可使血清胆固醇、血清甘油三酯等明显下降，同时收缩压或舒张压亦有不同程度下降，头昏、头痛、胸闷等症状也有好转。

3．天麻还有祛外风、通经络的作用。用治风中经络手足不遂、肢体麻木、痉挛抽搐等症，常与川芎同用，如天麻丸；用治风湿痹痛关节屈伸不利者，多与秦艽、羌活、桑枝等祛风湿药同用，如秦艽天麻汤。现临床用20％天麻针剂，肌肉注射，治疗坐骨神经痛、三叉神经痛及眶上神经痛等症，止痛颇效。

【用量用法】　3～10克；研末吞服，每次1～1.5克。

牡　蛎

《本　经》

为牡蛎科动物长牡蛎 Ostrea gigas Thunberg、大连牡蛎 O. talienwhanensis Crosse 和近江牡蛎 O. rivularis Gould 等的贝壳。我国沿海地区均有分布。宜于冬、春季采集。去肉留壳，捣净晒干。捣碎生用或火煅粉碎用。

【性味归经】　咸，微寒。归肝、肾经。

【功效主治】　平肝潜阳，软坚散结，收敛固涩。用于头晕目眩，肝风抽搐，瘰疬，痰核，自汗，盗汗，遗精，崩漏，带下。

【临床应用】　1．牡蛎质重，有平肝潜阳之功。用于阴虚阳亢所致的头晕目眩，常与龙骨、龟板、白芍等同用。用于热病伤阴，肝风内动，四肢抽搐者，常与龟板、鳖甲、白芍等育阴潜阳之品同用，如三甲复脉汤。

2．牡蛎味咸，能软坚以散结块。用于痰火郁结之瘰疬、痰核，常与浙贝母、玄参等同用。用治血瘀气结之癥瘕痞块，多与鳖甲、丹参、莪术等配伍；近代常用治肝、脾肿大症有效。

3．牡蛎煅用长于收敛固涩。用于自汗、盗汗，常与黄芪、浮小麦、麻黄根同用，即牡蛎散。用于肾虚精关不固所致的遗精、滑精，可与沙苑子、芡实等同用，如金锁固精丸。用于崩漏、带下，常与煅龙骨、山药、乌贼骨等同用。

此外，煅牡蛎有制酸作用，可用治胃痛泛酸、呕吐。

【用量用法】 10～30克。入汤剂当先煎。益阴潜阳、镇惊安神、软坚散结宜生用；收敛固涩宜煅用。外用适量研末，可作扑粉。

【使用注意】 虚寒证不宜服。

珍 珠 母

《图经本草》

为蚌科动物三角帆蚌 Hyriopsis cumingii（Lea）和褶纹冠蚌 Cristaria plicata（Leach）的蚌壳或珍珠贝科动物马氏珍珠贝 Pteria martensii（Dunker）除去角质层的贝壳。全国各地的江河湖沼均产。通常在冬季潜到水底，自水草或石头上采收，去肉，洗净，晒干，打碎生用或煅用。

【性味归经】 咸，寒。归肝、心经，镇心安神。

【功效主治】 平肝潜阳，清肝明目。用于头痛眩晕，烦躁失眠，肝虚目昏，肝热目赤，心神不安，惊悸失眠。

【临床应用】 1.珍珠母有与石决明相似的平肝潜阳、清泻肝火作用。常与牡蛎、白芍药、磁石等平肝药同用，治疗肝阳眩晕、头痛、耳鸣；若肝阳上亢并有肝热烦躁易怒者，可与钩藤、菊花、夏枯草等清肝火的药物配伍。

2.珍珠母性味咸寒，有清肝明目之效，用治肝目赤、翳障，常与石决明、菊花、车前子配伍，可清肝明目退翳；用治肝虚目暗、视物昏花，则与枸杞子、女贞子、黑芝麻等配伍，可养肝明目；若与苍术、猪肝或鸡肝同煮服用，可治夜盲雀目。

3.珍珠母入心，还有镇心安神的作用，用于惊悸失眠，心神不安，可与朱砂、龙骨、琥珀等安神药配伍；治疗癫痫、惊风抽搐，与天麻、钩藤、天南星等熄风止痉药配伍。

此外，本品研细末外用，可燥湿敛疮，用于湿疮瘙痒。近年用珍珠层粉内服治疗胃、十二指肠球部溃疡，或制成眼膏外用治疗白内障、角膜炎及结膜炎，均有一定疗效。

【用量用法】 15～30克，宜打碎先煎；外用适量。

附药 珍珠

为马氏珍珠贝与三角蚬蚌、褶纹冠蚌等双壳类动物受刺激形成的珍珠。性味甘、咸，寒。归心、肝经。有安神定惊、明目消翳、收敛生肌功效。可用于惊悸失眠、惊风癫痫、目赤肿痛、疮疡不敛等。用量0.1～0.3克，多入丸散用；外用适量。

代 赭 石

《本 经》

为三方晶系赤铁矿 Hematite 的矿石。产于山西、河北、河南、山东等地的多种矿床和岩石中。掘出后，去土，洗净。打碎生用，或醋淬后粉碎晒干用。

【性味归经】 苦，寒。归肝、心经。

【功效主治】 平肝潜阳，重镇降逆，凉血止血。用于头痛眩晕，呃逆呕吐，气逆喘息，吐血，衄血，崩漏。

【临床应用】 1.寒质重，具有平肝潜阳、清降肝火之功。用于肝阳上亢，头痛眩晕之证，常与龙骨、牡蛎、白芍、牛膝等同用，如镇肝熄风汤。

2．代赭石质重，有重镇降逆之功。用于胃气上逆，呃逆呕吐，常与旋覆花、半夏、生姜等同用，如旋覆代赭汤。用于肺肾不足，阴阳两虚的气逆喘息，可与党参、山茱萸、山药等同用，如参赭镇气汤。

3．代赭石性寒，入肝心血分，有凉血止血之功。用于吐血、衄血，可与白芍、竹茹等同用。若用于崩漏日久，头晕眼花者，可与赤石脂、五灵脂、禹余粮等同用。

【用量用法】 10~30克，打碎先煎。平肝镇逆宜生用，止血宜煅用。

【使用注意】 孕妇慎用。

紫 贝 齿

《新修本草》

为宝贝科动物阿拉伯绶贝 Mauritia arabica（L.）的贝壳。产于福建以南沿海，如海南岛、西沙群岛、台湾等地。一般多于夏季捕捉，除去贝肉，洗净，晒干。生用或煅用，用时打碎或研成细粉。

【性味归经】 咸，平。归肝经。

【功效主治】 平肝潜阳，镇惊安神，清肝明目。用于眩晕头痛，高热抽搐，心烦失眠，肝火目赤。

【临床应用】 1．紫贝齿有显著的平肝潜阳作用。用于肝阳上亢，头晕目眩，多与石决明、牡蛎、磁石等同用，以增强平肝潜阳之力。

2．紫贝齿有潜阳、安神之功。用于小儿高热、四肢抽搐之证，可与黄连、生石膏等同用。用于阴虚阳亢，心烦失眠者，可与龙骨、茯神、酸枣仁等同用。

3．紫贝齿清肝明目，功类石决明，用于肝火上炎，目赤肿痛，头痛头晕，常与桑叶、菊花、栀子等同用。

【用量用法】 10~15克，打碎先煎。

刺 蒺 藜

《本 经》

为蒺藜科一年生或多年生草本植物 Tribulus terrestris L. 的果实。产于东北、华北、新疆、青海、西藏和长江流域等地。秋季果实成熟时采割植株，晒干。打下果实，除去杂质。炒黄或盐水炙用。

【性味归经】 苦、辛，平。归肝经。

【功效主治】 平抑肝阳，疏肝解郁，明目，祛风止痒。用于头痛眩晕，胸胁疼痛，乳汁不通，目赤多泪，风疹瘙痒。

【临床应用】 1．刺蒺藜有平抑肝阳作用。用于肝阳上亢，头痛眩晕，常与钩藤、珍珠母、菊花等同用。

2．刺蒺藜辛散苦泄，有疏肝解郁之功。用于肝气郁结之胸胁疼痛，可与柴胡、白芍、枳壳等同用。用于产后肝气郁滞，乳汁不通、乳房胀痛，可与青皮、穿山甲、王不留行等同用。

3．刺蒺藜味辛能散，能疏散肝经风热，有明目之功。用于风热上犯之目赤多泪，常与菊花、决明子、蔓荆子等同用。

4．刺蒺藜能祛风止痒。用于风疹瘙痒，常与蝉蜕、荆芥、防风等同用。

【用量用法】　6～10克。

【使用注意】　孕妇慎用。

羚 羊 角

《本　经》

为牛科（洞角科）动物赛加羚羊 Saiga tatarica Linnaeus 的角。产于新疆、甘肃、青海等地。全年均可捕捉，但以秋季猎取者最佳。捕得后切取其角。用时磨汁、锉末，或镑为薄片。

【性味归经】　咸，寒。归肝、心经。

【功效主治】　熄风止痉，平肝潜阳，清肝明目，清热解毒。用于惊风癫痫，手足抽搐，头痛眩晕，目赤肿痛，热毒发斑。

【临床应用】　1．羚羊角有较强的熄风止痉作用，为治肝风内动，惊风抽搐之要药。药性寒凉，清热力较强，故多用于壮热不退，热极生风，手足抽搐之证，常与钩藤、生地黄、白芍等同用，如羚角钩藤汤。亦可用治癫痫，多与钩藤、郁金等同用。

2．羚羊角有显著的平肝潜阳作用，可用于肝阳上亢所致的头痛、头晕、目眩、烦躁、失眠，常与石决明、菊花等同用。

3．羚羊角性寒，清肝而明目，用于肝火上炎所致目赤肿痛、羞明、头痛，常与决明子、龙胆草、黄芩等同用，如羚羊角散。

4．羚羊角有清热解毒作用，可用治温热病，气血两燔，壮热谵语、发斑，常与犀角、石膏、知母等同用。

此外，羚羊角还用治肺热咳喘，能清肺热止咳，如羚羊清肺散。近年用羚羊水解注射液治疗小儿肺炎、流感发热、麻疹及其它发热病症，均有效。

【用量用法】　1～3克，入煎剂宜另煎汁冲服；亦可磨汁或锉末服，每次0.3～0.5克。

【使用注意】　本品性寒凉，凡脾虚慢惊者忌用。

附药　山羊角

为牛科动物青羊 Naemorkedus goral Hardwicke 的角。性味咸寒，归肝经。有平肝镇惊作用。可用于肝阳上亢的头晕目眩，肝火上炎之目赤肿痛，以及惊风抽搐等证。用量10～15克。

钩　　藤

《别　录》

为茜草科藤本植物钩藤 Uncaria rhynchophylla（Miq.）Jacks. 及其同属多种植物的带钩茎枝。产于长江以南至福建、广东、广西等地。秋冬两季采收。去叶，切段，晒干。

【性味归经】　甘，微寒。归肝、心包经。

【功效主治】　熄风止痉，清热平肝。用于惊风抽搐，头痛眩晕。

【临床应用】　　1．钩藤有良好的熄风止痉作用，性微寒，又能清泄肝热，故适用于热盛动风，四肢抽搐之证，常与羚羊角、龙胆草等同用。治小儿急惊风、牙关紧闭、手足抽搐，可与天麻、全蝎等同用。

2．钩藤既清泄肝热，又可平抑肝阳，用于肝经有热，头胀头痛，可与夏枯草、黄芩等同用。用于肝阳上亢，头晕目眩，常与菊花、石决明等同用。近年临床用20％钩藤煎剂，治疗高血压病，有温和的降压作用，除三期高血压病人外，多数患者血压均有不同程度的下降，随着血压的下降，病人头痛、头晕、失眠、心慌、气促等自觉症状亦相应减轻或消失。

此外，本品与蝉蜕、薄荷同用，可治疗小儿夜啼，有凉肝止惊之效。

【用量用法】　　10～15克。入煎剂宜后下。

地　龙
《本　经》

为巨蚓科动物参环毛蚓 Pheretima aspergillum（Perrier）或缟蚯蚓 Allolobophora caliginosa（Savigny）Trapezoides（Ant．Duges）的干燥体。前者主产于广东、广西、福建等地，药材称"广地龙"；后者全国各地均有分布，药材称"土地龙"。春秋捕捉，捕得后用草木灰呛死，去灰晒干；或剖开用温开水洗净体内泥土，晒干或低温干燥。生用或鲜用。

【性味归经】　　咸，寒。归肝、脾、膀胱经。

【功效主治】　　清热熄风，平喘，通络，利尿。用于壮热惊风，手足抽搐，肺热喘咳，关节痹痛，半身不遂，热结尿闭。

【临床应用】　　1．地龙能熄风止痉，性寒兼能清热，故可用于壮热、惊风、手足抽搐之证，多与钩藤、僵蚕等同用。亦可用于癫痫。

2．地龙有清肺热平喘之功。用于肺热喘咳，可研末单用；或配伍石膏、杏仁、麻黄等。

3．地龙有通利经络作用，性寒能清热，故擅治风湿热痹，关节红肿热痛，可与桑枝、忍冬藤、络石藤等同用。用于风寒湿痹，关节疼痛、屈伸不利，则应与川乌、天南星、乳香等同用，如小活络丹。治气虚血滞，经络不利所致的半身不遂，常与黄芪、当归尾、川芎等同用，如补阳还五汤。

4．地龙咸寒下行，能清热通利小便，用于热结膀胱，小便不通，可单用；亦可与车前子、木通等同用。

此外，近年制成地龙注射液，复方地龙注射液及口服地龙粉，治疗支气管哮喘及哮喘性支气管炎，有一定的疗效。还用来治疗原发性高血压、腮腺炎、丹毒及精神病等，均有一定的疗效。

【用量用法】　　5～10克；研末吞服，每次1～2克。

僵　蚕
《本　经》

为蚕蛾科昆虫家蚕 Bombyx mori L．的幼虫在未吐丝前，因感染白僵菌而发病致死的僵化虫体。主产于浙江、江苏、四川等养蚕区。晒干。生用或炒用。

【性味归经】　　咸、辛，平。归肝、肺经。

【功效主治】 熄风止痉,祛风止痛,祛风止痒,化痰散结。用于惊风抽搐,口眼歪斜,头痛目赤,咽喉肿痛,风疹瘙痒,瘰疬痰核。

【临床应用】 1. 僵蚕咸辛平,熄风止痉,兼能化痰。用于肝风内动或挟痰热所致惊风抽搐,可与全蝎、天麻、胆南星等同用。用于脾虚久泻,慢惊抽搐,可与党参、白术、天麻等同用,如醒脾散。用于中风口眼歪斜,常与全蝎、白附子配伍,即牵正散。

2. 僵蚕味辛,能疏散肝风,以祛风止痛。用于肝经风热,头痛目赤,常与桑叶、荆芥等同用。用于风热咽喉肿痛、声音嘶哑,可与防风、桔梗、甘草等同用。

3. 僵蚕有祛风止痒作用。用于风疹瘙痒,多与蝉蜕、薄荷等同用。

4. 僵蚕味咸,能化痰散结。用于痰气互结的瘰疬痰核,常与夏枯草、玄参、浙贝母等同用。

【用量用法】 3～10克;散剂每服1～1.5克。散风热宜生用,一般多炒制用。

全 蝎

《开宝本草》

为钳蝎科动物东亚钳蝎 Buthus martensii Karsch 的干燥体。产于我国各地,长江以北较多。除野生外,尚可饲养。春、秋均可捕捉。捕得后,投入沸水中烫死,晒干者,称淡全蝎;加盐煮,晒干者,称咸全蝎。单用尾,名为蝎尾。

【性味归经】 辛,平。有毒。归肝经。

【功效主治】 熄风止痉,解毒散结,通络止痛。用于急慢惊风,口眼歪斜,破伤风,疮疡肿痛,瘰疬结核,偏正头痛,风湿痹痛。

【临床应用】 1. 全蝎主入肝经,性善走窜,有良好的熄风止痉作用。用于小儿急惊风,可与天麻、钩藤等同用。用于脾虚慢惊,常与党参、白术、天麻等同用。用于中风口眼歪斜,常与白附子、僵蚕配伍,即牵正散。用于破伤风,手足抽搐、角弓反张,可与天麻、蝉蜕、天南星等同用。

2. 全蝎味辛、有毒,故有散结、攻毒之功。为疮疡肿毒,瘰疬结核所常用。如《澹寮方》用全蝎、栀子各7个,麻油煎黑去渣,入黄蜡为膏外敷,治疗诸疮肿毒;又《医学衷中参西录》以本品10枚,焙焦,分二次,黄酒下,消颌下肿硬。近年报道用全蝎、蜈蚣、地龙、土鳖虫各等份,共研细末或水泛为丸服,治疗血栓闭塞性脉管炎、淋巴结核、骨关节核等病有效。

3. 全蝎善于通络止痛,对风寒湿痹久治不愈,筋脉拘挛,甚则关节变形之顽痹,作用颇佳。可与川乌、白花蛇、没药等祛风、活血、舒筋活络之品同用。

4. 全蝎具有搜风通络止痛之效。用于顽固性偏正头痛,常与蜈蚣、白僵蚕、白附子、川芎等同用,或单用研末吞服。

【用量用法】 2～5克。研末吞服,每次0.6～1克;外用适量。

【注意事项】 本品有毒,用量不可过大。血虚生风者慎用。

蜈 蚣

《本 经》

为蜈蚣科昆虫少棘巨蜈蚣 Scolopendra subspinipes mutilans L. Kock. 的干燥体。全国各地均产。宜于春季捕捉，捕捉后用竹片插入头尾，绷直，晒干；或用沸水烫过，干燥。生用，或烘炙研末用。

【性味归经】 辛，温。有毒。归肝经。

【功效主治】 熄风止痉，解毒散结，通络止痛。用于急慢惊风，破伤风，疮疡肿痛，偏正头痛，风湿痹痛。

【临床应用】 1. 蜈蚣熄风止痉之力比全蝎强。用治上述诸证，两药常相须为用，以增强药效。用治手足抽搐、角弓反张之证，可取本品与全蝎等份，研末吞服。用于小儿急惊，手足抽搐，可与全蝎、僵蚕、钩藤等同用。

2. 蜈蚣味辛散结，能以毒攻毒。用于疮疡肿毒，瘰疬结核，多以本品同雄黄、猪胆汁配伍制膏，外敷恶疮肿毒，如不二散；亦与茶叶共为细末，敷治瘰疬溃烂；或以本品焙黄，研细末，开水送服，或与黄连、大黄、甘草等同用，又可治毒蛇咬伤。

3. 蜈蚣亦有与全蝎相似的通络止痛作用。用于风湿顽痹，可与防风、独活、威灵仙等祛风、除湿、通络药物同用。

4. 蜈蚣搜风通络止痛。可用于顽固性头痛，常与天麻、川芎、白僵蚕等配伍，用于久治不愈之顽固性头痛或偏正头痛。

【用量用法】 1～3 克。研末吞服，每次 0.6～1 克；外用适量。

【使用注意】 本品有毒，用量不可过大。孕妇忌用。

小 结

平肝熄风药功能平肝潜阳、熄风止痉。主要用于肝阳上亢或肝风内动所致的各种病证。

石决明与珍珠母，均为动物贝壳，咸寒质重，清肝火，平肝阳。治肝火目赤，肝阳上亢眩晕等证，常相须使用。然石决明潜阳清肝力强，兼退虚热；珍珠母兼有镇惊安神之效。

天麻与钩藤，均能平肝阳，熄风止痉，用治眩晕头痛、惊风抽搐之证，常相须使用，共奏平肝熄风之功。然天麻甘平滋润，能治一切风证，且平肝力强，兼能祛风活络，治麻木不遂；而钩藤甘凉兼能清泄肝火，故热盛动风证用之尤宜，亦可用于肝火头痛目赤。

龙骨与牡蛎均有平肝潜阳、收敛固涩的功效，常相须为用，用治肝阳上亢的头晕目眩、惊悸狂躁、心烦不眠，以及遗精、自汗、盗汗、崩漏带下等证。龙骨又善于镇心安神，故可用于治疗神志不安、心悸、失眠多梦、健忘、癫狂等证；牡蛎兼有软坚散结之功，善治痰火郁结之瘰疬、痰核等证。

代赭石平肝潜阳，兼有降逆、凉血止血之效。可治肝阳上亢之头痛眩晕，尤多用于胃逆呕呃、肾虚喘息，吐衄、崩漏亦可配用。紫贝齿镇惊安神，清肝明目，主治高热抽搐及肝热目赤，头痛头晕。

刺蒺藜有平肝疏肝作用，可用治肝阳上亢之头痛眩晕及肝郁胸胁不舒、乳汁不通，又能祛风，尚可用治风热所致之目赤多泪，以及风疹瘙痒等证。

羚羊角与清热凉血之犀角均为咸寒之品，入心肝血分，能清热凉血，定惊解毒，治疗高热神昏、惊风抽搐及斑疹。然犀角善入心经，偏泻心火而凉血解毒，多用于神昏、斑疹及血热妄行之证；羚羊角则善入肝经，偏清肝热而熄风止痉，兼能平肝潜阳，多用于痉厥抽搐、眩晕头痛、目赤肿痛之证。

地龙、僵蚕、全蝎、蜈蚣四药，均为熄风止痉的要药，并能祛风通络，解毒散结，治疗惊风抽搐、痹证、头痛、瘰疬、疮肿等证。但地龙又能清热平喘、利尿，用治肺热咳喘，以及热结尿闭；僵蚕兼能疏散风邪、化痰散结，用治风热头痛、咽喉肿痛等证；全蝎性平，止痉止痛力强，热盛风动、脾虚慢惊风均可使用；蜈蚣温燥，散结攻毒力强，热盛动风之证慎用，外用又可治毒蛇咬伤。

第十六章 开 窍 药

凡以开窍醒神为其主要作用的药物，称为开窍药。因其多数具有芳香气味，故也称为芳香开窍药。

本类药物性味以辛温为主，少数药物为辛寒。以归心经为主，兼归脾、胃经。

开窍药功能通关开窍，苏醒神志。适用于邪气蒙闭心窍，神明内闭之证。因其具辛香走窜、辟秽化浊之性，主要用于热陷心包或痰浊阻蔽所致的窍闭神昏及惊痫、中风等出现的卒然昏厥之证。

本类药物属临床急救之品，临床上引起神志昏迷的原因复杂，故应用开窍药时应根据病机不同而予以必要的配伍。若热邪内陷心包者，常与清热药配伍；若痰浊阻蔽心包者，常与祛痰化浊药配伍；属寒邪内闭者，又须与散寒行气药配伍。

开窍药物用治窍闭神昏，为治标之品，只宜暂用，不宜久服；因其芳香走窜，易伤元气，故虚脱证的神志昏迷，应当忌用；又开窍药物气味芳香，易于挥发，一般不入煎剂，多入丸散服用。

麝 香

《本 经》

为鹿科动物林麝 Moschus berezovskii Flerov、马麝 M. sifanicus Przewalski 或原麝 M. moschiferus Linnaeus 成熟香囊中的干燥分泌物。产于四川、西藏、云南、陕西、内蒙古等地。野生或饲养。野生者，多在冬季至次春猎取。将香囊割下，阴干，称毛壳麝香；剖开香囊，除去囊壳，称麝香仁。家麝一般均用手术取香法，从香囊中取出麝香仁，阴干。本品应贮藏于密闭、遮光的容器中。

【性味归经】 辛，温。归心、脾经。

【功效主治】 开窍醒神，活血化瘀，止痛，催产。用于窍闭神昏，心腹暴痛，跌打损伤，经闭癥瘕，疮疡，咽喉肿痛，难产，死胎。

【临床应用】 1. 麝香气味芳香而辛温，善于通关开窍，为开窍要药。常用于热陷心包、中风痰壅、小儿惊风出现的神志昏迷。用于热陷心包，高热神昏，因其性温，故常须与清热凉血、解毒的犀角、牛黄等配伍，如至宝丹、安宫牛黄丸。用于寒邪、痰浊蒙闭心窍，神昏身凉，可与散寒行气的苏合香、沉香、丁香等配伍，如苏合香丸。

2. 麝香辛温气香，行散走窜，功善活血散瘀、消肿止痛。用于寒凝血瘀，心腹暴痛、厥心痛，常与行气活血的木香、桃仁配伍，如麝香汤。用于跌打损伤，瘀血肿痛，常与苏木、乳香配伍，如八厘散。用于经闭、癥瘕，常与桃仁、红花配伍，如通窍活血汤。

3. 麝香辛香走窜，善于活血散结、消肿止痛。用于疮疡肿痛，常与活血解毒的乳香、雄黄配伍，如醒消丸。用于咽喉肿痛，常与清热解毒、止痛的牛黄、蟾酥配伍，如六神丸。

4．麝香有催产、下死胎作用。用于难产、胎死腹中，常与肉桂配伍，即香桂散。

此外，近代临床报道用人工麝香片口服或用人工麝香气雾剂治疗心绞痛，均取得良好的效果；由麝香、猪牙皂、白芷等制成麝香心绞痛膏，分别敷于心前区痛处及心俞穴，24小时更换一次，治疗冠心病、心绞痛，用麝香注射液皮下注射，治疗白癜风，均有显效；用麝香埋藏或麝香注射液治疗肝癌及食道、胃、直肠等消化道肿瘤，可改善症状，增进饮食；对小儿麻痹证的瘫痪，亦有一定的疗效。

【用量用法】　0.03～0.1克，宜入丸散剂；若入汤剂，宜冲服，外用适量。

【使用注意】　孕妇忌用。

冰　片

《新修本草》

为龙脑香科常绿乔木植物龙脑香 Dryobalanops aromatica Gaertn．f．的树干经蒸馏冷却制成的结晶体，称"龙脑冰片"，亦称"梅片"。现在主要由松节油、樟脑等为原料，经化学方法合成，称"机制冰片"；或由菊科多年生草本植物艾纳香 Blumea balsamifera DC．叶的升华物经加工制成，称"艾片"。龙脑香主产于东南亚地区，我国台湾、广东、海南等地亦有引种。艾纳香主产于我国广东、广西、云南等地。成品存于阴凉处，密闭保存。宜研粉用。

【性味归经】　辛、苦，微寒。归心、脾、肺经。

【功效主治】　开窍醒神，清热止痛。用于窍闭神昏，疮疡，咽喉肿痛，口舌生疮。

【临床应用】　1．冰片芳香开窍，其性微寒，又能清热。用于热邪内陷心包的神志昏迷，常与犀角、牛黄配伍。若与辛温开窍、芳香辟浊之品配伍，亦可用于寒邪、痰浊内闭之神志昏迷。

2．冰片外用，有清热、止痛、防腐之功，为五官、外科病症所常用。用于疮疡不敛，常与乳香、珍珠、血竭等，同研末外敷。用于咽喉肿痛、口舌生疮，常与朱砂、硼砂配伍，如冰硼散。亦可用于目赤肿痛等症，常与炉甘石、珍珠配伍，如八宝眼药水。

此外，近代以冰片搅溶于核桃油中滴耳，治疗急、慢性化脓性中耳炎，有较好的疗效；又本品用治冠心病心绞痛及齿痛，有一定疗效。

【用量用法】　0.15～0.3克，入丸散用。外用适量，研粉或制成水剂撒、敷患处。

【使用注意】　孕妇慎用。

【附注】　本品的本草名为龙脑香。

苏　合　香

《别　录》

为金缕梅科乔木植物苏合香树 Liquidambar orientalis Mill．的树干渗出的香树脂。主产于非洲、印度及土耳其等地。初夏将树皮击伤或割破深达木部，使香树脂渗入树皮内。于秋季剥下树皮，榨取香树脂，残渣加水煮后再压榨，榨出的香树脂即为普通苏合香。将其溶解在酒精中，过滤，蒸去酒精，则成精制苏合香。成品置阴凉处，密闭保存。

【性味归经】　辛，温。归心、脾经。

【功效主治】 开窍，辟秽，止痛。用于窍闭神昏，胸腹冷痛。

【临床应用】 1. 苏合香芳香开窍之功与麝香相似而力稍逊。用于寒痰内闭，中风、痰厥或癫痫之寒闭证，常与行气开窍的麝香、丁香配伍，如苏合香丸。

2. 苏合香有开窍、辟秽、开郁、化浊之功，可收止痛之效。用于寒湿、气滞所致的胸腹满闷，冷痛，常与行气开窍的檀香、冰片配伍，如冠心苏合丸。现代多用冠心苏合丸治疗冠心病心绞痛，能较快地缓解心绞痛。

近年用冠心苏合丸或苏冰滴丸治疗冠心病、心绞痛，能较快地缓解疼痛，作用良好而持久，且无副作用。也有用苏合香丸治疗胆道蛔虫症者。

【用量用法】 0.3~1克。宜入丸散剂，不入煎剂。

石 菖 蒲

《本 经》

为天南星科多年生草本植物石菖蒲 Acorus tatarinowii Schott. 的根茎。主产于四川、浙江、江苏等地，我国长江以南各省均有分布。早春采挖。去叶，洗净，晒干；鲜品夏末采挖。生用或鲜用。

【性味归经】 辛，温。归心、胃经。

【功效主治】 祛痰开窍，化湿开胃，宁神益智。用于神志昏迷，惊悸，失眠，痴呆，健忘，胸腹胀痛，风寒湿痹，疥癣。

【临床应用】 1. 石菖蒲辛温芳香，祛痰化湿而开窍。用于湿温、痰厥、痫证出现的神志昏迷。如湿温病湿热蒙闭心窍，神志昏迷，常与郁金、竹沥配伍，如菖蒲郁金汤。治痫证，突然昏倒、抽搐、口吐白沫，常与竹茹、远志配伍。治痰厥，突然昏迷，舌苔厚腻，常与行气化痰的半夏、郁金配伍。

2. 石菖蒲具有安神、益智作用。用于惊悸、失眠、耳鸣，常与人参、茯神配伍，如安神定志丸。用于健忘，常与远志、茯苓配伍。对癫狂神志不宁，亦可借其宁心安神作用治之。

3. 石菖蒲芳香化湿。用于胸腹胀满、疼痛、不欲饮食、呕吐，常与行气、温中、止呕、止痛的香附、吴茱萸配伍。亦可用于噤口痢，常与茯苓、石莲子配伍。

此外，还可用于风寒湿痹、疥癣，内服、外用均可。

【用量用法】 5~8克，鲜品加倍。外用适量。

【附注】 石菖蒲古称"九节菖蒲"。而今用之"九节菖蒲"，其原植物为毛茛科植物阿尔泰银莲花 Anemone altaica Fisch 的根茎及根。古今虽有同名，实非一物，不宜混淆。

小 结

开窍药均有芳香特性，以开窍醒神为其主要作用。可用于寒、热、痰浊内闭心窍所致的神志昏迷，属于急救药品。

麝香、冰片、苏合香均可开窍醒神，用于窍闭神昏，常相互配合作用。但麝香开窍作用最强，苏合香次之，冰片较弱。此外，麝香尚能活血散结，用于跌打损伤，心腹暴痛，疮疡痈肿及难产死胎；冰片尚有清热止痛作用，用于疮疡、咽喉肿痛；苏合香尚可辟秽止痛，用于寒凝气滞的胸腹疼痛。

石菖蒲功能祛痰开窍、化湿和胃，用于痰湿蒙闭心窍之神志昏迷、癫狂癫痫，及湿温中阻的脘腹胀闷，呕吐泻痢。尚可安神，用于失眠、健忘。

第十七章 补 虚 药

凡以补益人体气血阴阳之不足，增强机体功能，提高机体抗病能力为主要作用的药物，称为补虚药，亦称补益药。

本类药物根据其补益人体气血阴阳之不同，可分为补气药、补血药、补阴药、补阳药四类。分别用于气虚、血虚、阴虚、阳虚等病证。祖国医学认为，人体在生命活动的过程中，其气血阴阳是相互依存的。而在虚损不足的情况下，又可相互影响，彼此累伤，常出现气阳两虚、阴血两亏等错综复杂的虚证。补虚药相互配伍后，又常用于气阳两虚、气血两虚、气阴两亏、阴血不足、阴阳俱虚等病证。

在应用补虚药时，应根据不同的病证给以适当配伍。如属气阳两虚，当用补气药与补阳药配伍；气血两虚证，用补气药与补血药配伍；气阴两亏证，用补气药与补阴药配伍；阴血不足证，用补阴药与补血药配伍；阴阳俱虚证，须补阴药与补阳药配伍等。

本类药物一般不适用于有实邪的病证，凡实邪方盛，正气未虚者，当以祛邪为要。如误用补虚药，易致"闭门留寇"，加重病情。如属实邪未除，正气已虚者，当于祛邪药中，适当配用补虚药，以期"扶正祛邪"。服用补虚药应注意顾护脾胃，适当配伍健脾益胃药，以资促进消化吸收，充分发挥补虚药的作用。

第一节 补 气 药

凡以补气为主要作用的药物，称为补气药。

补气药性味多甘温（或平），以归脾、肺经为主，少数药物兼能归心经或肾经。

本类药物主要能补益脾气、肺气及心气，主治脾气虚而致的饮食不振、大便溏泻、脘腹虚胀、体倦乏力，或带下色白，或浮肿，或脱肛、子宫下垂；肺气虚而致的少气懒言、语言低微、自汗畏风；心气虚而致的心悸怔忡、气短、动则更甚、脉弱或结代等。此外，根据气旺可以生血，亦可生津之理，在一些补血或生津剂中，加用补气药，可起到提高疗效的作用。

临床应用补气药时，应根据不同病证，给以适当配伍。如属气阳两虚证，与补阳药配用；气血两亏证，与补血药配用；气阴不足证，与补阴药配用；气虚不能卫外，易感外邪的病证，与祛邪药配用；气虚不摄而致的出血、自汗、小便失禁，常用补气药分别与止血、敛汗、缩尿药配用。

补气药性多壅滞，服用后如见脘腹胀满、饮食不振者，可适当辅以行气药。

人 参

《本 经》

为五加科多年生草本植物人参 Panax ginseng C．A．Mey．的根。野生者名"山参"，栽培者称"园参"。主产吉林、辽宁、黑龙江等省，其中以吉林抚松县产量较大，质量最好，因而称吉林参。园参一般栽培6~7年后，在秋季茎叶将枯萎时采挖。去芦头，洗净，晒干或烘干，称为"生晒参"；蒸熟后晒干或烘干，称为"红参"；经沸水浸烫后，浸于糖汁中，取出晒干，称为"糖参"（白参）；细根称"参须"。山参亦可按上述方法加工。

【性味归经】　甘、微苦，微温。归脾、肺经。

【功效主治】　大补元气，补脾益肺，生津止渴，安神益智。用于气虚欲脱，脉微欲绝，食少便溏，气短乏力，津伤口渴，阴虚消渴，心神不安，失眠多梦，血虚萎黄，肾虚阳痿。

【临床应用】　1．人参能大补元气、复脉固脱。用于大失血、大吐泻及一切疾病因元气虚极而致的气虚欲脱、气短神疲、脉微欲绝之证，可单用本品大剂浓煎服，即独参汤。如兼见汗出肢冷等亡阳现象，当与回阳救逆的附子同用，以补气回阳，即人参附子汤。

2．人参补脾益气之功较佳。用于脾气不足，生化无力而致的倦怠无力、食欲不振、脘腹痞满、大便溏泻等，常与白术、茯苓等健脾益胃药同用，如四君子汤。

3．人参能大补元气和补益肺气。用于治疗肺气亏虚而致的气短喘促、行动乏力、脉虚自汗等，常与蛤蚧、胡桃同用，如人参蛤蚧散、人参胡桃汤。

4．人参能益气止津止渴。用治热病气津两伤而致的身热、口渴、汗多、脉大无力之证，常与石膏、知母等同用，可以清热益气、生津止渴，如白虎加人参汤。用于热伤气津，口渴多汗、气虚脉弱者，可与麦冬、五味子同用，即生脉散，功能益气养阴、止渴、止汗。用于治疗消渴证，常与养阴生津药物如生地黄、玄参、麦冬等同用。

5．人参能大补元气，元气充沛，营血必盛，血养心神，则神安智聪。用于气血亏虚而致的心神不安、失眠多梦、惊悸健忘，常配伍养血安神药物龙眼肉、酸枣仁等，如归脾汤。

6．人参能补气化生阴血。用于治疗血虚面色萎黄、唇甲苍白等，可与当归、白术等补气血药同用，如八珍汤。

7．人参味甘微温，大补元气而益肾壮阳。用于肾虚阳痿，常与鹿茸、补骨脂等补肾壮阳药物同用。

此外，如属正虚邪实之证，以本品配伍相应的祛邪药同用，有扶正祛邪之效。如气虚外感，恶寒发热、头痛、身痛，可与羌活、独活等同用，如人参败毒散；用于里实正虚而见热结便秘、腹痛拒按、神倦少气等，可与大黄、芒硝等同用，如黄龙汤。

【用量用法】　5~10克。宜文火另煎，兑入药汤内服。研末吞服，每次1~2克，日服2~3次。如挽救虚脱，当用大量（15~30克）煎汁顿服，或分数次灌服。

【使用注意】　反藜芦，畏五灵脂，均忌同用。服用人参不宜喝茶和吃萝卜，以免影响药力。

党　参

《本草从新》

为桔梗科多年生草本植物党参 Codonopsis pilosula（Franch．）Nannf．及同属多种植物的干燥根。野生者习称野台党，栽培者称潞党参。主产于山西、陕西、甘肃及东北等地。春秋两季采挖，以秋季采者为佳。除去泥沙、茎苗，边晒边搓，使皮部与木质部贴紧，晒干切段。生用或蜜炙用。

【性味归经】　甘，平。归脾、肺经。

【功效主治】　补中益气，生津益血。用于中气不足，食少便溏，咳喘气短，津伤口渴，血虚萎黄，心悸头晕。

【临床应用】　1．党参味甘性平，不滋不燥，善于补中益气。用于中气不足而致的食少便溏、四肢倦怠等，常与白术、茯苓同用，以加强健脾益气之功。

2．党参甘平入肺，善补肺气。用于肺气亏虚而致的咳喘气短、声音低微、言语无力、动则加重等，可配伍黄芪、五味子等药同用，以增强疗效，如补肺汤。

3．党参能益气生津。用于久病或热伤气阴所致的气短、口渴之证，常与麦冬、五味子同用。

4．党参能补气养血。用于血虚而致的面色萎黄、头晕心悸等，常与熟地黄、当归等补血药同用，如八珍汤。

此外，亦可用于体虚外感表证和里实正虚之证，与相应的解表药、泻下药配用，以扶正祛邪。

【用量用法】　10～30克。

【使用注意】　不宜与藜芦同用。

太 子 参

《中国药用植物志》

为石竹科多年生草本植物异叶假繁缕 Pseudostellaria heterophylla（Miq．）pax ex pax et Hoffm．的干燥块根。主产于江苏、安徽、山东等省。夏季大部分茎叶枯萎时采挖。除去细小须根，置沸水中略烫晒干，或直接晒干。生用。

【性味归经】　甘、微苦，平。归脾、肺经。

【功效主治】　补气生津。用于食少口渴，燥咳痰少。

【临床应用】　1．太子参性平味甘入脾经，功能益气生津。用于脾气虚、胃阴不足而致的倦怠乏力、饮食减少、汗多口渴等，常与山药、扁豆等配用。如治多汗心悸失眠，与酸枣仁、五味子等配用。

2．太子参性平偏凉，功能益气生津润肺。用于燥邪或热邪客肺，气阴被伤而致的咳嗽、气短、痰少，常与沙参、川贝母同用。如属痰热咳嗽又兼气阴亏虚者，当与清热化痰、止咳的桑白皮、瓜蒌壳同用。

【用量用法】　10～30克。

西 洋 参

《本草从新》

为五加科多年生草本植物西洋参 Panax quinquefolium L. 的干燥根。主产于美国、法国、加拿大，我国亦有栽培。于秋季采挖生长 3~6 年的根，除去分枝、须尾，晒干。喷水湿润，撞去外皮，再用硫黄熏之，晒干后色白起粉，称"光西洋参"；挖起后即连皮晒干或烘干，外皮土黄，称"原皮西洋参"。切片。生用。

【性味归经】 苦、微甘，寒。归心、肺、肾经。

【功效主治】 补气养阴，清火生津。用于烦渴少气，口干舌燥，喘咳痰血。

【临床应用】 1．西洋参长于补气养阴。用于热病气阴两伤所致的烦渴少气，单用水煎服即有良效；若与鲜生地、鲜石斛等养阴清热生津药配伍，疗效更佳。

2．西洋参有良好的养阴生津之功。用于津液亏虚而致的口干舌燥，单用煎服即效；如与沙参、石斛等养阴生津药配用，其效更佳。

3．西洋参味苦微甘而性寒，既善补气养阴，又可清肺火。用于阴虚火旺所致的喘咳痰少、痰中带血，常与阿胶、知母等养阴清热药同用。

【用量用法】 3~6 克。另煎和服。

【使用注意】 忌铁器火炒。反藜芦。

黄 芪

《本 经》

为豆科多年生草本植物膜荚黄芪 Astragalus membranaceus（Fisch.）Bge. 和蒙古黄芪 A. membranaceus Bge. var. mongholicus（Bge.）Hsialo. 的干燥根。膜荚黄芪主产于山西、甘肃、黑龙江、内蒙古等地；蒙古黄芪主产于内蒙古、吉林、河北、山西等地。春秋两季采挖，除去地上部分及须根。洗净切片晒干。生用或蜜炙用。

【性味归经】 甘，微温。归脾、肺经。

【功效主治】 补气升阳，益卫固表，托毒生肌，利水消肿。用于气虚乏力，食少便溏，中气下陷，久泻脱肛，自汗盗汗，血虚萎黄，阴疽漫肿，气虚水肿，内热消渴。

【临床应用】 1．黄芪长于补脾肺之气，为补气要药，且能升举阳气。用于病后气虚体弱，乏力神疲，与人参同用，能增强补气之功。用于脾气虚弱，食少便溏或泄泻，与白术、党参等同用，可增强补气健脾作用。用于气虚血亏，面色萎黄、气短乏力，与补血的当归同用，能补气生血。用于气虚阳衰，畏寒多汗，与助阳的附子同用，能补气温阳。用于中气下陷的久泻脱肛、子宫下垂，与人参、升麻等同用，能补气升阳，如补中益气汤。如属气虚不摄血而致的便血、崩漏，与人参、龙眼肉等同用，能补气摄血，如归脾汤。

2．黄芪有益卫气、固表止汗之功。用于卫气失固的自汗，常与牡蛎、麻黄根同用，如牡蛎散；若自汗兼见恶风脉虚者，当与益气固表的白术和散风发表的防风同用，即玉屏风散。用于阳虚汗出不止兼见肢体倦怠者，则与附子、生姜同用。用于阴虚所致的盗汗，须与生地黄、黄柏等滋阴降火药同用，如当归六黄汤。

3．黄芪补气且有良好的托毒生肌之功。用于气血亏虚的疮疡日久不溃，常与当归、穿山甲同用，如透脓散。若用于疮形平塌、久不起发，或溃后久不收口，常与人参、当归等同用，有益气养血、托毒生肌收口之功。

4. 黄芪既能补气，又可利水消肿。用于气虚失运，水湿停聚的肢体面目浮肿、小便不利，常与白术、防己等药同用，如防己黄芪汤。

此外，用于气虚血滞所致的肢体麻木，常与桂枝、芍药配用，如黄芪桂枝五物汤。用于肩臂风湿痹痛，与羌活、片姜黄配用，如蠲痹汤。用于中风后，气虚血滞之半身不遂、口眼歪斜，与川芎、红花等同用，如补阳还五汤。用于气津亏虚的消渴证，常与山药、天花粉同用，如黄芪汤。

现以黄芪为主，配伍补脾肾、利水湿之品，治疗慢性肾炎浮肿，尿蛋白长期不消者，亦颇为有效。

【用法用量】　煎服，10～15g，大剂量30～60g。益气补中宜炙用；其他方面多生用。

【使用注意】　凡表实邪盛，内有积滞，阴虚阳亢，疮疡阳证实证等，均不宜用。

白　术

《本　经》

为菊科多年生草本植物白术 Atractylodes macrocephala Kaidz. 的干燥根茎。主产于浙江，湖北、湖南、江西、福建、安徽等省也有栽培。冬季采挖，去净泥土和地上部分，晒干或烘干。用时经水或米泔水浸软切片。生用或麸炒、土炒用。

【性味归经】　苦、甘，温。归脾、胃经。

【功效主治】　补气健脾，燥湿利水，止汗，安胎。用于脾气虚弱，食少便溏，痰饮水肿，表虚自汗，胎动不安。

【临床应用】　1. 白术甘温，补气健脾之功较佳。用于脾胃气虚，运化失常所致的食少便溏、脘腹胀满、倦怠无力等，常与补气健脾的人参、茯苓同用，如四君子汤。用于脾胃虚寒的脘腹冷痛、大便溏泻，与人参、干姜同用，如理中汤。如用于脾胃虚弱又兼食积气滞所致的食欲不振、脘腹痞满，用健脾的白术与消痞除满的枳实同用，即枳术丸。

2. 白术既能补气健脾，又可燥湿利水。用于脾虚失运，水湿停留所致的痰饮，与桂枝、茯苓同用，即苓桂术甘汤。用于脾虚水湿内停的水肿、小便不利，与大腹皮、茯苓皮同用。

3. 白术能益气补脾、固表止汗。用于脾虚气弱，肌表不固的自汗，可单用为散服，亦可配伍黄芪、麻黄根同用。

4. 白术有补气健脾、安胎之功。用于妊娠脾虚气弱的胎动不安有一定作用。如有内热者，可配黄芩以清热安胎；兼气滞胸闷腹胀者，与苏梗、砂仁同用；兼气虚少气无力者，与党参、炙甘草同用；兼血虚头晕心慌者，与熟地黄、当归同用；兼胎气不固，腰酸腹痛者，与杜仲、续断等同用。

【用量用法】　5～15克。燥湿利水宜生用，补气健脾宜炒用，健脾止泻宜炒焦用。

山　药

《本　经》

为薯蓣科多年生蔓生草本植物薯蓣 Dioscorea opposita Thunb. 的干燥根茎。以产于河南新乡地区者为佳，称为怀山药。河北、山西、山东及中南、西南地区也有栽培。在霜降后采挖。洗净，刮去粗皮，或用硫黄熏过，晒干或风干成为"毛山药"；或再经浸软，搓压为圆柱状，切齐两端，晒干，打光，习称"光山药"。润透，切片。生用或炒用。

【性味归经】　甘，平。归脾、肺、肾经。

【功效主治】　益气养阴，补益脾肺，补肾固精。用于脾虚食少，大便溏泄，肺虚咳喘，遗精尿频，阴虚消渴。

【临床应用】　1．山药入脾经，既补脾气，又益脾阴，且兼涩性。用于脾虚气弱的食少便溏或泄泻、倦怠乏力，常与人参、白术同用，如参苓白术散。若脾虚食积泄泻，可与白术、扁豆等同用。

2．山药甘平入肺，补肺气，益肺阴。用于肺虚久喘或虚喘，与党参、五味子同用。如兼肾虚不纳气者，与熟地黄、山萸肉等药同用，如薯蓣纳气汤。

3．山药既能补肾，又可固涩。用于肾虚遗精，可与山茱萸、熟地黄等同用。用于肾虚尿频，与益智仁、乌药等同用，如缩泉丸。如用于白带过多，属脾虚有湿者，与白术、车前子等健脾利湿药同用。如带下属湿热者，与苍术、黄柏等同用；若属肾虚不固者，与山萸肉、菟丝子等同用。

此外，由于山药功能益气养阴而生津止渴，与生黄芪、葛根等同用，可用于消渴证。

【用量用法】　10～30克，大量60～250克。补阴生用，健脾止泻炒黄用。

扁　　豆

《别　录》

为豆科一年生草本植物扁豆 Dolichos lablab L. 的成熟种子，我国南北各地都有栽培，主产于湖南、安徽、河南、江苏、四川、浙江等地。秋冬季豆熟时采收。晒干。生用或炒用。

【性味归经】　甘，微温。归脾、胃经。

【功效主治】　健脾化湿。用于脾虚泄泻，带下，暑湿吐泻。

【临床应用】　1．扁豆味甘入脾胃经，是一味补脾而不滋腻，除湿而不燥烈的健脾化湿良药。用于脾虚有湿所致的体倦乏力、食少便溏或泄泻，与人参、白术同用，以加强健脾化湿之力，如参苓白术散。用于妇女脾虚带下、体倦乏力，可与白术、乌贼骨同用。

2．扁豆功能健脾化湿和中，有利于暑湿邪气的祛除。用于夏伤暑湿、脾胃不和所致的呕吐、泄泻，常与香薷、厚朴等祛暑化湿药同用，以增强疗效，如香薷散。

此外，扁豆又可解毒，如解酒毒，多与葛花、白豆蔻同用。

【用量用法】　10～30克。健脾止泻宜炒用，清暑解毒宜生用。

甘　　草

《本　经》

为豆科多年生草本植物甘草 Glycyrrhiza uralensis Fisch. 的干燥根及根茎。主产于内蒙古、新疆、甘肃、山西等地。春秋采挖，除去残茎及须根，或去外皮，切片晒干。生用或蜜炙用。

【性味归经】　甘，平。归心、肺、脾、胃经。

【功效主治】　补脾益气，润肺止咳，清热解毒，缓急止痛，缓和药性。用于脾胃虚弱，气短乏力，心悸怔忡，咳嗽痰少，热毒疮疡，药食中毒，脘腹急痛，四肢挛痛。

【临床应用】　1．甘草功能补脾益气。用于脾气虚所致的气短乏力、食少便溏，常与人参、白术同用，如四君子汤。

2．甘草入心而益气。用于治疗心气不足而致的心动悸、脉结代，与人参、阿胶、桂枝同用，以益气补血通阳，如炙甘草汤。

3．甘草有止咳作用。用于咳嗽，无论寒热虚实及有痰无痰均可配用。如用于风寒袭肺的咳嗽，常与麻黄、杏仁同用，即三拗汤；用于风热袭肺的咳嗽，与桑叶、菊花等同用，如桑菊饮；用于肺热喘咳，与石膏、麻黄同用，如麻杏甘石汤；用于寒饮喘咳，与细辛、五味子等同用。

4．甘草生用性凉，既善解毒，又可清热。用于热毒疮疡，与金银花、紫花地丁等清热解毒药同用，以增强疗效。用于热毒咽痛，常与玄参、桔梗同用，如玄麦甘桔汤。用于食物、药物、农药等中毒，可单用本品煎汤服，或与绿豆、金银花等同用。

5．甘草有缓急止痛作用。用于脾胃虚寒，脘腹挛急疼痛，与白芍、饴糖同用，共奏温中散寒、缓急止痛之功，如小建中汤。用于营血受伤，四肢拘挛作痛，与芍药同用，即芍药甘草汤。

此外，本品还具缓和药性、调和诸药之功。如与附子、干姜同用，能缓和附子、干姜之热性；与大黄、芒硝同用，能缓和大黄、芒硝的泻下作用，使泻而不峻；与党参、熟地黄等补虚药同用，能使作用缓慢而持久；与干姜、黄连等热药寒药同用，又可以起协调作用。

【用量用法】　3～10克。配入益气补中或治虚寒证的方剂中多炙用；用于清热解毒、缓急止痛等方剂中宜生用。

【使用注意】　本品味甘，能助湿壅气，令人中满，故湿盛而胸腹胀满及呕吐者忌服。反大戟、芫花、甘遂、海藻。久服较大剂量的甘草，易于引起水肿、血压升高等，使用时应当注意。

大　枣

《本　经》

为鼠李科落叶灌木或小乔木植物 Ziziphus jujuba Mill. 的成熟果实。全国各地均有栽培。主产于河南、河北、山东、陕西等地。秋季果熟时采收。晒干生用。

【性味归经】　甘，温。归脾、胃经。

【功效主治】　补中益气，养血安神，缓和药性。用于脾胃虚弱，食少便溏，血虚萎黄，妇女脏躁。

【临床应用】　1．大枣甘温入脾胃经，长于补中益气。用于脾胃虚弱所致的食少便溏、体倦乏力，常与党参、白术等补气健脾药同用，以增强疗效。用于脾胃虚寒的食少泄泻，常与白术、干姜同用，如益脾饼。

2．大枣有养血安神之功。用于血虚面色萎黄，常与熟地黄、当归同用，以增强补血之力。如用于妇女血虚脏躁，精神不安、睡眠不佳，常与甘草、小麦同用，即甘麦大枣汤。

此外，大枣又能缓和药性，顾护正气。与作用峻烈或有毒药物同用时，既能缓和药物的烈性、毒性，又可以保护胃气。如与葶苈子配用，能缓和葶苈子的烈性、毒性，使之泻肺平喘、利尿消肿而不伤正气；又如十枣汤治悬饮、水肿，用大戟、芫花、甘遂与大枣同用，使之既攻逐水饮，又顾护脾胃，达到攻邪而不伤正的目的。

【用量用法】 3～12 枚，或 10～30 克。

饴　　糖

《别　录》

系以糯米或粳米磨粉煮熟，加入麦芽（搅匀），微火煎熬而成。有软硬两种，软者称胶饴，硬者称白饴糖。入药以软饴为主。全国各地均产。

【性味归经】 甘，温。归脾、胃、肺经。

【功效主治】 补脾益气，缓急止痛，润肺止咳。用于劳伤乏力，虚寒腹痛，肺虚咳嗽，干咳无痰。

【临床应用】 1．饴糖能补脾益气。用于劳倦伤脾的气短乏力、纳食减少，与桂枝、白芍、炙甘草同用，如小建中汤。

2．饴糖甘温，既能温中补虚，又可缓急止痛。用于虚寒性腹痛、喜按喜温、得食则减，与黄芪、桂枝等同用，如黄芪建中汤。

3．饴糖味甘质润，既能益气，又可润肺止咳。用于肺虚咳嗽、干咳无痰、气短作喘，常与杏仁、百部等止咳平喘药同用。

【用量用法】 30～60 克。入汤剂分 2～3 次溶化服。

蜂　　蜜

为蜜蜂科中华蜜蜂 Apis cerana Fabricius. 或意大利蜂 A．mellifera L．在蜂窠中酿成的糖类物质。我国各地均产，主产于湖北、四川、云南、河南、江西、广东、江苏等地。春至秋季采收。原蜜过滤后生用，或加水稀释煮沸，滤去杂质，浓缩后用。

【性味归经】 甘，平。归脾、肺、大肠经。

【功效主治】 补中缓急，润肺止咳，润肠通便，解毒。用于脾胃虚弱，脘腹作痛，肺虚咳嗽，燥咳咽干，肠燥便秘，药物中毒。

【临床应用】 1．蜂蜜味甘入脾，既能补虚，又可以缓急止痛。用于脾胃虚弱所致的倦怠食少、脘腹作痛，与白术、大枣等同用。用于寒疝腹痛、手足厥冷，与乌头合用。

2．蜂蜜既能补虚，又可润肺止咳。治疗肺虚久咳及肺燥干咳、咽干等，可单用，也可配成复方应用。用于虚劳干咳咯血，常与生地黄、人参同用，如琼玉膏。

3．蜂蜜功能润肠通便，又可补益。常用于体虚津亏的便秘，单用 30～60 克冲服即效，或制成栓剂使用；如属血虚便秘，可与当归、黑芝麻同用；若属阴虚便秘，与玄参、生地黄、知母同用。

此外，蜂蜜又可解毒。外用治疗疮疡、烫火伤；内服解乌头、附子毒。

【用量用法】 15～30 克。冲服。外用适量。

第二节 补 血 药

凡以补血养血为主要作用的药物，称为补血药。

补血药性味多为甘温，少数性平偏凉。多归心、肝、脾经。

本类药物能补肝养心益脾，具有养血生血之功。主治血虚所致的面色萎黄、唇舌色淡、指甲苍白、头晕眼花、心悸怔忡、失眠健忘及妇女月经后期、量少、色淡，甚至经闭等。

临床应用补血药时，应根据不同病证，给以适当配伍。如属血虚兼气虚者，当配伍补气药，以补气生血；如属血虚兼阴虚者，当配伍补阴药，或注意选择兼有补阴作用的补血药应用；如血虚又见脾胃虚弱者，应配伍健运脾胃的药物，以助吸收发挥治疗作用。

补血药性多滋腻，易于滞湿碍胃，故凡湿浊中阻的脘腹胀满、食少便溏，当慎用，或配伍健脾行气消食药同用。

当 归

《本 经》

为伞形科多年生草本植物当归 Angelica sinesis (oliv.) Diels. 的干燥根。主产于甘肃省岷县（古秦州），产量多，质量好。陕西、四川、云南、湖北、贵州等地也有栽培。秋末采挖，去净泥土，放置待水分稍蒸发后扎成小把，用微火缓缓熏干。切片生用，或经酒拌后炒用。

【性味归经】 甘、辛，温。归肝、心、脾经。

【功效主治】 补血调经，活血止痛，润肠通便。用于血虚眩晕，面色萎黄，月经不调，经闭，痛经，虚寒腹痛，跌打损伤，风湿痹痛，痈疽疮疡，肠燥便秘。

【临床应用】 1. 当归甘温，有良好的补血作用。用于血虚所致的面色萎黄、眩晕心悸，常与熟地黄、白芍等同用，如四物汤。用于血虚气弱的面色萎黄、气短乏力，常与黄芪同用，即当归补血汤。

2. 当归味甘辛，既善补血，又善活血止痛，为补血活血调经要药。又因其性温，故血虚、血瘀兼有寒邪凝滞之证最为相宜。用于月经不调、痛经，常与川芎、白芍同用，如四物汤。用于血虚寒滞的痛经、经闭，常与桂枝、吴茱萸等同用，如温经汤。用于血瘀经闭、痛经，与桃仁、红花等活血化瘀药同用，如桃红四物汤。

3. 当归补血活血、温经止痛。用于虚寒腹痛，与桂枝、白芍等同用，如当归建中汤；或与生姜、羊肉同用，即当归生姜羊肉汤。用于血瘀肢体疼痛，与丹参、没药等活血祛瘀药同用，如活络效灵丹。用于跌打瘀肿疼痛，与桃仁、红花等同用，如复元活血汤。用于风湿关节痹痛或肢体麻木，与羌活、桂枝等祛风湿、通经络药同用，如蠲痹汤。

4. 当归甘温补血，能扶助正气，又可活血消肿止痛。用于疮毒日久而身体虚赢者，与黄芪、金银花等同用。用于疮疡久溃不敛，与黄芪、人参等同用，如十全大补汤。如用于痈疽红肿热痛，多与金银花、穿山甲等清热解毒、消肿疗疮药同用，如仙方活命饮。

5. 当归有润肠通便之效。用治血虚肠燥便秘，常与肉苁蓉、火麻仁同用。

此外，还能治久咳气喘。如《鲁般经后录》观音救苦散，以之配人参、粟壳、甘草等，谓"治嗽如神"。近代亦有单用5%注射液注入膻中、肺俞等穴位，治疗慢性支气管炎者。

【用量用法】 5～15克。酒制能加强活血作用。传统经验认为，补血用当归身，破血用当归尾，和血用全当归。

熟 地 黄

《本草图经》

为玄参科多年生草本植物地黄 Rehmannia glutinosa Libosch. 的根，经加工炮制而成。通常以酒、砂仁、陈皮为辅料，经反复蒸晒，至内外色黑、油润、质地柔软粘腻为度。切片用。

【性味归经】 甘，微温。归肝、肾经。

【功效主治】 养血滋阴，补精益髓。用于血虚萎黄，眩晕心悸，月经不调，潮热盗汗，消渴，腰酸耳鸣。

【临床应用】 1．熟地黄甘温滋润入肝，长于养血补血。用于血虚萎黄、眩晕、心悸、失眠、月经不调、崩漏等，常与当归、白芍同用，如四物汤。如用于血虚兼气虚者，与党参、黄芪同用。

2．熟地黄长于滋阴。用于肾阴不足而致的潮热盗汗、遗精，常与山药、山茱萸等同用，如六味地黄丸。如用于阴虚消渴之轻症，可单味大剂量内服有效；如属重症，与沙参、石斛等配用；如属气阴两亏的消渴，当与西洋参、黄芪等配用。

3．熟地黄既能养血滋阴，又可补精益髓。用于肝肾不足，精血亏虚所致的腰膝酸软、头晕眼花、耳鸣耳聋、须发早白，常与制首乌、菟丝子等同用，如七宝美髯丹。

【用量用法】 10～30克。

何 首 乌

《开宝本草》

为蓼科多年生草本植物何首乌 Polygonum multiflorum Thunb. 的块根。我国大部分地区有出产。秋后茎叶枯萎时或次年未萌芽前采挖，洗净，切片，晒干或烘干，称为生首乌；以黑豆煮汁拌蒸，晒后变为黑色，称为制首乌。

【性味归经】 苦、甘、涩，微温。归肝、肾经。

【功效主治】 补益精血，截疟，解毒，润肠通便。用于头晕眼花，腰膝酸软，须发早白，久疟不止，痈疽瘰疬，肠燥便秘。

【临床应用】 1．制首乌善于补肝肾、益精血，兼能收敛，具有不寒不热、不腻不燥特点。用于肝肾不足，精血亏虚所致的头晕眼花、须发早白、腰膝酸软、遗精、崩带等，常与当归、菟丝子等同用，如七宝美髯丹。

2．何首乌生用既能截疟，又略具补益作用。用于久疟不止而气血两亏者，可与人参、当归等同用，即何人饮。

3．何首乌生用性凉，功能清热解毒，润肠通便，用于遍身疮肿痒痛，常与防风、苦参同用。用于瘰疬，多与夏枯草、浙贝母同用。用于肠燥通秘，又常与黑芝麻、火麻仁同用。

现代用于高血脂症、高血压、冠心病而有肝肾精血不足见证者，用制首乌同丹参、桑寄生之类配伍，或直用首乌治疗，均有相当效果。

【用量用法】 10～30克。补益精血当用制首乌；截疟、解毒、润肠宜用生首乌；鲜首乌解毒、润肠的功能比生首乌佳。

附药 夜交藤

为何首乌的藤，故又名首乌藤。味甘，性平。归心、肝经。具有养心安神、通络祛风之功。用治失眠、多汗、血虚肢体酸痛等。煎汤外洗，可治皮肤疮疹作痒。用量15～30克。外用适量。

白 芍

《本 经》

为毛茛科多年生草本植物芍药 Paeonia lactiflora Pall. 的根。栽培于浙江、安徽、湖南、四川等地。夏秋季采挖，去净泥土及支根，去皮，沸水浸或略煮至受热均匀，晒干。用时润透切片。生用、炒用或酒炒用。

【性味归经】 苦、酸，微寒。归肝、脾经。

【功效主治】 养血敛阴，柔肝止痛，平抑肝阳。用于月经不调，崩漏，虚汗，脘腹急痛，胁肋疼痛，四肢挛痛，头痛眩晕。

【临床应用】 1. 白芍味酸入肝，善于养血敛阴，由于药性寒凉，多用于血虚有热诸证。用于阴血不足的月经不调、经行腹痛，常与当归、熟地黄、川芎同用，增强养血调经之功，即四物汤。若经行腹痛甚者，与当归、香附等同用。用于血虚崩漏不止、面色无华、心慌气短，常与当归、阿胶等同用。

2. 白芍有敛阴止汗之效。用于外感风寒，表虚自汗而恶风，可与桂枝、生姜等同用，如桂枝汤；用于阴虚阳浮所致的盗汗，与牡蛎、龙骨同用，以增强敛阴止汗之功。

3. 白芍既能养血柔肝，又可缓急止痛。用于血虚肝郁所致的胁肋疼痛，或妇女经行腹痛、乳房胀痛，常与当归、柴胡等同用，如逍遥散。用于肝脾失和所致的脘腹急痛和血虚引起的四肢拘挛作痛，常与甘草同用，即芍药甘草汤。亦可以用于治疗腹痛泄泻，多与防风、白术同用；用于下痢腹痛，又常与黄连、木香同用，如芍药汤。

4. 白芍既能养血柔肝，又可平抑肝阳。用于肝阴不足，肝阳上亢所致的头痛眩晕、耳鸣或烦躁易怒，与牛膝、代赭石等同用，如建瓴汤。

【用量用法】 10～15克。平肝、敛阴多生用；舒肝和胃、调经止痛宜炒用或酒炒用。

【使用注意】 反藜芦。

阿 胶

《本 经》

为马科动物驴 Equus asinus L. 的皮，经漂泡去毛后熬制而成的胶块。古时以产于东阿（今山东省东阿县）而得名。主产于山东、浙江、江苏等地。以原胶块用，或将胶块打碎，用蛤粉炒成阿胶珠用。

【性味归经】 甘，平。归肺、肝、肾经。

【功效主治】 补血止血，滋阴润肺。用于血虚萎黄，眩晕心悸，吐血衄血，便血崩漏，心烦失眠，燥咳少痰。

【临床应用】 1．阿胶有良好的补血作用。常用于血虚所致的面色萎黄、眩晕、心悸等，多与当归、熟地黄等补血药同用。

2．阿胶既能滋阴养血，又长于止血，治疗多种出血症，单用有效，多入复方应用。如用于虚寒性的吐血、衄血、便血、崩漏，常与灶心土、附子等同用，如黄土汤；用于妇女崩漏、月经过多、妊娠下血、小产后下血不止，多与艾叶、白芍等同用，如胶艾汤。

3．阿胶既能补血，又可滋阴。用于阴血不足所致的心烦、失眠等，常与黄连、鸡子黄同用，如黄连阿胶汤。

4．阿胶能滋阴润肺。用于肺虚火盛所致的咳嗽痰少、咽喉干燥，或痰中带血，常与马兜铃、牛蒡子等同用，如补肺阿胶汤。用于燥热伤肺，干咳无痰、气喘、心烦口渴、鼻燥咽干，常与麦冬、桑叶等同用，如清燥救肺汤。

【用量用法】 5～10克。用开水或黄酒化服；入汤剂应烊化冲服。止血宜蒲黄炒，润肺止咳宜蛤粉炒，滋阴补血宜用原胶块。

龙 眼 肉

《本　经》

为无患子科常绿乔木龙眼 Euphoria longan（Lour.）steud. 的假种皮。主产于我国南方，以广东、福建、广西、台湾等地为多。夏秋两季采收成熟果实，烘干或晒干，剥开果皮，取肉去核，晒至干爽不粘，贮存备用。生用。

【性味归经】 甘，温。归心、脾经。

【功效主治】 补心脾、益气血。用于惊悸失眠，面色萎黄，少气乏力。

【临床应用】 1．龙眼肉入心脾两经，功能补益心脾，既不滋腻，又不滞气，为滋补良药。用于思虑过度，劳伤心脾所致的失眠健忘、惊悸怔忡，单用有效，亦可与人参、酸枣仁等同用，以增强补气养血安神之效，如归脾汤。

2．龙眼肉补心脾、益气血。用于久病虚羸或年老气血不足所致的面色萎黄或苍白、倦怠乏力、少气自汗，可单用，亦可与党参、大枣、当归等补气血药同用，以增强疗效。

【用量用法】 10～15克，大剂量30克。

第三节 补 阴 药

凡以滋养阴液、生津润燥为主要作用的药物，称为补阴药。

补阴药性味多甘寒，主要归肺、胃、肝、肾经。

本类药物具有滋养阴液、生津润燥之功。主治肺阴虚所致的干咳少痰，或痰中带血、鼻咽干燥；胃阴虚所致的口渴咽干、舌红少苔，或不知饥饿，或胃中嘈杂、呕哕，或大便干结；肝阴虚所致的头晕目眩，或双目昏涩、少寐多梦，或震颤；肾阴虚所致的腰膝酸软、头晕耳鸣、手足心热、潮热盗汗、遗精滑精等。

临床应用补阴药时，应根据不同病证，给以适当配伍。如属气阴两亏证，当与补气药同用；热邪伤阴而热邪未尽者，当与清热药配用；阴虚内热者，与清虚热药配用；阴虚阳亢者，宜与平肝潜阳药配用；阴虚风动者，与熄风止痉药配用；阴血俱虚者，与补血药同用。

补阴药大多甘寒滋腻，凡脾胃虚弱、痰湿内阻、腹胀便溏者，一般不宜用，或配伍健脾、行气药同用。

沙 参

《本 经》

沙参有南沙参和北沙参两类。南沙参为桔梗科多年生草本植物轮叶沙参 Adenophora tetraphylla（Thunb.）Fisch. 和杏叶沙参 A. axillfora Borb. 及阔叶沙参 A. pereskiaefolia（Fisch）G. Don. 的根。北沙参为伞形科多年生草本植物珊瑚菜 Glehnia littoralis Fr. Schmidt ex Miq. 的根。南沙参主产于安徽、四川、江苏等地。常在秋季采挖，洗净，除去栓皮。切段鲜用，或晒干生用。北沙参主产于山东、河北、辽宁、江苏等地，多于夏秋季采挖，除去须根，洗净，用开水烫后剥去外皮。润软切片或切段生用。

【性味归经】 甘，微寒。归肺、胃经。

【功效主治】 清肺养阴，益胃生津。用于肺热燥咳，阴虚劳嗽，津伤口渴。

【临床应用】 1. 沙参能养肺阴，润肺燥，清肺热。用于燥热伤阴所致的干咳少痰、咽干口渴，与玉竹、冬桑叶等养阴润肺、清热药同用，如沙参麦门冬汤。用于阴虚劳热、咳嗽咯血，与知母、鳖甲等养阴、清热药同用。

2. 沙参入胃，能益胃生津。用于热病伤津所致的舌干口渴、大便秘结、舌红少苔，常与玉竹、生地黄等同用，如益胃汤。如热病伤津较重，咽干口渴、舌绛少津，常以本品鲜者与鲜生地、鲜石斛同用。

南沙参与北沙参功效大体相似，但各有特点。就养阴生津之力而言，北沙参优于南沙参；就其清肺止咳之力而言，南沙参优于北沙参，且略有益气之功效。

【用量用法】 10～15克；鲜者15～30克。

【使用注意】 反藜芦。

【附注】 《本经》载述的沙参为南沙参，而北沙参首记于《本草汇言》。

天 冬

《本 经》

为百合科多年生攀援状草本植物天门冬 Asparagus cochinchinensis（Lour.）Merr. 的块根。主产于四川、云南、贵州及长江流域各地。秋冬二季采挖，洗净，除去须根，置沸水中煮或蒸至透心，趁热除去外皮，晒干或烘干。用时切片。生用。

【性味归经】 甘、苦，大寒。归肺、肾经。

【功效主治】 清肺降火，滋阴润燥。用于燥咳痰粘，劳嗽咯血，津伤口渴，肠燥便秘。

【临床应用】 1. 天冬甘苦大寒，能清肺火、滋肾阴、润肺燥。用于秋燥身热、微恶风寒、燥咳痰粘，与沙参、桑叶同用。用于阴虚劳嗽、痰中带血，可与麦冬同用，即二冬膏。

亦可与阿胶、百部等滋阴润肺、止咳止血药同用，以增强疗效。

2．天冬能清热滋阴、生津止渴。用于热病伤津，咽干口渴、舌红少苔，与沙参、石斛同用。如属热病气津两伤，咽干口渴、气短神疲，常与生地黄、人参同用，即三才汤。

3．天冬滋阴润燥。用于津枯肠燥便秘，与玄参、知母等同用。

【用量用法】 6～15克。

麦 冬
《本 经》

为百合科多年生草本植物麦门冬 Ophiopogon japonicus（Thunb.）Ker - Gawl. 的干燥块根。主产于四川、湖北、浙江等地，全国许多地区均有分布。夏季采挖，洗净，除去须根，晒干。生用。

【性味归经】 甘、微苦，微寒。归肺、心、胃经。

【功效主治】 养阴润肺，益胃生津，清心除烦。用于燥咳痰稠，劳嗽咯血，口渴咽干，心烦失眠。

【临床应用】 1．麦冬味甘入肺，能养肺阴、润肺燥，且能化痰止咳。用于燥咳痰粘、咽干鼻燥，与桑叶、阿胶等同用，如清燥救肺汤。用于肺阴亏损的劳嗽咯血及燥咳痰稠，与天冬等份，加蜜制膏内服，即二冬膏。

2．麦冬能益胃生津。用于热伤胃津所致的口渴咽干，与沙参、玉竹等同用，如益胃汤。

3．麦冬能清心除烦安神。用于邪热入营的身热夜甚、烦躁不安，常与生地黄、竹叶心等同用，如清营汤。用于阴虚有热，心烦失眠，与酸枣仁、生地黄等同用，如天王补心丹。

此外，本品又可润肠通便，与生地黄、玄参同用，治疗肠燥便秘，如增液汤。

【用量用法】 10～15克。

玉 竹
《本 经》

为百合科多年生草本植物玉竹（葳蕤）Polygonatum odoratum（Mill.）Druce 的根茎。我国大部分地区都有分布，以湖南、河北及江苏产者质量最佳。夏秋两季采挖。除去须根，晒干，或蒸过晒干。切断生用或炙用。

【性味归经】 甘，平。归肺、胃经。

【功效主治】 滋阴润肺，生津养胃。用于阴虚燥咳，烦渴口干，内热消渴。

【临床应用】 1．玉竹长于滋阴润肺。用于肺阴虚所致的燥热咳嗽、痰少咽干，与麦冬、沙参等同用，如沙参麦冬汤。治阴虚劳嗽，与百部、地骨皮等同用。

2．玉竹甘平柔润，长于生津养胃。用于温热病后期，胃阴耗损的烦渴口干、饮食不振，与麦冬、生甘草等甘凉生津益气药同用，如玉竹麦门冬汤。若为内热消渴，与生葛根、天花粉等同用。

此外，玉竹滋阴不敛，与疏散透邪的薄荷、淡豆豉等同用，有滋阴解表之功，治阴虚之体，感冒风热而发热咳嗽、咽痛口渴等，如加减葳蕤汤。

【用量用法】 10～15克。清热养阴生用；滋补养阴制用。

石 斛

《本 经》

为兰科多年生常绿草本植物金钗石斛 Dendrobium nobile Lindl. 及同属多种植物的茎。主产于四川、贵州、云南及长江流域各地。多于夏秋间采收，晒干，切断。生用。鲜石斛可栽于砂石内，以备随时取用。

【性味归经】 甘，微寒。归胃、肾经。

【功效主治】 养胃生津，滋阴除热。用于津伤口渴，食少便秘，虚热不退，目暗昏花。

【临床应用】 1. 石斛既能养胃生津，又可除热，鲜石斛生津清热之力更佳。用于热病津伤所致的烦渴、咽干舌燥，与沙参、天花粉同用。如用于胃阴不足，津亏口渴、咽干舌燥、大便秘结，与生地黄、知母等同用。

2. 石斛既能滋肾阴，又可清虚热。用于阴虚津亏所致的低热日久不退，可与生地黄、白薇等养阴液、清虚热药同用。

此外，石斛具明目和强腰膝之功。用于肝肾阴亏的视物昏花、眩晕目暗，与枸杞、菊花等配用，如石斛夜光丸。治肾阴亏损，腰膝酸软，与熟地黄、龟板同用。

【用量用法】 6~15克，鲜用15~30克。

黄 精

《别 录》

为百合科多年生草本植物黄精 Polygonatum sibiricum Redoute. 或多花黄精 P. cyrtonema Hua.、滇黄精 P. Kingianum coll et Hemsl. 以及同属若干植物的干燥根茎。产于河南、河北、内蒙古、山东、山西、江西、湖南、福建、四川等地。秋季采挖，除去须根，晒干。切片生用或蒸熟用；或加酒、黑豆等辅料蒸晒切片，称"制黄精"。

【性味归经】 甘，平。归肺、脾、肾经。

【功效主治】 润肺滋阴，补脾益气。用于燥咳少痰，食少倦怠，腰膝酸软。

【临床应用】 1. 黄精能滋阴润肺。用于肺阴不足所致的燥咳少痰，可单用熬膏服，或与知母、川贝母同用；若兼咯血或痰中带血者，与阿胶、白及同用。

2. 黄精既能补脾气，又可益脾阴。用于脾胃虚弱所致的倦怠无力、食欲不振，与党参、白术同用；如用于脾胃阴虚所致的口干食少、饮食无味、大便干燥、舌红少苔，与沙参、麦冬同用。

3. 黄精能补肾益精。用于肾虚精亏所致的腰膝酸软、头晕耳鸣、须发早白，与枸杞同用，制丸内服，或以大量黄精与少量干姜、肉桂同用，熬膏内服。亦可用于阴虚消渴之证，常与黄芪、天花粉同用。

【用量用法】 10~20克；鲜者30~60克。

百 合

《本 经》

为百合科多年生草本植物卷丹 Lilium lancifolium Thunb.、百合 L. brownii F. E. Brownvar.

viridulum Baker 或细叶百合 L. pumilum DC. 的肉质鳞茎。全国各地均产。于秋季茎叶枯萎时采挖，洗净，剥取鳞片，沸水烫过，或略蒸，晒干或烘干。生用或蜜炙用。

【性味归经】 甘，微寒。归肺、心经。

【功效主治】 润肺止咳，清心安神。用于燥热咳嗽，劳嗽咯血，虚烦惊悸，失眠多梦。

【临床应用】 1. 百合甘而微寒，能清肺润肺而止咳。用于肺燥或阴虚久咳、痰中带血，与款冬花同用，如百花膏。用于劳热咳嗽、痰中带血，与生地黄、玄参等同用，如百合固金汤。

2. 百合有清心安神之功。用于热病后期，余热未尽所致的神思恍惚及虚烦惊悸、失眠多梦，与知母同用，即百合知母汤；或与生地黄同用，即百合地黄汤。

【用量用法】 10～30克。

枸 杞 子

《本 经》

为茄科落叶灌木植物宁夏枸杞 Lycium barbarum L. 的成熟果实。主产于宁夏、河北、甘肃、青海、内蒙古、新疆等地。夏至前后果实成熟时采摘。晾晒干燥。生用。

【性味归经】 甘，平。归肝、肾、肺经。

【功效主治】 滋补肝肾，明目，润肺。用于眩晕目暗，腰膝酸软，遗精，消渴，阴虚劳嗽。

【临床应用】 1. 枸杞味甘质润入肝肾经，长于滋补肝肾、明目。用于肝肾阴虚所致的两目昏花、视物不明，或干涩迎风流泪，与熟地黄、菊花等同用，如杞菊地黄丸。用于肝肾不足，精血亏虚所致的头晕目眩、腰膝酸软、遗精，与熟地黄、龟板胶等同用，如左归丸；用于消渴，民间单用本品蒸熟嚼食，但多与生黄芪、山药等补气滋阴药同用。

2. 阴虚劳嗽。枸杞有滋阴润肺之功。用于阴虚劳嗽，与知母、川贝母等养阴清肺化痰药同用。

【用量用法】 5～15克。单用嚼食可用20～30克。

桑 椹

《新修本草》

为桑科落叶乔木桑树 Morus alba L. 的成熟果穗。全国大部分地区均产，以南方育蚕区产量较大。4～6月果穗红熟时采收。洗净，晒干，或略蒸晒干。生用。

【性味归经】 甘，寒。归心、肝、肾经。

【功效主治】 滋阴补血，生津，润肠。用于阴亏血虚，眩晕耳鸣，阴虚消渴，津亏口渴，肠燥便秘。

【临床应用】 1. 桑椹味甘质润，善于滋阴补血。用于阴亏血虚所致的眩晕、耳鸣、目暗、失眠、须发早白，可单用水煎汁加蜂蜜熬膏服；或用干品研末制蜜丸服；亦可与何首乌、女贞子等补肝肾、益阴血药同用，以增强疗效，如首乌延寿丹。

2. 桑椹既能滋阴补血，又可生津止渴。用于津伤口渴或消渴，常与麦冬、天花粉等同用。

3．桑椹能滋阴养血、润肠通便。用于阴亏血虚的肠燥便秘，与生首乌、火麻仁等同用。

【用量用法】 10～15克。

墨 旱 莲

《新修本草》

为菊科一年生草本植物鳢肠 Eclipta prostrata L. 的全草。我国各省都有出产。初秋割取全草，晒干。切段用。亦可鲜用。

【性味归经】 甘、酸，寒。归肝、肾经。

【功效主治】 滋阴益肾，凉血止血。用于头晕目眩，须发早白，吐衄崩漏，尿血便血。

【临床应用】 1．墨旱莲甘酸性寒，能滋养肝肾。用于肝肾阴虚所致的头晕目眩、牙齿松动、须发早白，与女贞子同用，即二至丸；亦可与枸杞、黄精等药同用，以增强疗效。

2．墨旱莲善于凉血止血，又可滋阴。用于阴虚血热所致的吐血、衄血、尿血、便血、崩漏，单用有效，常与生地黄、白茅根等滋阴凉血止血药同用，以增强疗效。如属外伤出血，可单用本品鲜者捣烂或晒干研末外敷。

【用量用法】 10～15克，鲜者加倍。外用适量。

女 贞 子

《本 经》

为木樨科常绿乔木植物女贞 Ligustrum lucidum Ait. 的成熟果实。我国各地都有栽培。冬季果实成熟时采收。蒸熟，晒干用，或酒制用。

【性味归经】 甘、苦，凉。归肝、肾经。

【功效主治】 补益肝肾，明目，清虚热。用于头晕目眩，须发早白，视物昏花，阴虚发热。

【临床应用】 1．女贞子味甘性凉，善于滋补肝肾。用于肝肾阴虚所致的头晕目眩、腰膝酸软、须发早白，常与墨旱莲同用，即二至丸；如与枸杞、熟地黄等同用，疗效更佳。

2．女贞子能补肝肾而明目。用于肝肾阴虚所致的视力减弱、目暗不明、视物昏花，与枸杞、菟丝子同用，以增强疗效。

3．女贞子善补肝肾之阴，又可退虚热。用于阴虚发热，常与生地黄、青蒿等同用。

【用量用法】 10～15克。

龟 板

《本 经》

为龟科动物乌龟 Chinemys reevesii（Gray）的腹甲。主产于浙江、湖北、湖南、安徽、江苏等地。全年均可捕捉。杀死剔去筋肉，取其腹甲，洗净晒干，称为"血板"；如用沸水烫死后取出的腹甲，称为"烫板"。生用，沙炒炮用，或沙炒醋淬用。

【性味归经】 甘、咸，寒。归肝、肾、心经。

【功效主治】 滋阴潜阳，益肾健骨，养血补心。用于头晕目眩，骨蒸劳热，腰膝酸软，惊悸失眠。

【临床应用】 1．龟板甘寒质重，入肝肾经，具有滋阴潜阳之功。用于肝肾阴虚，肝阳上亢所致的头晕目眩、面红耳赤、急躁易怒，与石决明、菊花等同用。用于热病伤阴，虚风内动所致的头昏目眩、心烦作恶，甚则痉厥，与生地黄、鳖甲等同用。

2．龟板滋阴力强，而能退虚热。用于阴虚火旺所致的骨蒸劳热、盗汗、遗精等，常与熟地黄、知母同用，如大补阴丸。

3．龟板既能滋补肾阴，又可强筋健骨。用于肾虚所致的腰膝痿弱、筋骨不健、步履乏力、小儿囟门不合，常与虎骨、熟地黄等同用，如虎潜丸。

4．龟板味甘入心，养血补心。用于血虚所致的惊悸失眠、健忘，与龙骨、酸枣仁、柏子仁等同用。

此外，龟版既能滋阴养血，又可止血，用于阴虚血热的崩漏，或月经过多，常与生地黄、阿胶等同用。

【用量用法】 10～30克，先煎。滋阴潜阳熄风宜生用；阴虚崩漏或月经过多宜醋制用；其他炒炮用。

鳖 甲

《本 经》

为鳖科动物鳖 Amyda sinensis Wiegmann. 的背甲。主产于河北、湖南、安徽、浙江等地。全年均可捕捉，以秋、冬季为多。捕捉杀死，置沸水中烫至背甲上的破皮能剥落时，取出，剥取背甲，除去残肉，晒干。以沙炒炮用，或醋炙用。

【性味归经】 咸，寒。归肝经。

【功效主治】 滋阴潜阳，软坚散结。用于虚风内动，阴虚发热，骨蒸潮热，久疟，经闭，癥瘕。

【临床应用】 1．鳖甲能滋阴清热，潜阳熄风。用于热病后期阴液被劫，或久病阴血内耗所致的虚风内动，舌干齿黑、手足蠕动，甚则痉厥，常与白芍、阿胶等同用，以增强疗效，如三甲复脉汤。

2．鳖甲既能滋阴，又可退虚热，其滋阴作用不及龟板，但清虚热作用较龟板强。用于热病后期，阴伤邪伏的夜热早凉、热退无汗、舌红少苔、脉细数，常与青蒿、牡丹皮等同用，如青蒿鳖甲汤。用于阴虚骨蒸潮热、盗汗，与银柴胡、地骨皮等同用，如清骨散。

3．鳖甲有软坚散结之功。用于久疟不愈、胁下痞硬，与柴胡、䗪虫等同用，如鳖甲煎丸。用于血瘀经闭、癥瘕，与大黄、桃仁等同用，如鳖甲丸。

【用量用法】 10～30克。先煎。滋阴潜阳宜生用；软坚散结宜醋炙用。

第四节 补 阳 药

凡以补益人体肾阳为主要作用的药物，称为补阳药。

补阳药物味多甘、咸，性多温。主要归肾经，部分药物兼归脾、肝、肺经。

本类药物主要能补肾阳。有的药物还能补肝肾而益精血、强筋骨；有的可补肺肾而纳气平喘；有的则可暖脾肾而温阳止泻等。主治肾阳虚所致的畏寒肢冷、腰膝酸软或冷痛、阳痿早泄、遗精滑精、宫冷不孕、白带清稀、尿频遗尿及肾精不足所致的眩晕耳鸣、腰膝酸软、小儿行迟齿迟、囟门迟合等。亦可用于脾肾阳虚所致的腹中冷痛、四肢不温、五更泄泻；肺肾两虚所致的短气喘促、呼多吸少等病证。

临床应用补阳药时，应根据不同病证，给以适当配伍。如阳虚里寒者，与温里药配用；肝肾不足者，与滋补肝肾药配用；脾肾阳虚泄泻，与补气健脾药配用；肺肾两虚的虚喘，与补肺药配用。

补阳药性多温燥，易于助火伤阴，故阴虚火旺者不宜使用。

鹿　茸

《本　经》

为脊椎动物梅花鹿 Cervus nippon Temminck 或马鹿 C. elaphus L. 等雄鹿头上尚未骨化，密生茸毛的幼角。前者习称"花鹿茸"，后者习称"马鹿茸"。我国东北、西北、内蒙及西南山区多有分布。现在不少地区进行人工饲养。夏、秋两季将角锯下或砍下，经加工后，阴干或烘干。横切薄片，或锯成碎块，研成细粉用。

【性味归经】　甘、咸，温。归肝、肾经。

【功效主治】　温肾壮阳，补益精血，强筋骨，调冲任，托疮毒。用于肾虚阳痿遗精，宫冷不孕，眩晕耳鸣，筋骨无力，腰膝酸痛，崩漏带下，阴疽不敛。

【临床应用】　1. 鹿茸长于补肾阳，益精血。用于肾阳不足，精血亏虚所致的畏寒肢冷、阳痿遗精、宫冷不孕、小便频数、腰膝酸痛、头晕耳鸣、精神疲乏等，可单用研末服，亦可与人参、熟地黄、枸杞等补气养血药同用，如参茸固本丸。

2. 鹿茸能补肝肾，益精血、强筋健骨。用于肝肾虚损，精血不足所致的筋骨无力，或小儿发育不良、骨软、行迟、齿迟、囟门迟合等，多与熟地黄、山茱萸等同用，如加味地黄丸。

3. 鹿茸能补益肾阳、调理冲任、固摄带脉。用于冲任虚损，带脉不固所致的崩漏不止、白带过多，多与熟地黄、乌贼骨等同用。

此外，亦可用于慢性溃疡经久不敛、脓出清稀，或阴疽内陷不起等，常与黄芪、当归、肉桂等药同用。

【用量用法】　1～3克。研末冲服。

【使用注意】　服用本品宜从小剂量开始，缓缓增加，不宜骤用大量，以免阳升风动，头晕目赤，或伤阴动血。

附药　鹿角　鹿角胶　鹿角霜

鹿角　为梅花鹿和马鹿雄鹿已骨化的角。味咸，性温。归肝、肾经。功能补肾壮阳，可作鹿茸的代用品，但药力较弱。兼能活血散瘀消肿，用于疮疡肿毒、乳痈、血瘀作痛以及腰脊筋骨疼痛等病证。用量5～10克，水煎服或研末服；外用适量，磨汁涂或研末敷。

鹿角胶　为鹿角煎熬浓缩而成的胶状物。味甘、咸，性温。归肝、肾经。功能补肝肾益精血，并有良好的止血作用。用于肾阳不足，精血亏虚所致的虚劳羸瘦及吐血、衄血、漏、尿血等偏于虚寒者。又用于阴疽疮疡。用量5～10克。用开水或黄酒加温烊化服，或入丸散膏剂。

鹿角霜　为鹿角熬胶后所存残渣。味咸，性温。归肝、肾经。功能补肾助阳，补力虽弱，但不滋腻，且有收敛作用。可用于肾阳不足，脾胃虚寒所致的呕吐、食少、便溏，妇女子宫虚冷之崩漏、带下。外用对于创伤出血、疮疡多黄水或久不愈合，有收敛止血、敛疮之效。用量10～15克；外用适量。

锁　阳

《本草衍义补遗》

为锁阳科肉质寄生植物锁阳 Cynomorium songaricum Rupr. 的干燥肉质茎。主产于内蒙古、甘肃、青海、新疆等地。春秋两季都可采收，而以春季采者为佳。除去花序，置沙土中半埋半露，连晒带烫，使之干燥。切片。生用。

【性味归经】　甘，温。归肝、肾、大肠经。

【功效主治】　补肾阳，益精血，润肠通便。用于阳痿滑精，腰膝酸软，筋骨无力，大便秘结。

【临床应用】　1．锁阳甘温，能补肾阳而兴阳固精。用于肾阳虚所致的阳痿、滑精，与菟丝子、金樱子等补肾固精药同用。

2．锁阳能补肝肾、益精血、润燥养筋而起痿。用于肝肾不足、精血亏虚所致的腰膝酸软、筋骨无力、行步艰难或下肢瘫痪等，常与熟地黄、虎骨等同用，如虎潜丸。

3．锁阳能润肠通便，用于肠燥津枯的大便秘结，常与火麻仁、当归等同用；亦可用本品浓煎，加蜜收膏，开水或热酒化服。

【用量用法】　10～15克。

肉 苁 蓉

《本　经》

为列当科一年生寄生草本植物肉苁蓉 Cistanche deserticola Y．C．M．的干燥带鳞片的肉质茎。主产于内蒙古、甘肃、新疆、青海等地。春季采挖。除去花序，晒干切片（纵片）。生用或酒制用。

【性味归经】　甘、咸，温。归肾、大肠经。

【功效主治】　补肾阳，益精血，润肠通便。用于阳痿遗精，腰膝冷痛，筋骨无力，肠燥便秘。

【临床应用】　1．肉苁蓉既补肾阳，又益精血，其力缓和从容。用于肾阳虚损而致的阳痿、遗精，与熟地黄、菟丝子等同用，如肉苁蓉丸。治精血亏虚的宫冷不孕，与鹿角胶、紫河车等同用。用于肾虚骨痿的腰膝冷痛、筋骨无力，与杜仲、巴戟天等同用，如金刚丸。

2．肉苁蓉甘温滋润，能润肠通便。用于肠燥便秘，常与当归、火麻仁等同用。

【用量用法】　10～30克。

【使用注意】　本品药力缓和，入药少者效差，故用量要偏大。

巴 戟 天

《本 经》

为茜草科多年生藤本植物巴戟天 Morinda officinalis How. 的干燥根。主产于广东、广西、福建、江西、四川等地。全年都可采挖。晒干，再经蒸透，除去木心者，称"巴戟肉"；以盐水拌匀，蒸透去心者，称"盐巴戟"；用甘草汤煮透去心者，称"制巴戟"。均切段，干燥供用。

【性味归经】 辛、甘，微温。归肾经。

【功效主治】 补肾助阳，祛风除湿。用于阳痿尿频，宫冷不孕，风湿痹痛。

【临床应用】 1. 巴戟天功能补肾助阳。用于肾阳不足所致的阳痿、女子宫冷不孕，与人参、山药等配用。用于肾虚小便不禁，与益智仁、桑螵蛸等同用。还可用于月经不调、少腹冷痛，与高良姜、肉桂等同用，如巴戟丸。

2. 巴戟天既能补肾阳，又可祛风湿。用于肾阳不足，风寒湿邪乘虚而入，血脉痹阻所致的腰膝疼痛、筋脉拘挛、屈伸不利及肢体软弱无力，与杜仲、萆薢等同用，如金刚丸。

【用法用量】 10～15克。

淫 羊 藿

《本 经》

为小檗科多年生草本植物淫羊藿 Epimedium grandiflorum Morr. 和箭叶淫羊藿 E. sagittatum (S. et Z.) Maxim. 或心叶淫羊藿 E. brevicornum Maxim. 的干燥地上部分。主产于陕西、四川、湖北、山西、广西等地。春秋两季割收，晒干。切碎。生用或羊脂炙用。

【性味归经】 辛、甘，温。归肝、肾经。

【功效主治】 补肾壮阳，祛风除湿。用于肾虚阳痿，腰膝无力，风寒湿痹，筋骨酸痛。

【临床应用】 1. 淫羊藿功能补肾壮阳。用于肾阳虚衰所致的阳痿、尿频、腰膝无力，可单用浸酒服，多与仙茅、巴戟天等补肾壮阳药同用。

2. 淫羊藿辛温燥散，既能祛风散寒除湿，又可补肾阳，温通阳气。用于风寒湿痹，尤其善于治疗风寒湿痹兼见阳气虚衰者，可单用泡酒服，多与威灵仙、川芎等同用，如仙灵脾散。如兼见筋骨酸软、步履艰难者，与杜仲、桑寄生等同用。

此外，现代临床用于肾阳虚咳及妇女更年期的高血压等，亦有较好疗效。

【用量用法】 10～15克。

仙 茅

《海药本草》

为石蒜科多年生草本植物仙茅 Curculigo orchioides Gaertn. 的干燥根茎。产于西南及长江以南各省。春初发芽前或秋末地上部位枯萎时采挖。除去须根。晒干，切片。生用。

【性味归经】 辛，热。有毒。归肾经。

【功效主治】 温肾壮阳，祛寒除湿，用于阳痿精冷，小便不禁，风寒湿痹。

【临床应用】 1. 仙茅辛热性猛，功能温肾壮阳。用于肾阳虚衰，命门火衰所致的阳痿精冷、小便不禁，与淫羊藿、菟丝子等同用。

2．仙茅辛热燥散，既能温补肾阳，又可祛寒除湿。用于风寒湿痹，尤善治寒湿痹痛兼肾阳虚者，可单用浸酒服，多与淫羊藿、五加皮等同用。

此外，又用于脾肾阳虚的脘腹冷痛、泄泻，与白术、补骨脂、炮姜等同用。

【用量用法】　3～9克。

【使用注意】　本品温燥有毒，阴虚火旺者不宜服用。

杜　仲

《本　经》

为杜仲科落叶乔木植物杜仲 Eucommia ulmoides Oliv. 的树皮。主产于四川、云南、贵州、湖南、湖北等地。4～6月采收。去外表粗皮，晒干。切块或切丝。生用或盐炒用。

【性味归经】　甘，温。归肝、肾经。

【功效主治】　补肝肾，强筋骨，安胎。用于腰膝酸痛，筋骨无力，胎动不安，头晕目眩。

【临床应用】　1．杜仲能补肝肾，强筋骨，用于肝肾不足的腰膝酸痛，与补骨脂、胡桃仁等同用，即青娥丸。用于下肢痿软、筋骨无力，常与巴戟天、肉苁蓉等同用，如金刚丸。又可用于肝肾虚所致的阳痿、尿频等，与山茱萸、菟丝子等温补固涩药同用。

2．杜仲有补肝肾、固冲任、安胎之功。用于肝肾不足所致的胎动不安、腰部酸痛，多与续断、菟丝子同用。

此外，现代临床用于高血压症，有可靠的降血压作用。对老人肾虚而又血压高者，可与淫羊藿、桑寄生、怀牛膝等同用；若肝阳肝火偏亢者，可配夏枯草、菊花、黄芩等同用。

【用量用法】　10～15克。

续　断

《本　经》

为川续断科多年生草本植物川续断 Dipsacus asperoides C. Y. Cheng et T. M. Ai 的干燥根。主产于四川、湖北、云南、贵州等地。秋季采挖，除去芦茎、细须，切片，晒干。生用，酒炒或盐水炒用。

【性味归经】　苦、甘、辛，微温。归肝、肾经。

【功效主治】　补肝肾，续筋骨，止血安胎。用于腰膝酸痛，风湿痹痛，跌扑损伤，骨折肿痛，胎动不安。

【临床应用】　1．续断既能补肝肾，又可行血脉，补而不滞。用于肝肾不足所致的腰膝酸痛，软弱无力，多与杜仲、牛膝等药同用。用于风湿痹痛日久兼肾不足者，与杜仲、狗脊等同用。

2．续断有行血脉、续筋骨、消瘀肿之功。用于跌打损伤，瘀肿疼痛、骨折肿痛，常与骨碎补、苏木等活血祛瘀、接骨疗伤药同用。

3．续断有补肝肾，调冲任，止血安胎之效。用于肝肾虚弱，冲任失调的胎漏下血，胎动欲坠或习惯性流产，常配桑寄生、菟丝子、阿胶等，如《医学衷中参西录》寿胎丸；治崩漏经多，可与黄芪、地榆、艾叶等同用，如《妇人良方大全》续断丸。

此外，又用于金疮、痈疽疮疡，与紫花地丁、金银花等同用。

【用量用法】 10~20 克。

骨 碎 补

《开宝本草》

为水龙骨科多年生附生蕨类植物槲蕨 Drynaria fortunei（Kunze）J．Sm．或中华槲蕨 D．baronii（Christ）Diels 的根茎。产于中南、西南及浙江、福建、台湾等地。随时可采，除去叶片及泥沙，洗净，切片，干燥。生用或砂烫后用。

【性味功经】 苦，温。归肝、肾经。

【功效主治】 补肾，活血，止血，续筋骨。用于肾虚腰痛，耳鸣耳聋，跌打损伤，瘀肿疼痛。

【临床应用】 1．骨碎补功能补肝肾。用于肾虚腰脚疼痛，可与补骨脂、牛膝等同用。用于肾虚耳鸣、耳聋及牙痛，与熟地黄、山茱萸等研末，制蜜丸服。单用研末，入猪肾中煨熟食，可治肾虚久泻。

2．骨碎补有活血、止血、续筋骨之功。用于跌扑损伤或金疮、筋断骨折、瘀肿疼痛，常与自然铜、虎胫骨等同用，如骨碎补散。一般跌扑损伤、瘀肿疼痛，多与桃仁、红花等同用。

此外，用本品浸酒外擦，用于斑秃、白癜风，有一定疗效。

【用量用法】 10~20 克，外用适量。

胡 芦 巴

《嘉祐本草》

为豆科一年生草本植物胡芦巴 Trigonella foenum-grecum L．的成熟种子。多为人工栽培。主产于安徽、四川、河南等地。夏秋种子成熟时采收，晒干，打下种子，除去杂质。生用、炒用或盐水炒用。

【性味归经】 苦，温。归肝、肾经。

【功效主治】 温肾阳、逐寒湿。用于腹胁胀痛，寒疝腹痛，寒温脚气，腿膝冷痛。

【临床应用】 1．胡芦巴有温肾阳、逐寒湿、止疼痛之功。用于肾阳不足，寒湿凝滞的下元虚冷，腹胁胀痛，可与附子、硫黄同用，如胡芦巴丸。用于寒疝囊缩阴冷、痛引少腹，与小茴香、吴茱萸等同用。用于经寒少腹冷痛，与乌药、炒艾叶同用；治腰酸重坠，阳痿遗精，与杜仲、补骨脂等同用。

2．胡芦巴能温肾阳、逐寒湿、止疼痛。用于肾阳不足、寒湿脚气、腿膝冷痛、行步无力，与补骨脂、木瓜等同用。

【用法用量】 3~10 克。

菟 丝 子

《本 经》

为旋花科一年生寄生蔓草菟丝子 Cuscuta chinensis Lom．的成熟种子。我国大部分地区均有分布。秋季种子成熟时采收植珠，晒干，打下种子。生用，或煮熟捣烂作饼用。

【性味归经】　辛、甘，平。归肝、肾、脾经。

【功效主治】　补阳益阴，固精缩尿，明目，止泻，安胎。用于肾虚腰痛，阳痿遗精，小便频数，目暗不明，脾虚泄泻，胎漏下血，胎动欲坠。

【临床应用】　1．菟丝子既能补肾阳，又可补肾阴，且有固精缩尿之功。用于肾虚腰痛，与杜仲、山药等同用。用于肾虚阳痿、遗精，与枸杞子、覆盆子等同用，如五子衍宗丸。用于肾虚小便不禁，与鹿茸、桑螵蛸等同用，如菟丝子丸。用于遗精、白浊或尿有余沥，与白茯苓、石莲子同用。

2．菟丝子有补肝肾明目之功。用于肝肾不足所致的目暗不明，常与熟地黄、车前子等同用，如驻景丸。

3．菟丝子能补脾止泻。用于脾虚便溏或泄泻，与党参、白术等同用；如属脾肾阳虚泄泻，与补骨脂、莲子等同用。

此外，本品又能安胎，用于肝肾不足、胎元不固所致的胎漏下血、胎动欲坠，常与续断、桑寄生等同用，如寿胎丸。

【用量用法】　10～15克。

沙 苑 子

《本草衍义》

为豆科一年生草本植物扁茎黄芪 Astragalus complanatus R．Br．的成熟种子。主产于内蒙古和东北、西北地区。秋末冬初种子成熟时，打下种子，晒干，除去杂质。生用，或盐水炒用。

【性味归经】　甘，温。归肝、肾经。

【功效主治】　补肾固精，养肝明目。用于肾虚腰痛，阳痿遗精，遗尿带下，目暗不明。

【临床应用】　1．沙苑子甘温入肾，善于补肾，且可固精缩尿。用于肾虚腰膝酸痛，可单用煎服，多与杜仲、续断等同用。用于肾虚遗精、滑精、小便不禁、白带过多，常与煅龙骨、芡实等同用，如金锁固精丸。

2．沙苑子能补养肝肾明目。用于肝肾不足所致的目暗不明、头昏眼花，与枸杞子、菟丝子等同用；亦可与熟地黄、枸杞子等同用，治头昏眼花。

【用量用法】　10～20克。

补 骨 脂

《药性论》

为豆科一年生草本植物补骨脂 Psoralea corylifolia L．的成熟种子。产于陕西、河南、山西、江西、安徽、广东、四川、云南、贵州等地。秋季果实成熟时采收，晒干。生用，炒用或盐水炒用。

【性味归经】　苦、辛，大温。归肾、脾经。

【功效主治】　补肾壮阳，固精缩尿，温脾止泻。用于肾虚阳痿，腰膝冷痛，肾虚遗精，尿频遗尿，五更泄泻。

【临床应用】　1．补骨脂补肾壮阳。用于肾阳虚衰所致的阳痿，与菟丝子、胡桃肉等同用，如补骨脂丸；用于肾虚腰膝冷痛或酸软无力，与杜仲、胡桃肉等同用，如青娥丸。

2．补骨脂既能温补肾阳，又可固精缩尿。用于肾阳虚损的遗精，可单用与青盐为末服，亦可与桑螵蛸、金樱子等同用；用于小儿遗尿，单用炒后研末服，或与桑螵蛸、益智仁、覆盆子同用；用于肾气虚冷，夜尿频数，配小茴香，即破故纸丸。

3．补骨脂具有壮肾阳、温脾阳而止泻之功。治疗脾肾阳虚的五更泄泻，与肉豆蔻、吴茱萸同用，如四神丸。

此外，补骨脂配伍胡桃仁、蜂蜜等又治虚寒喘咳。本品研末，用酒浸制成20%～30%酊剂，外用涂擦，治白癜风、斑秃，有一定疗效。还能用治消渴，常与天花粉、五味子、鹿茸草等配伍应用。酒浸外涂，对白癜风亦有一定疗效。

【用量用法】 6～10克；制散服，每次1.5～3克；外用适量。内服宜炒用，外治宜生用。

益 智 仁

《本草拾遗》

为姜科多年生草本植物益智 Alpinia Oxyphylla Miq. 的成熟果实。主产于广东、广西、云南及福建等地。夏秋季采收。晒干。生用或盐水炒用。

【性味归经】 辛，温。归脾、肾经。

【功效主治】 温脾止泻摄唾，暖肾固精缩尿。用于腹痛吐泻，食少多唾，遗精遗尿。

【临床应用】 1．益智仁能暖肾助阳、固精缩尿。用于肾气虚寒所致的遗精、遗尿、尿有余沥、夜尿增多，多与山药、乌药等同用，如缩尿丸。用于遗精滑精，亦可与金樱子、山茱萸等同用。此外，又可用于女子肾虚不固的崩漏带下，与补骨脂、乌贼骨等同用。

2．益智仁能温脾散寒止泻。用于脾肾受寒所致的腹中冷痛、呕吐、泄泻，与白术、干姜等同用。

3．益智仁既能温脾散寒，又可开胃摄唾。用于中气虚寒所致的饮食减少、口多唾涎，小儿流涎不禁，多与党参、白术等同用。

【用量用法】 3～6克。

胡 桃 肉

《开宝本草》

为胡桃科落叶乔木植物胡桃 Juglans rogia L. 果实的核仁。我国各地广泛栽培，华北、西北、东北地区尤多。9～10月成熟时采收。除去肉质果皮，晒干敲破，取出种仁。生用或炒用。

【性味归经】 甘，温。归肾、肺、大肠经。

【功效主治】 补肾强腰，温肺定喘，润肠通便。用于腰痛脚弱，久虚喘促，肠燥便秘。

【临床应用】 1．胡桃肉能补肾助阳、强腰膝。用于肾虚腰痛脚弱、腰间重坠、起坐困难，与补骨脂、杜仲同用，即青娥丸。

2．胡桃肉能补益肺肾、定喘止咳。用于肺肾虚寒喘咳，或肺虚咳喘，多与人参、生姜同用，即人参胡桃汤；亦可与白蜜等量，隔汤炖熟，开水送服，以治疗虚寒喘咳或肺虚久咳不止。

3．胡桃肉能润肠通便。用治老年津枯、病后津伤的肠燥便秘，可单用，多与火麻仁、肉苁蓉等同用。

此外，古方尚用于石淋。现代用治尿路结石，有排石之功。

【用量用法】 10～30克。

海 狗 肾
《药性论》

为海豹科动物海豹 Phoca vitulina Linnaeus 或海狗 Callorhinus ursins Linnaeus 的阴茎或睾丸。我国渤海、黄海沿岸偶见。多分布于白令海和太平洋沿岸。春季冰裂时捕捉割取，干燥。洗净，切段或片，干燥，滑石粉炒后用。

【性味归经】 咸，热。归肾经。

【功效主治】 暖肾壮阳，益精补髓。用于阳痿精冷，腰膝酸软，精少不育。

【临床应用】 海狗肾有较强的壮阳补精作用。主要用于肾阳衰惫的阳痿精冷，腰膝酸软及精少不育等病证。治阳痿精冷，常配人参、鹿茸、附子等同用，如《济生方》腽肭脐丸；治精少不育，亦可与人参、鹿茸、紫河车、淫羊藿等配伍。

【用法用量】 研末服，每次 1～3g，日服 2～3 次。入丸、散或浸酒服，则随方定量。

海 马
《本草拾遗》

为海龙科动物线纹海马 Hippocampus kelloggi Jordan et Snyder、刺海马 H．histrix Kaup、大海马 H．kuda Bleeder、三斑海马 H．trimaculatus Leach 或小海马（海蛆）H．japonicus Kuap 的干燥体。主产广东、福建、台湾等沿海地区。夏、秋二季捕捞，洗净，晒干；或除去皮膜及内脏，晒干。捣碎或碾粉用。

【性味归经】 甘、咸，温。归肾、肝经。

【功效主治】 补肾壮阳，活血散结，消肿止痛。用于阳痿，不孕，腰膝酸软，癥瘕积聚，跌打损伤。

【临床应用】

1．海马有补肾壮阳益精之功。用于肾阳虚衰的阳痿精少，宫冷不孕，腰膝酸软，尿频等。可单用研末或浸酒服，亦可与补骨脂、淫羊藿、覆盆子等配伍同用。

2．海马既能温肾阳，又能活血散结，消肿止痛。可用治癥瘕积聚及跌打损伤等，对年久阳虚的癥瘕积聚尤为适宜，每与大黄、青皮等配伍，如《圣济总录》海马汤；治跌打损伤，可与苏木、红花等配伍同用。

此外，尚可用以治疗肾虚作喘，及外治阴疽疮肿、外伤出血等。

【用法用量】 研末服，每次 1～1.5g。外用适量，涂敷患处。

冬 虫 夏 草
《本草丛新》

为麦角菌科真菌冬虫夏草 Cordyceps sinensis（Berk．）Sacc．寄生在蝙蝠蛾科昆虫幼虫上的子座及幼虫尸体的复合体。主产于四川、青海、西藏、云南等地。夏至前后采取。去泥晒干或烘干。生用。

【性味归经】 甘，温。归肾、肺经。

【功效主治】 益肾补肺，止血化痰。用于阳痿遗精，久咳虚喘，劳嗽痰血。

【临床应用】 1. 冬虫夏草功能益肾补阳。用于肾阳虚损所致的阳痿、遗精、腰膝酸痛，可单用浸酒服，或与杜仲、淫羊藿等补肾助阳药同用。

2. 冬虫夏草既能补肾阳，又可益肺阴，且可止血化痰。用于久咳虚喘，可单用；或与蛤蚧、人参等同用。如属肺阴不足、劳嗽痰血，多与阿胶、川贝母等补阴清肺、止血、化痰药同用。

此外，又用于病后体虚不复或自汗畏寒者，可与鸡、鸭、猪肉等炖食，有补虚扶弱之效。

【用量用法】 5～10克。

蛤 蚧

《雷公炮炙论》

为脊椎动物壁虎科动物蛤蚧 Gekko gecko L. 已除去内脏的干燥体。分布于我国南方及西南地区，主产于广西。常在夏季捕捉，剖开除去内脏，拭去血液（不经水洗），切开眼睛放出汁液。然后用竹片撑开，烘干保存于干燥处。用时除去鳞片及头足，切成小块；或将蛤蚧块用黄酒浸渍后烘干，即酒蛤蚧。

【性味归经】 咸，平。归肺、肾经。

【功效主治】 补肺气，助肾阳，定喘嗽，益精血。用于虚喘劳嗽，肾虚阳痿。

【临床应用】 1. 蛤蚧能补益肺肾、定喘止嗽。用于肺虚咳嗽、肾虚作喘、虚劳喘咳，多与人参、贝母等同用，如人参蛤蚧散。

2. 蛤蚧既能补肾阳，又可益精血。用于肾阳不足，精血亏虚所致的阳痿，可单用浸酒服，亦可与鹿茸、淫羊藿等同用。

【用量用法】 3～7克。研末服，每次1～2克，一日3次。

紫 河 车

《本草拾遗》

为健康人的干燥胎盘。将健康产妇娩出的新鲜胎盘剪去脐带，洗净附着的血液，反复浸漂，蒸或置沸水中略煮后，干燥。砸成小块，或研末。

【性味归经】 甘、咸，温。归肺、肝、肾经。

【功效主治】 补肾益精，养血益气。用于阳痿遗精，血虚萎黄，虚喘劳咳。

【临床应用】 1. 紫河车归肝肾经，能补肝肾、益精血，兼能补阳，其性不温燥，药力平和。用于肾气不足、精血衰少的阳痿、遗精、腰酸、头晕、耳鸣，与淫羊藿、熟地黄等同用。用于妇女肾虚精血亏损的不孕，多与鹿角胶、熟地黄等同用。

2. 紫河车有益气养血之功。用于气血亏虚而致的面色萎黄、消瘦乏力、产后乳少，多与黄芪、当归等同用。

3．紫河车味甘滋补，温而不燥，既善于补肾填精，又可补肺定喘止嗽，为治疗肺肾两虚的虚喘劳嗽要药。一般与人参、冬虫夏草等配用；如属阴虚内热者，又当与龟板、黄柏等同用，如大造丸。

此外，还可治癫痫及某些过敏性疾病或免疫缺陷病症。

【用量用法】 1.5～3克，研末冲服，或装胶囊服，一日2～3次。

小 结

补虚药物分别能补益人体气血阴阳，增强机体功能，以扶持虚弱，提高机体抗病能力。主治各种虚证。根据补虚药的性能、功效的不同，一般分为补气药、补血药、补阴药、补阳药四类。

补气药均具有补气之功，主治气虚诸证。人参、党参、黄芪均能补脾益肺，主治脾肺气虚诸证。其中人参补气之力最强，又能大补元气，挽救虚脱，治疗气虚欲脱证，并有生津止渴、安神增智作用。党参补气之力不及人参，专于补益脾肺之气，又可补气生血，主治一般脾肺气虚诸证及气血两虚证。黄芪补气之力不及人参，能补益脾肺之气，善能补气升阳、益卫固表、托毒排脓、利水消肿。

西洋参、太子参均能补气养阴，治疗气阴两虚诸证。但西洋参补气养阴生津力强，又可清虚热，主治气阴两伤的烦渴少气、津液不足的口干舌燥、阴虚火旺的喘咳痰血等证。而太子参补气养阴之力较弱，治疗气阴不足诸证须大剂量持续服用，方能显效。

白术、山药、扁豆均具补脾益胃之功，主治脾胃气虚诸证。其中白术味甘兼苦，性较温燥，长于补气健脾、燥湿利水，并能安胎。主治脾气虚弱之食少脘胀及痰饮、水肿、胎动不安等证。山药甘平质润，长于补气养阴，又可益肺养肾，兼具涩性，长于治疗脾肾虚弱之食少体倦、便溏泄泻、肾虚遗精、遗尿、肺虚咳喘等证。而扁豆补脾胃之力不及山药、白术，但不滋不燥，兼能化湿，又治暑湿之胸闷、吐泻。

甘草、大枣均能益气和中，治疗脾胃虚弱之倦怠乏力、食少便溏。其中甘草生用又能清热解毒、祛痰止咳、缓急止痛、缓和药性，蜜炙用又可补心气、润肺燥。大枣又可养血安神。

饴糖、蜂蜜均能补中润肺、缓急止痛。但饴糖以补虚建中为主，而蜂蜜则以润肺为佳，且能润肠通便。

补血药均有补血之功，主治血虚诸证。当归、白芍均具补血调经之功。但当归既能补血，又可活血，主治血虚、血滞所致的病证，尤其血分有寒者更宜，如月经不调、经闭、痛经、跌打瘀肿疼痛、风湿痹痛等。白芍长于养血敛阴、柔肝止痛、平抑肝阳，主治血虚肝旺、肝气不和所致的病证，如头晕目眩、胁肋疼痛、脘腹挛急疼痛、四肢拘挛作痛等。

熟地、阿胶、何首乌均能补血滋阴，主治血虚阴亏诸证。其中熟地黄入肝肾，能补血滋阴、填精补髓，为滋补肝肾阴血之要药。阿胶又能滋肺润燥，且善止血，又长于治疗虚劳咳血、咯血及吐衄、崩漏等多种出血证。何首乌补血滋阴之力不及熟地黄、阿胶，但滋而不腻，温而不燥，并有益精固肾、乌须发作用，为补肝肾、益精血之良药。

龙眼肉善于补养心脾、养血安神，长于治疗血虚心烦失眠等证。

　　补阴药均具有补阴之功，主治阴虚诸证。其中沙参、石斛、玉竹功能养阴润燥、生津止渴，治疗肺胃阴虚诸证。其中沙参以生津见长，善能养胃阴、润肺燥。石斛长于滋养胃阴而清虚热，为治疗胃阴不足之烦渴、发热之良药。玉竹善养肺胃之阴而不滋腻，生津清热而不甚寒凉，为治疗肺胃阴虚燥咳、口渴之缓和清润之品。

　　麦冬、天冬均具养阴清热、润肺止咳之功，主治肺胃阴虚诸证。但天冬寒润之性较大，又可滋肾阴，故肺肾阴虚多用。而麦冬寒润之力稍弱，又可清心除烦，故热病心烦不眠又多用。

　　黄精、枸杞子、百合、桑椹子均具养阴之功。但各有特点，其中黄精长于补脾滋肾，并能润肺，用治肾虚精亏之腰酸头晕、脾虚食少倦怠、肺虚燥咳等证。枸杞子长于滋补肝肾、益精明目，用治肝肾精血不足之阳痿遗精、腰膝酸软、头晕目眩、视物昏花等。百合长于润肺止咳、清心安神，主治燥热咳嗽，热病后期余热未尽的心烦失眠等证。桑椹子性偏寒凉，长于滋阴补血，用治阴虚血亏之眩晕、耳鸣及津亏的烦渴及血虚肠燥便秘。

　　女贞子、墨旱莲均能滋补肝肾，主治肝肾阴虚诸证。其中女贞子专于补肝肾，又可明目、退虚热，治疗肝肾阴虚的视物昏花、虚热不退。墨旱莲补肝肾之力较弱，又可凉血止血，治疗阴虚血热之吐衄等。

　　龟板、鳖甲均能滋阴潜阳，主治阴虚发热、骨蒸盗汗及阴虚阳亢之眩晕、耳鸣等证。但龟板滋阴潜阳力强，又可强筋健骨，用治腰膝酸软、囟门不合；而鳖甲清虚热之力大，又可软坚散结，可治久疟癥瘕积聚。

　　补阳药均具补肾阳之功，主治肾阳虚衰诸证。鹿茸、鹿角胶既能补肾阳，又可补肝肾、益精补髓、健骨强筋，为治疗元阳不足、精血亏虚所致诸证的要药。

　　补骨脂、锁阳、肉苁蓉、巴戟天、淫羊藿、仙茅、胡芦巴等药均能补肾阳，主治肾阳虚之阳痿、遗精等证。其中补骨脂补肾之中又可治冷泻、遗尿、小便频数。锁阳、肉苁蓉甘温体润，又可益精血、润肠通便，治疗肝肾不足之筋骨痿弱及肠燥便秘。巴戟天并能强筋健骨，用治筋骨痿弱。淫羊藿、仙茅又可散风寒湿，治疗肾虚风寒湿痹。胡芦巴既能补肾阳，又可逐寒湿，治疗肾阳不足，寒湿脚气、腿膝冷痛。

　　杜仲、续断、骨碎补均能补肝肾、强筋骨，主治肝肾不足之筋骨痿软、腰膝酸痛、足膝无力等证。其中杜仲补肝肾之力较强，又可安胎，为治疗肾虚腰痛、胎动不安之要药。续断又能调血脉、续筋骨及安胎止漏，治疗跌扑损伤、骨折肿痛及崩漏下血、胎动不安。骨碎补又善通血脉、续筋骨，为治疗跌打骨折筋断之常用药。

　　菟丝子、沙苑子均能补益肝肾、固精缩尿及明目，治疗肾虚腰痛、阳痿遗精、尿频遗尿和肝肾不足之目暗昏花等证。但菟丝子补肾助阳之力较强，又可补肾安胎、温脾止泻，治疗肾虚胎动不安、脾虚泄泻。沙苑子则养肝益精明目之功较佳，治肝肾不足之目暗不明、头昏眼花。

　　益智仁功能暖肾固精缩尿，温脾止泻摄唾。用治肾虚不固之遗精遗尿，脾肾虚寒之泄泻及中气虚寒之食少多唾。

海狗肾、海马均能补肾壮阳，用于阳痿不孕，腰膝酸软。但海狗肾兼能益精补髓，尤宜于精少不育之症；海马尚能活血散结，消肿止痛。还可用治癥瘕积聚，跌打损伤。

紫河车、冬虫夏草、蛤蚧、胡桃肉功能补肺肾、定喘息，治疗肺肾两虚的喘咳。其中紫河车功能补肾益精、养血益气，主治气血不足、精血亏损所致诸证。冬虫夏草能补肺阴、益肾阳、止血化痰，长于治疗肺气虚或肺肾两虚的久咳虚喘、劳咳痰血及肾虚阳痿、遗精及病后体虚自汗等。蛤蚧补肺肾、纳气定喘，治疗肺肾两虚，肾不纳气之虚喘及肾虚阳痿等证。胡桃肉补肺肾、定喘息力弱，可治肺肾虚寒之喘咳，又可润肠通便。

第十八章 收 涩 药

凡以收敛固涩为主要作用的药物，称为收涩药，又称固涩药。

本类药物味多酸、涩、甘，性多平或温。主归肺、肾、大肠、脾、胃经。

收涩药功能收敛固涩，分别具有敛汗、止泻、固精、缩尿、止带、止咳等作用。适用于久病体虚所致的自汗、盗汗、久泻、遗精、遗尿、久咳、虚喘、崩漏、带下等滑脱不禁的证候。

本类药物治疗滑脱之证，主要取其收敛固涩之性以收其耗散，固其滑脱。但滑脱不禁证候的根本原因是正气虚弱，而收涩药多属治标之品，故临床应用时，须与相应的补虚药配伍，以期标本兼治。如气虚自汗、阴虚盗汗，分别配伍补气药、补阴药；脾肾阳虚的久泻、久痢，当与温补脾肾药配用；肾气（阳）不固的遗精、遗尿，当配伍温肾药；冲任不固的崩漏下血，与补肝肾、固冲任药物配用；肺肾虚损之久咳虚喘，则当配伍补肺益肾药。

使用收涩药，应注意勿使"闭门留寇"。凡邪气未尽之证，如表邪所致的汗出，湿热所致的泻痢、带下等，当以祛邪为主，不宜使用收涩药。

五 味 子

《本 经》

为木兰科多年生落叶木质藤本植物五味子 Schisandra chinensis（Turcz.）Baill．和华中五味子 S．sphenanthera Rehd．et Wils．的成熟果实。五味子为传统使用的正品。主产于东北、内蒙古、河北、山西等地。华中五味子多产于西南及长江流域以南地区。秋季果实成熟时采收。除去果枝，晒干。生用或经醋、蜜拌蒸晒干用。

【性味归经】 酸，温。归肺、肾、心经。

【功效主治】 敛肺滋肾，生津敛汗，涩精止泻，宁心安神。用于久咳虚喘，津伤口渴，自汗盗汗，肾虚遗精，脾肾虚泻，心悸失眠。

【临床应用】 1．五味子性温而润，入肺肾二经，上能益肺敛肺，下可滋肾。治肺虚久咳，与罂粟壳同用。用于肾虚喘促，与熟地黄、山茱萸、山药等同用，如都气丸。若与麻黄、细辛等配用，亦可用于寒饮喘咳、痰多色白，如小青龙汤。

2．五味子酸能生津，又可益气敛汗。用于热病气阴两伤的心悸、口渴、多汗，常与人参、麦门冬同用，即生脉散。用于阴虚盗汗或阳虚自汗，与麻黄根、牡蛎等同用。用于消渴证，则多与黄芪、天花粉等同用。

3．五味子有补肾涩精，收敛止泻之功。用于肾虚梦遗，可用本品与蜂蜜制膏服。用于下元虚冷的滑精，与附子、桑螵蛸等同用。若与补骨脂、肉豆蔻等同用，可治疗脾肾虚寒的五更泻，如四神丸。

4．五味子上能益心气、安心神，下可滋肾水。用于心肾亏虚所致的虚烦心悸、失眠多梦，常与麦门冬、酸枣仁等同用，如天王补心丹。

【用量用法】 2~6克。研末服每次1~3克，日服2次。

乌 梅

《本 经》

为蔷薇科落叶乔木植物梅 Prunus mume（Sieb.）Sieb. et Zucc. 的未成熟果实（青梅）的加工熏制品。产于浙江、福建、湖南、云南等地。立夏前后采收。低温焙至果肉呈黄褐色，呈皱皮，再闷至黑色即成。去核生用或炒炭用。

【性味归经】 酸，平。归脾、肺、大肠经。

【功效主治】 敛肺，涩肠，生津，安蛔。用于肺虚久咳，久泻久痢，虚热消渴，蛔厥腹痛，崩漏下血。

【临床应用】 1．乌梅有敛肺止咳之功。用于肺虚久咳，可与罂粟壳等份为末，每服6克，睡前蜜汤调下；亦可与半夏、阿胶等同用，如一服散。

2．乌梅能涩肠止泻。用于久泻不止，常与肉豆蔻、诃子等同用，如固肠丸；若用于下痢不能食者，可与黄连、地榆等同用。

3．乌梅味酸，有生津止渴之功。用于消渴烦闷，可加淡豆豉水煎服；用于虚热烦渴，与天花粉、葛根等同用，如玉泉丸。

4．乌梅有和胃安蛔之功。用于蛔虫所致的腹痛、呕吐，与细辛、黄连等同用，如乌梅丸。

此外，本品尚有收敛止血之功，可用于崩漏下血等证。外用能去胬肉，并可治胼胝、鸡眼。

【用量用法】 3~10克，安蛔可用至30克。外用适量。

五 倍 子

《本草拾遗》

为漆树科落叶灌木或小乔木植物盐肤木 Rhus chinensis Mill.、红麸杨 R. punjabensis Stew. Var. sinica（Dieis）Rehd. et wils. 或青麸杨 R. potaninii Maxim. 叶上寄生的虫瘿。主产于四川、贵州、云南、陕西、湖北、广西等地。秋季采摘。煮死虫瘿内蚜虫，干燥。敲开，除去杂质。生用。

【性味归经】 酸、涩，寒。归肺、大肠、肾经。

【功效主治】 敛肺降火，涩肠，固精，敛汗，止血。用于肺虚久咳，久泻久痢，遗精滑精，自汗，盗汗，崩漏下血。

【临床应用】 1．五倍子酸涩性寒入肺，既能收敛肺气，又可清降肺火。用于肺虚久咳，兼热者尤宜，常与罂粟壳、乌梅等同用。

2．五倍子能涩肠止泻。用于久泻久痢，可单用本品半生半烧，为末制丸内服；用于日久便血者，与枯矾、诃子等同用，如玉关丸。

3．五倍子能收涩固精。用于肾虚遗精、滑精，可与白茯苓、龙骨同用，如玉锁丹。

4．五倍子有收敛止汗之功。用于盗汗，可单用本品研末，与荞麦面等份作饼，煨熟服食；用于自汗、盗汗，可用本品研末，每晚睡前服用，同时用冷开水调敷脐窝。

5．五倍子有收敛止血之功。用于崩漏下血，可单用内服，多与贯众炭、棕榈炭同用。可用于带下，与白茯苓、龙骨同用，如玉关丸。

此外，五倍子外用，有解毒、消肿、收湿、敛疮、止血等功效。可用于疮疡肿毒、湿疮、溃疡不收、脱肛、子宫下垂等，可单用研末外敷或煎汤熏洗，亦可配枯矾。

【用量用法】 1.5～6克，多入丸散用；外用适量，煎汤熏洗或研末外敷。

浮 小 麦

《本草蒙筌》

为禾本科一年生草本植物小麦 Triticum aestivum L. 未成熟的颖果。各地均产。以水淘之，浮起者为佳，晒干。生用。

【性味归经】 甘，凉。归心经。

【功效主治】 敛汗，益气，除热。用于自汗，盗汗，骨蒸潮热。

【临床应用】 1．浮小麦甘能益气，凉可除热，又可敛汗。用于盗汗或虚汗不止，可单用炒焦研末，米饮送服；亦可与麻黄根、黄芪同用，如牡蛎散。

2．浮小麦能除虚热。用于阴虚骨蒸潮热，与鳖甲、青蒿等养阴、清虚热药同用。

【用量用法】 15～30克。

附药 小麦

即生长成熟的小麦。味甘，性凉。归心经。具有养心除烦之功。适用于妇女脏躁，悲伤欲哭，常与甘草、大枣同用，即甘麦大枣汤。用量30～60克。

麻 黄 根

《别 录》

为麻黄科多年生草本状小灌木植物草麻黄 Ephedra sinica Stapf. 或中麻黄 E. intermedia Schrenk et C. A. Mey.、木贼麻黄 E. equisecina Bge. 的干燥根。主产于河北、山西、内蒙古、甘肃、四川等地。立秋后采挖。剪去须根，干燥切段。生用。

【性味归经】 甘，平。归肺经。

【功效主治】 收敛止汗。用于自汗盗汗。

【临床应用】 麻黄根功专收敛止汗。用于气虚自汗，常与补气药黄芪、白术等配用；用于阴虚盗汗，常与生地黄、牡蛎等配用。亦可与龙骨、牡蛎等共研细末，外用以止汗。

【用量用法】 3～10克；外用适量，研末作扑粉。

糯 稻 根

《本草再新》

为禾本科一年生草本植物糯稻 Oryza sativa L. 的干燥须根。我国各地均有栽培。9～10月糯稻收割后，挖起须根。除去泥土，洗净晒干。生用。

【性味归经】　甘，平。归心、肺经。

【功效主治】　止汗退热，益胃生津。用于自汗，盗汗，虚热不退。

【临床应用】　1．糯稻根能益胃生津止汗。用于气虚自汗，与黄芪、白术等同用；用于阴虚盗汗，与山茱萸、生地黄等同用；用于自汗、盗汗，兼见口渴者，单用或与浮小麦、红枣同用。

2．糯稻根能退虚热。用于虚热不退，与沙参、地骨皮等同用。

【用量用法】　15～30克。

椿　树　皮

《新修本草》

为苦木科落叶乔木植物臭椿（樗）Ailanthus altissima（Mill.）Swingle．的根皮或树皮。主产于山东、辽宁、河南、安徽等地。全年可采。剥取树皮，刮去外层粗皮，晒干。切段生用或加麸皮炒用。

【性味归经】　苦，涩，寒。归大肠、胃、肝经。

【功效主治】　清热燥湿，涩肠，止血，止带。用于泻痢，便血，崩漏，带下。

【临床应用】　1．椿根皮既能清热燥湿，又可涩肠止泻。用于湿热下痢，常与黄连、木香等清热燥湿、行气止痛药同用；用于久泻久痢，常与诃子、丁香等涩肠止泻、温中散寒药同用，如诃黎勒丸。用于痔漏下血，可单用本品为末，醋糊为丸内服。

2．椿树皮有清热燥湿收涩之功。用于湿热下注的赤白带下，多与黄柏、龙胆草等同用；如用于妇女崩漏不止，可与龟板、香附等同用，如固经丸。

此外，椿树皮又具杀虫、燥湿止痒之功，可用治蛔虫病；煎汤外洗，治疗疮癣。

【用量用法】　6～10克；外用适量，煎水外洗。

石　榴　皮

《别　录》

为石榴科落叶灌木或小乔木石榴 Punica granatum L．的果皮。我国大部分地区都有栽培。秋季果实成熟后收集。洗净，切小块，晒干。生用或炒炭用。

【性味归经】　酸，涩，温。归胃、大肠经。

【功效主治】　涩肠止泻，杀虫。用于久泻，久痢，脱肛，虫积腹痛。

【临床应用】　1．石榴皮酸涩收敛，善于涩肠止泻。用于脾胃气虚久泻者，与党参、白术等同用；脾胃虚寒久泻不止者，与白术、炮姜等同用；若属久痢湿热未尽者，与黄连、黄柏同用，如黄连汤。用于治脱肛，可与白矾浓煎熏洗，再加五倍子炒研外用敷托。

2．石榴皮有杀虫之功。用于虫积腹痛，常与槟榔等驱虫药同用。

此外，石榴皮配伍后可用于滑精、崩中带下等；炒炭研末油调涂可治牛皮癣。近代用石榴皮煎汤外洗，治疗烧伤有效。

【用量用法】　3～10克。外用适量。

诃 子

《药性论》

为使君子科落叶乔木植物诃子 Terminalia chobula Retz. 的干燥成熟果实。产于印度、马来西亚、缅甸，我国云南、广东、广西等地亦产。秋冬季采收，晒干。生用或煨用。若用果肉则去核。

【性味归经】　苦、酸、涩，平。归肺、大肠经。

【功效主治】　涩肠，敛肺，降气，利咽。用于久泻，久痢，脱肛，肺虚喘咳，久咳失音。

【临床应用】　1. 诃子善能涩肠止泻。用于脾肾阴虚的滑脱久泻，与白术、肉豆蔻等同用，如真人养脏汤。用于久痢腹痛有热者，与黄连同用，如诃子散。

2. 诃子能敛肺降气止咳，又可清肺利咽。用于肺热咽痛、失音者，与桔梗、甘草同用，如诃子汤。用于肺虚久咳、失音者，与杏仁、通草等同用，如诃子饮。

【用量用法】　3～10克。敛肺清火开音宜生用，涩肠止泻宜煨用。

肉 豆 蔻

《药性论》

为肉豆蔻科高大乔木植物肉豆蔻 Myristica fragrans Houtt. 的成熟果仁。我国广东、广西、云南均有栽培，国外印尼以及西印度群岛、马来半岛等地亦产。果实成熟时采收，除去皮壳后干燥。煨制去油用。

【性味归经】　辛，温。归脾、胃、大肠经。

【功效主治】　涩肠止泻，温中行气。用于久泻不止，脘腹胀痛。

【临床应用】　1. 肉豆蔻既能涩肠止泻，又可温中行气。治脾胃虚寒之久泻不止，与白术、肉桂等补脾温中之品同用，如养脏汤；若与补骨脂、吴茱萸同用，可用于脾肾阳虚的五更泄泻，如四神丸。

2. 肉豆蔻功能温中行气止痛。用于中寒气滞所致脘腹胀痛、食少呕吐等。多与木香、半夏等同用。

【用量用法】　3～10克。

【使用注意】　本品温中固涩，故湿热泻痢者不宜服用。

赤 石 脂

《本 经》

为单斜晶系的多水高岭土 Halloysite。产于福建、山东、河南等地。全年均可采挖，拣去杂质。研细水飞或火煅水飞用。

【性味归经】　甘、酸、涩，温。归大肠、胃经。

【功效主治】　涩肠止泻，止血，敛疮生肌。用于泻痢不止，便血脱肛，崩漏带下；溃疡不敛。

【临床应用】　1. 赤石脂甘温调中，酸收质重，善固涩下焦滑脱。用于泻痢日久、滑泄不禁，与禹余粮同用，即赤石脂禹余粮汤；用于虚寒下痢，大便脓血不止，与干姜、粳米同用，即桃花汤。

2．赤石脂能温涩下焦而止血。用于妇人漏下、数年不瘥，与侧柏叶、乌贼骨同用。用于妇人赤白带下、日久不愈，与白芍、干姜同用。本品外用亦善止血，用于外伤出血，常与煅龙骨、血竭同用。

3．赤石脂外用有收湿、敛疮生肌的功效。用于溃疡不敛，与炉甘石、血竭等同用，研细末掺于疮口。亦可用于湿疮流水，与煅石膏、炉甘石同用。

【用量用法】 10～20克；外用适量。

禹 余 粮

《本　经》

为斜方晶系褐铁矿 Limonite 的一种天然粉末状矿石。主产于浙江、广东、江苏、河南、四川等地。全年均可采挖。采挖后去净杂石。研细水飞用。

【性味归经】 甘、涩，平。归胃、大肠经。

【功效主治】 涩肠止泻，收敛止血。用于久泻久痢，崩漏带下。

【临床应用】 1．禹余粮质重下降，功专收敛而涩肠止泻，作用与赤石脂相似。用于下焦不固的久泻久痢，与赤石脂相须为用，如赤石脂禹余粮汤。用于虚寒泄泻，多与补骨脂、白术等药同用。

2．禹余粮有收敛止血之功。用于崩漏下血，可与灶心土、乌贼骨、牡蛎等同用。用于妇女带下不止，可与干姜等药同用。

【用量用法】 10～30克。

罂 粟 壳

《开宝本草》

为罂粟科一年或二年生草本植物罂粟 Papaver somniferum L. 的成熟蒴果的外壳。原产于国外，我国部分地区药物种植场有少量栽培。夏季采收，去蒂及种子，晒干。醋炒或蜜炙。

【性味归经】 酸、涩，平。有小毒。归肺、大肠、肾经。

【功效主治】 涩肠止泻，敛肺止咳，止痛。用于久泻久痢，久咳虚咳，脘腹胀痛，筋骨酸痛。

【临床应用】 1．罂粟壳涩肠止痢。用于水泻不止，与乌梅肉、大枣肉同用，水煎温服。用于久痢及血痢，与黄连、木香同用，如木香散。如用于脾肾阳虚所致的久泻久痢，与补骨脂、白术等同用。

2．罂粟壳有敛肺止咳之功。用于久咳不止，可单用蜜炙研末服。用于虚劳喘咳自汗，与乌梅同用，即小百劳散；一般多与百部、阿胶等同用。

3．罂粟壳有良好的止痛之功。用于胃脘痛，常与木香、砂仁同用。用于腹痛腹胀，与枳壳、厚朴等同用。用于筋骨酸痛，多与桂枝、桑枝、姜黄等同用。

【用量用法】 3～6克。止咳宜蜜炙用，止痛、止泻宜醋炒用。

【使用注意】 本品不宜过量或长期服用。

莲 子

《本 经》

为睡莲科多年水生草本植物莲 Nelumbo nucifera Gaertn. 的成熟种仁。产于湖南（湘莲）、福建（建莲）、江苏（湖莲）、浙江及南方各地池沼湖溏中。秋季果实成熟时采收莲房，取出果实，除去果皮，干燥。生用。

【性味归经】 甘、涩，平。归脾、肾、心经。

【功效主治】 补脾止泻，益肾固精，养心安神。用于脾虚久泻，遗精，滑精，虚烦失眠。

【临床应用】 1．莲子甘涩性平，既能补脾，又能收涩止泻。用于脾虚久泻、饮食不振，多与人参、白术等同用，如参苓白术散。

2．莲子能益肾固精。用于肾虚不固所致的遗精、滑精，多与沙苑子、牡蛎等同用，如金锁固精丸。如用于梦遗滑精、小便白浊，可与龙骨、益智仁同用。

3．莲子入心肾两经，能养心益肾，交通心肾。用于心肾不交或心脾两虚所致的虚烦、惊悸失眠，多与麦门冬、茯神等药同用。

【用量用法】 6～15克。

附药 荷叶 莲子心

荷叶 为莲的叶片。味苦、涩，性平。归心、肝、脾经。功能清暑利湿，升阳止血，可用于暑热病证及脾虚泄泻和多种出血证。用量3～10克。煎服。

莲子心 为莲子中的青嫩胚芽。味苦，性寒。功能清心，除热，止血，涩精。用治温热病烦热神昏，心火烦躁，吐血，遗精等。用量1.5～3克。煎服或入散服。

芡 实

《本 经》

为睡莲科一年生水生草本植物芡 Euryale ferox Salisb. 的成熟种仁。主产于湖南、江苏、安徽、山东等地。秋末冬初采收。除去外皮，压碎硬壳，取仁晒干；或再去掉红棕色种皮后晒干。生用，用时捣碎。

【性味归经】 甘、涩，平。归脾、肾经。

【功效主治】 补脾止泻，益肾固精，除湿止带。用于脾虚泄泻，肾虚遗精，带下。

【临床应用】 1．芡实甘平补脾，兼可祛湿，涩能收敛。用于脾虚久泄或久痢，多与党参、白术等补气健脾药同用。

2．芡实有益肾固精作用，用于肾虚遗精、滑精，常与沙苑子、牡蛎等同用，如金锁固精丸，如与金樱子同用，可用于遗精、遗尿等证，即水陆二仙丹。

3．芡实能除湿止带。用治湿热带下，可与黄柏、车前子等清热利湿药同用，如易黄汤；用于脾肾两虚之带下，多与党参、白术等补脾益肾药同用。

【用量用法】 10～15克。

山茱萸

《本经》

为山茱萸科小乔本植物山茱萸 Cornus officinalis Sieb. et Zucc. 除去果核的干燥果肉。主产于浙江、安徽、河南、陕西、山西等地。秋末冬初采收。用文火烘焙或置沸水中略烫，取出果核，晒干或烘干。生用或酒制用。

【性味归经】 酸，微温。归肝、肾经。

【功效主治】 补益肝肾，收敛固涩。用于头晕目眩，腰膝酸软，崩漏，带下，月经过多，遗精，遗尿，大汗不止，体虚欲脱。

【临床应用】 1. 山茱萸补益肝肾，既能补精，又可助阳。用于肝肾亏虚所致的腰膝酸软、头晕目眩等，多与熟地黄、山药等同用，如六味地黄丸。

2. 山茱萸既能补肝肾，又可收敛止血止带。用于肝肾亏损、冲任不固所致的崩漏、带下、月经过多，常与乌贼骨、棕榈炭等同用，如固冲汤。

3. 山茱萸既能补肾，又可收敛固涩。用于肾阴亏虚的遗精，与熟地黄、黄柏等同用，如知柏地黄丸。如属肾阳不足所致的遗精、阳痿，则与补骨脂、当归同用，如草还丹。用治遗尿、尿频，与桑螵蛸、覆盆子同用。

此外，又可用于大汗不止，体虚欲脱之证，常与人参、附子、龙骨等同用。本品亦可用治消渴证，多与生地、天花粉等同用。

【用量用法】 5~10克，大剂量可用至30克。

金樱子

《别录》

为蔷薇科常绿攀援灌木植物金樱子 Rosa laevigata Michx. 的成熟果实。产于广东、四川、湖南、湖北、贵州等地。9~10月采收，干燥，除去刺毛，剥去核。生用，或蜜炙用。

【性味归经】 酸、涩，平。归肾、膀胱、大肠经。

【功效主治】 固精缩尿，涩肠止泻。用于遗精遗尿，久泻久痢。

【临床应用】 1. 金樱子酸涩收敛，功专固涩。用于肾虚不固所致的遗精、滑精，可单用熬膏服；用于遗精、遗尿、尿频、白浊、白带过多，可与芡实同用，即水陆二仙丹。

2. 金樱子有涩肠止泻之功。用于久泻、久痢，可单用煎服，亦可与罂粟壳、芡实等同用。

【用量用法】 6~18克。

桑螵蛸

《本经》

为螳螂科昆虫大刀螂 Paratenodera sinensis Saussure 和小刀螂 Statilia maculata Thunb. 或薄翅螳螂 Mantis religiosa L. 或巨斧螳螂 Hierodula patellifera Serville 的卵鞘。全国大部分地区均产。深秋至第二年春季均可采收。除去杂质，蒸死虫卵，晒干用。

【性味归经】 甘、咸，平。归肝、肾经。

【功效主治】 固精缩尿，补肾助阳。用于遗精，尿频，遗尿，阳痿。

【临床应用】 1. 桑螵蛸既能补肾助阳，又善固精缩尿。用于小儿遗尿，可单用为末，米汤送服。用于肾虚遗尿、白浊，与远志、龙骨等同用，如桑螵蛸散。用于遗精、滑精，多与金樱子、补骨脂同用。

2. 金樱子有补肾助阳之功。用于肾阳虚损所致的阳痿，当与肉苁蓉、菟丝子等同用。

【用量用法】 3～10克。

覆 盆 子

《别 录》

为蔷薇科落叶灌木植物掌叶覆盆子 Rubus chingii Hu. 未成熟果实。主产于浙江、福建等地，四川、陕西、安徽、江西、贵州等地亦产。夏初果实由绿变黄绿时采收。除去梗、叶，入沸水中略烫或略蒸，晒干。生用。

【性味归经】 甘、酸，微温。归肝、肾经。

【功效主治】 固精缩尿，益肾养肝。用于遗精，尿频，遗尿，阳痿。

【临床应用】 1. 覆盆子既能益肾养肝，又善固精缩尿。用于肾虚不固，梦遗滑精，多与沙苑子、山茱萸同用。用于肾虚尿频、遗尿，多与桑螵蛸、益智仁等同用。

2. 覆盆子功能益肾助阳。如用于阳痿，可单用泡酒内服；若肾虚阳痿不育，多与菟丝子、枸杞子等同用，如五子衍宗丸。

此外，又可益肝肾明目，用于肝肾亏损所致的视物不清，多与女贞子、菟丝子等同用。

【用量用法】 3～10克。

【使用注意】 肾虚有火、小便短涩者不宜服用。

乌 贼 骨

《本 经》

为乌鲗科动物无针乌鲗 Sepiella maindroni de Rochebrune. 或金乌鲗 Sepia esculenta Hoyle 的内贝壳。产于我国辽宁、江苏、浙江等沿海地区。4～8月捕捞，取其内壳洗净，日晒夜露至无腥味。生用。

【性味归经】 咸、涩，微温。归肝、胃经。

【功效主治】 收敛止血，固精止带，制酸止痛，收湿敛疮。用于崩漏吐衄，外伤出血，遗精，带下，胃痛吐酸，湿疹湿疮，疮疡溃烂。

【临床应用】 1. 乌贼骨味咸入血，性温而涩，有收敛止血之功。用于妇女崩漏下血，多与棕榈炭、五倍子同用，如固冲汤。用于吐血、咳血、便血，多与白及同用。如用于外伤出血，可单用本品研末外敷。

2. 乌贼骨功专收敛，能固精止带。用于遗精，多与山茱萸、菟丝子等药同用。用于妇女赤白带下，可与白芷、血余炭等同用。

3. 乌贼骨能制酸止痛。用于胃痛吐酸，多与贝母同用，即乌贝散。

4. 乌贼骨外用能收湿敛疮。用于湿疹、湿疮，多与黄柏、青黛等同用。如用于溃疡多脓，可单用；多与煅石膏、煅龙骨、枯矾等同用。

【用量用法】 6～12克。如研末吞服，每次 1.5～3 克，日服 1～2 次；外用适量，研末撒敷或调敷。

小 结

收涩药味多酸涩，酸能收敛，涩可固脱，分别具有固表止汗、涩肠止泻、固肾涩精、敛肺止咳等功效。主要用于滑脱不禁的证候。

麻黄根、浮小麦、糯稻根均能止汗，治疗自汗、盗汗。其中浮小麦又可益气、除热，用治阴虚骨蒸潮热；糯稻根又可益胃生津、退虚热，用于虚热不退；而麻黄根专于收敛止汗。

五味子、乌梅、诃子、罂粟壳、五倍子均能敛肺止咳、涩肠止泻，治疗肺虚久咳，脾虚久泻。其中五味子又能生津敛汗、宁心安神，治疗津伤口渴、自汗盗汗、心悸失眠等证；乌梅又可生津止渴、安蛔止痛，治虚热消渴、蛔厥腹痛；诃子生用又能清肺，治咽痛失音；罂粟壳止咳止泻功效较佳，又长于止痛，治心腹、筋骨诸痛；五倍子又可收涩固精、止汗、止血，治肾虚遗精、自汗盗汗、崩漏下血等。

赤石脂、禹余粮、肉豆蔻、石榴皮、椿树皮均能涩肠止泻，治疗久泻久痢。其中赤石脂、禹余粮又能收敛止血，治疗大便出血、崩漏、带下等；肉豆蔻又能温中行气，治疗中寒气滞的脘腹胀痛、食少呕吐；石榴皮又能驱杀蛔虫，治虫积腹痛；椿树皮又能清热燥湿，收敛止血、止带，治疗湿热下痢、崩漏、带下。

山茱萸、芡实、莲子、金樱子、乌贼骨、覆盆子、桑螵蛸长于固肾涩精、缩尿、止带，治疗遗精、遗尿、带下。其中山茱萸又可补益肝肾、敛汗固脱，用于肝肾亏虚的腰膝酸软、头晕目眩、崩漏带下、遗精遗尿及大汗不止、体虚欲脱等；芡实、莲子又能补脾止泻，治脾虚泄泻；覆盆子、桑螵蛸长于固肾缩尿，并可益肾助阳，治疗肾虚尿频、遗尿及肾虚阳痿等；金樱子酸涩收敛之性较大，又可涩肠止泻，治疗久泻、久痢；乌贼骨又能收湿敛疮、收敛止血、制酸止痛，治湿疹湿疮、疮疡溃烂、崩漏吐衄、胃痛反酸。

第十九章　外用及其他药

凡以外用为主，通过体表局部起主要作用的药物，称为外用药。

本类药物或为温性或为寒性。大多有毒性。部分药归肝、肺、胃经。有些药难以定其归经。

本类药外用于人体肌表，既可对皮肤、粘膜病变组织发挥局部治疗作用，又可通过药物对局部皮肤、粘膜的刺激，或药物有效成分经皮肤粘膜吸收，对全身性疾病发挥治疗作用。分别具有解毒杀虫、消肿定痛、去腐生肌、收湿敛疮等功效。适用于疮疡肿痛、疥癣、瘰疬、水火烫伤、跌打损伤、虫蛇咬伤、痔瘘及眼、耳、喉等五官科疾患。由于这类疾病发生的部位及其表现证候不同，所以应用本类药的具体形式和方法也是多种多样的，如敷贴、涂擦、熏洗、浸、熨、点眼、滴耳、吹喉等，其中有些药物亦可内服。

使用本章药物亦需要辨证选择使用，并配伍相应的药物，以增强疗效。如治疗疮疡溃后脓多肿痛，除使用解毒化腐排脓药物外，还必须配伍解毒消肿之品；治疗疮疡溃烂日久不敛，又见周围红肿热痛，疮面脓少者，当以生肌敛疮药与清热消肿药同用。

本章药物大都具有不同程度的毒性，有的颇为强烈，在使用时，尤其是内服时，应持慎重态度。外用涂敷面积不宜过大，尤其在头面部、五官、前后阴等部位。内服则多制成丸散剂服，以取其缓缓吸收。同时应严格控制剂量，不宜过量或持续使用，以免蓄积中毒，并应严格依法炮制及制剂，以减轻其毒性，确保用药安全。孕妇应慎用或禁用。

此外，有部分药物，因数量少而难编成一章，故列于本章之末介绍，所以本章称为"外用及其他药"。同时，其他章节中有些药物，如大黄、苦参、百部、滑石、五倍子等也可外用，临证时可根据病情选择使用。

硫　黄

《本　经》

为天然硫黄矿 Sulphur 的提炼加工品。产于山西、山东、河南等地。供内服的硫黄须与豆腐同煮至豆腐呈绿色为度，然后除去豆腐，阴干。用时研末生用。

【性味归经】　酸，温。有毒。归肾、大肠经。

【功效主治】　解毒杀虫，壮阳通便。用于疥癣，湿疹，皮肤瘙痒，腰膝冷痛，虚寒便秘。

【临床应用】　1. 硫黄性温有毒，外用解毒杀虫止痒作用好。用治疥癣、湿疹、皮肤瘙痒等证，可制成软膏外敷，即硫黄软膏。本品为皮肤科常用药，以硫黄配伍风化石灰、铅丹研末，生油调涂，可一切干湿癣等。用治阴蚀瘙痒之证，可配伍蛇床子、明矾等煎汤外洗。治恶疮漫肿不作脓，或皮破血流、湿烂，以及天泡疮等，可配伍荞麦粉外敷。

2．硫黄其质纯阳，内服能益火壮阳。用治肾不纳气之寒喘，多与附子、肉桂等配伍。若配伍鹿茸、补骨脂等，又可治肾阳不足所致的腰膝冷痛、小便频数，阳痿。

3．虚寒便秘。由于本品入脾肾，能壮阳通便。用治脏寒虚冷便秘，常与半夏同用，即半硫丸。

【用量用法】　外用适量，多研末调油外敷；内服 1～3 克，多入丸散。

【使用注意】　阴虚阳亢及孕妇忌服，不宜与朴硝同用。

雄　黄

《本　经》

本品为硫化物类矿物雄黄族雄黄 Realgar，主要含二硫化二砷（As_2S_2）。主产于湖南、贵州、云南、四川等地。质量最佳者称雄黄，质量次者称腰黄，最次者称雌黄。采挖后去除杂质。研细或水飞用。

【性味归经】　辛、苦，温。归心、肝、胃经。

【功效主治】　解毒，杀虫，燥湿祛痰。用于痈肿疮毒，虫蛇咬伤，虫积腹痛，惊痫，疟疾。

【临床应用】　1．雄黄解毒力强，外用以毒攻毒，且能燥温止痒。治痈疽肿硬疼痛，常与乳香、没药、麝香等配伍，如醒消丸。治毒蛇咬伤，配五灵脂共为细末，酒调内服并外敷。

2．雄黄内服有杀虫之功，可用治多种虫积。若治蛔虫病，可与槟榔、牵牛子同用，如牵牛丸。若治钩虫，可与苦楝皮、芜荑等配伍。

3．雄黄有燥湿祛痰、定惊、截疟之功效。若治小儿痰涎壅盛而致惊痫者，可与牛黄、郁金同用。若治疟疾，常与山慈菇、大戟配伍。

此外，临床用治流行性腮腺炎。以本品配伍明矾、冰片研末，加酒精调成糊状涂于局部。

【用量用法】　外用适量，研末调敷。内服 0.2～0.3 克，入丸散剂。

【使用注意】　孕妇忌服。切忌火煅，因煅烧后毒性剧烈。雄黄能从皮肤吸收，故局部外用亦不能大面积涂擦及长期使用，以免中毒。

明　矾

《本　经》

为硫酸盐类矿物明矾石 Alunite 经加工精制提炼而成。产于湖北、安徽、浙江、福建等地。生用，或煅至松脆研细末用。

【性味归经】　酸，寒。归肺、肝、脾、胃、大肠经。

【功效主治】　解毒杀虫，燥湿止痒，止血止泻，清热消痰。用于疮疡，疥癣，湿疹，泻痢不止，吐衄下血，癫痫发狂。

【临床应用】　1．明矾外用可解毒杀虫，燥湿止痒，兼有收敛作用。用治疮疡肿痛，可与雄黄等份研末外敷。治疥癣，可与硫黄、铅粉等为膏外擦。治湿疹瘙痒，可与花椒同用，水煎，浸洗。

2．明矾有收敛止泻止血等功效。治老年久泻不止，以枯矾配伍煨诃子，研末内服。治休息痢日久不止者，可以枯矾配伍硝石、硫黄，研末内服。用治吐衄下血及外伤出血，以白矾配伍儿茶，研末内服或外用。

3．本品性寒，内服能清热消痰，用治痰热癫痫及癫狂证，可与郁金配伍；治痰热咳嗽，胸闷心烦，与贝母、知母等同用，即白矾丸。

【用量用法】　外用适量，研末撒，调敷或化水洗；内服1～3克。

【使用注意】　多服易致呕吐。

砒　石

《日子本草》

为氧化类矿物砷 Arsenolite 的矿石，又名信石。目前多为毒砂、雄黄等含砷石的加工制品。主产于湖南、江西、广东、四川等地。商品分为红砒与白砒两种，白砒为较纯的氧化砷（As_2O_3），红砒含少量硫化砷（As_2S_3），药用以红砒为主。用时研细水飞或绿豆水煮后用。

【性味归经】　辛，热。有大毒。归肺、肝经。

【功效主治】　解毒蚀疮，截疟，劫痰平喘。用于疮疡，瘰疬，痔瘘，寒痰哮喘。

【临床应用】　1．砒石辛热有大毒，外用有强烈的腐蚀作用。用治瘰疬、疔疮、发背，配伍明矾、雄黄等。用治痔疮，以红砒配伍枯矾、朱砂等，共为细末外用，如枯痔散。

2．砒石性热，内服有却痰定喘之效。用治寒痰哮喘，久治不愈，可配淡豆豉为丸应用，即紫金丹，可治多年哮喘。

此外，还有截疟作用。多作穴位外敷。

【用量用法】　外用适量，研末撒，调敷或入膏药中贴。内服0.002～0.004克，入丸散。

【使用注意】　不能持续服用，孕妇忌服。不能作酒剂内服。外用也不可过量，以防局部吸收中毒，不宜与水银同用。

水　银

《本　经》

为汞矿石 Mercury 或唇砂 Cinnabar（硫化汞）矿中制取而得的纯汞。主产于四川、贵州、湖南、陕西等地。通常用其他药物或油脂混合研成细粉或制成汞化物用。

【性味归经】　辛，寒。有毒。归肝、心经。

【功效主治】　攻毒杀虫。用于疥癣，梅毒，恶疮肿毒。

【临床应用】　水银有大毒，能以毒攻毒而解毒杀虫，为外科用药之"红升丹"、"白降丹"、"轻粉"、"红粉"等丹药之主要成分。用治疥癣、恶疮，常与白矾、大枫子、硫黄同研末外擦；或与白矾、火硝、雄黄、朱砂配制成红升丹、白降丹等。用治梅毒，可与铅粉、白矾等配伍。

【用量用法】　外用适量，不作内服。外用剂量浓度不得超过50％。

【使用注意】　孕妇忌用，不宜与砒石同用。

附药　升药

升药由水银、火硝、明矾等混合升华而成，红色者称红升丹，黄色者称黄升丹。有拔毒去腐之功效，用于痈疽溃后，脓出不畅，或腐肉不去，新肉难生等证。常与煅石膏研成细末外用。

轻　粉

《本草拾遗》

为水银、明矾、食盐等用升华法制成的氯化亚汞（Hg_2Cl_2）。主要产于山西、陕西、湖南、贵州等地。避光保存，研细末用。

【性味归经】　辛，寒。有毒。归肺、大肠经。

【功效主治】　攻毒杀虫，利水通便。用于疮疡，梅毒，水肿，二便不利。

【临床应用】　1. 轻粉燥烈有毒，外用既能攻毒杀虫，又能收湿敛疮，故可用治疮疡溃烂、脓水淋漓，多配黄连、黄柏、煅石膏等同用。治杨梅疮，可与大枫子同用，为末外涂。

2. 轻粉内服有利水通便之功。用治水肿兼二便不利，形气俱实者，常与大戟、芫花、牵牛子等配伍应用，如三花神佑丸。

【用量用法】　外用适量，研末调敷或干掺。内服每次 0.06～0.15 克，一日不超过 2 次，入丸散或装入胶囊内服。忌入汤剂。

【使用注意】　本品毒性强，内服宜慎，不能过量或持续服用。体弱者及孕妇忌服；对心性水肿较适用，对肝硬化水肿效果不佳，而对肾性水肿，因刺激肾脏故禁用；本品对粘膜有一定刺激，宜研末冲服或入丸散服，服后要漱口，以防口腔糜烂。漱口液可用凉开水，或银花甘草汤；外用易引起接触性皮炎，对药物易于过敏者，应避免使用。

铅　丹

《本 经》

为铅 Minium 的氧化物（Pb_3O_4）。主产于广东、河南、福建等地。原药用或炒用。

【性味归经】　辛，微寒。有毒。归心、肝经。

【功效主治】　解毒止痒，敛疮生肌，截疟。用于痈疽疮疡，疟疾。

【临床应用】　1. 铅丹外用既能解毒，又能敛疮。用治痈肿初起，或成脓而未溃者，与黄丹同用敛疮，如内消丸。若疮疡溃后脓水淋漓者，以之与煅石膏、轻粉、冰片同用为极细末，外掺疮上，如桃花散。若脓尽疮口日久不收者，常与乳香、没药、煅石膏等生肌敛疮之品同用。本品又为硬膏药的原料，以之与植物油熬成膏药，供外贴用。

2. 铅丹内服可坠痰截疟，单用或入复方均可。入复方常与常山、青蒿等同用，如《肘后方》配常山研末以蜜为丸内服。

【用量用法】　外用适量，研末撒、调敷，或熬膏贴敷；内服每次 0.3～0.6 克，入丸散用。

【使用注意】　本品为铅的化合物，如大面积长期外用，有引起铅中毒的可能，故不宜长期使用；内服本品更易引起中毒，故内服宜慎。不可过量或持续服用。

炉甘石

《本草品汇精要》

为天然的菱锌矿石 Smithsonite（碳酸锌 $ZnCO_3$）。常存在于铅锌矿的氧化带。主产于广西、四川、湖南等地。采挖后除去泥土杂石，制用称为"制炉甘石"，有火煅、醋淬及火煅后用三黄汤（大黄、黄连、黄柏）淬等制法，晒干研末，水飞用。

【性味归经】 甘，平。归肝、胃经。

【功效主治】 明目退翳，收湿生肌。用于目赤翳障，眼睑红肿，皮肤湿疮，溃疡不敛。

【临床应用】 1. 炉甘石甘平，药力较平和，刺激性小，专供外用，既能解毒，又能明目退翳，兼收湿止泪。如治目赤肿痛，以制炉甘石与玄明粉各等份为末，点眼，即神应散；治风眼流泪不止，以炉甘石、冰片、海螵蛸为极细末，点眼。治眼目胬肉，烂弦风眼，配朱砂、冰片等共为极细末，点眼。

2. 炉甘石既能解毒生肌敛疮，又能收湿止痒。治溃疡不敛，脓水淋漓，及皮肤湿疮湿疹瘙痒者，常配青黛、黄柏、煅石等研末外用。

【用量用法】外用适量，水飞点眼，外撒或调敷。

硼 砂

《日华子本草》

为单斜晶系矿物硼砂 Borax 提炼出的结晶体。主产于西藏、青海、四川等地。须置于密闭容器中防止风化。生用或煅用。

【性味归经】 甘、咸，凉。归肺、胃经。

【功效主治】 清热解毒，清肺化痰。用于咽喉肿痛，口舌生疮，目赤翳障，痰热咳嗽。

【临床应用】 1. 硼砂味甘咸而性凉，生用清热解毒、消肿防腐，煅用又兼收湿，且刺激性小。用治口腔、齿龈、咽喉等粘膜部之疾患。治咽喉肿痛，可单用本品含化。治口疮、咽喉肿痛，以硼砂配伍冰片、玄明粉等研极细末即冰硼散，可吹或撒布患处。

2. 硼砂能解毒消肿，且刺激性小，用治目赤肿痛或生翳膜等证，单用本品外洗，亦入复方用。用治头目风热，目赤肿痛配龙脑，研极细末，每以少许嗜鼻，即龙脑硼砂散。治火眼及翳膜胬肉与冰片、炉甘石、玄明粉同用，共为极细末，点眼，即白龙丹。

3. 硼砂甘咸性凉，内服又能清肺化痰，用治肺热壅滞之痰黄粘稠、久咳声嘶咽痛之证，可与天花粉、贝母、竹沥等同用，以增强清肺化痰之功。

【用量用法】 外用适量，外撒或调敷，或外洗。内服 1.5~3 克，入丸散。

皂 矾

《新修本草》

为硫酸盐类矿物水绿矾 Melanterite 的矿石或化学合成品。主产于山东、湖南、甘肃、新疆、陕西等地。采集后，除去杂质，密闭贮存，防变色或受潮。生用或醋煅用。

【性味归经】 酸，凉。归肝、脾经。

【功效主治】 解毒燥湿，杀虫，补血。用于疮疡疥癣，黄肿病及钩虫病。

【临床应用】 1．皂矾外用有解毒燥湿，止痒，杀虫之功效。治耳生烂疮，可用枣子去核，包绿矾煅，研末，油调外敷。治喉疮毒盛，可配雄黄、硼砂研末吹口腔内。治疥疮，可配花椒、冰片、樟脑研末，湿者干掺，干者茶油调涂。亦可用治头癣。

2．皂矾内服有燥湿、杀虫、补血等功效。治中满腹胀黄肿，常与红枣、苍术、厚朴等同用，如绛矾丸。治钩虫病，可单用本品煅透研末服，或与绿豆粉同用。

【用量用法】 外用适量，研末撒或调敷，或外洗；内服每次 1～1.5 克，煅用，入丸散。

【使用注意】 内服有时能引起呕吐、腹痛、泄泻、头晕等不良反应，凡有胃病及三个月内有呕血史者不宜服，孕妇禁用。服药期忌饮茶。

毛 茛

《本草拾遗》

为毛茛科植物毛茛 Ranunculus japonicus Thunb．的全草及根。全国各地均有生长。夏秋采收。一般鲜用。

【性味归经】 辛，温。有毒。

【功效主治】 止痛，截疟。用于膝痛，头痛，牙痛，胃痛，疟疾。

【临床应用】 1．毛茛为天灸常用药，以鲜品捣烂，外用引起发泡而通络止痛。治膝痛，敷于膝眼穴，发泡即去之。治头痛，敷患侧太阳穴。治牙痛，填于蛀孔中或敷患侧颊车穴、下关穴。治胃脘痛，加红糖少许，敷胃俞穴、肾俞穴、阿是穴约五分钟，局部有蚁行感时即去之。

2．毛茛外用有截疟之功，以鲜品捣烂敷臂上；或于疟疾发作前半日以鲜品捣泥敷大椎穴或腕部，起泡即去之，均可控制疟疾寒热发作。

此外，毛茛撒入粪坑内或蚊蝇孳生的池塘内能杀灭蛆蒌孑孓。

【用量用法】 外用适量，鲜品捣敷或煎水外洗，外用发泡时，较大水泡宜以消毒针刺破放水，并以清洁纱布敷之。

【使用注意】 皮肤过敏者不宜用；敷于面部，一般以不起泡为原则，用时宜慎。

大 蒜

《别 录》

为百合科多年生草本植物大蒜 Allium sativum L．的鳞茎。全国各地均产。五月叶枯时采挖，晒干入药，鲜用或生用。

【性味归经】 辛，温。归脾、胃、肺经。

【功效主治】 解毒，消肿，杀虫。用于痈肿疔毒，癣疮，肺痨，顿咳，痢疾，泄泻，虫积腹痛。

【临床应用】 1．大蒜外用既有良好的解毒消肿杀虫作用，又对皮肤有较强的刺激作用，为灸疗常用药。治痈疽疔毒，无论属阴属阳均有效，如以独头蒜捣烂，麻油和研，敷肿处，干则易之，可治一切肿毒；又治疮疖初发，以独头蒜切片，贴肿处，再以艾火灸之。治各种癣症，可单用切片，搽患处；属湿癣流水者，以大蒜搽后，再敷以矾粉。

2．内服解毒力强。用治肺痨可用紫皮大蒜去皮，将粳米与蒜煮成稀粥，另用白及粉放入蒜粥中同吃。治疗顿咳，用紫皮蒜捣烂，加凉开水浸泡滤汁，服时加白糖适量内服。治痢疾、泄泻，可以食生大蒜，也可取汁服。

3．大蒜内服有杀灭蛲虫、钩虫之功。多与槟榔、鹤虱、苦楝根皮等同用，以增强疗效；治蛲虫病，亦可用5%～10%大蒜浸液作保留灌肠或用大蒜捣泥，加少许菜油调匀，于睡前涂患者肛门四周；将大蒜捣烂于下田前涂抹四肢，有预防钩虫感染等作用。

此外，本品还用于预防流感，治疗食蟹、蘑菇中毒等。临床用治咯血，用大蒜泥敷贴涌泉穴获良效。

【用量用法】 外用适量，捣敷，切片擦，或贴灸；内服3～5枚，多生食或捣汁，制成糖浆服。

【使用注意】 大蒜外用，易引起皮肤发红、灼热、起泡，所以不可敷之过久。灌肠法孕妇忌用。阴虚火旺及目疾、舌、喉、口齿诸疾均不宜服用。

斑　蝥

《本　经》

为芫菁科昆虫南方大斑蝥 Mylabris Phalerata pallas 或黑色小斑蝥 M．cichorii Linnaeus 的干燥虫体。主产于辽宁、河南、山东、江苏等地。于夏季在晨露未干时捕捉，置器中闷死，晒干。用时去头、足、翅，生用；或与糯米同炒至黄黑色，去米，研末用。

【性味归经】 辛，寒。有毒。归肝、脾经。

【功效主治】 攻毒蚀疮，破血散结。用于痈疽，顽癣，瘰疬，经闭，癥瘕。

【临床应用】 1．斑蝥辛寒，毒性强，外用对皮肤有强烈的刺激性，能使皮肤发赤起泡，故有攻毒蚀疮之效。治痈疽肿硬不破，可用斑蝥研末和蒜捣膏，以少许贴之脓出即去。治顽癣，可单用微炒为末，蜜调敷。治瘰疬瘘疮，与明矾、青黛等同用研末，干掺疮上，即生肌干脓散。治狂犬咬伤，可用斑蝥、糯米同炒，去斑蝥，以米为粉末，空腹，冷水调服。

2．斑蝥内服除能攻毒外，又善破血通经、消癥散结。治经闭、癥瘕等证，可配大黄、桃仁为丸，即斑蝥通经丸。

此外，斑蝥酒浸液擦斑秃，能促进毛发生长。近代用治多种癌肿，尤以肝癌为优，可以斑蝥1～3只放入鸡蛋内煮食，若以斑蝥素片内服更佳（每次0.25～0.5mg），能使症状改善，部分病例瘤体缩小。

【用法用量】 内服多入丸散，0.03～0.06g；外用适量，研末敷贴，或酒、醋浸涂，或作发泡用。内服需以糯米同炒，或配青黛、丹参以缓其毒。

【使用注意】 本品有毒，内服宜慎，应严格掌握剂量，体弱及孕妇忌服。外用可刺激皮肤发红发泡，甚至腐烂，不宜大面积使用。内服过量可引起恶心、呕吐、腹泻、尿血及肾功能损害。

蟾　酥

《药性论》

为蟾蜍科动物中华大蟾蜍 Bufo bufo gargarizans Cantor 和黑眶蟾蜍 B．melanostictus Schneider

的耳后腺分泌的白色浆液，经加工的干燥品。蟾蜍全国大部分地区均有分布，多在夏季捕捉，采集其腺体的白色分泌物涂于玻璃板、竹箸上或圆形的模型中晒干贮存。用时以碎块置酒或牛奶中溶化，然后风干或晒干研末用。

【性味归经】 甘、辛，温。有毒。归胃、心经。

【功效主治】 解毒消肿，止痛开窍。用于痈疽疮疖，咽喉肿痛，痧证昏厥。

【临床应用】 1.蟾酥内服、外用均有解毒消肿与止痛之功效。用治痈疽疔疮、咽喉肿痛，常与朱砂、牛黄等配伍应用，如六神丸。治龋齿疼痛，可单用少许蟾酥点患处。

2.蟾酥既能醒神开窍，又能解毒辟秽、止痛。用治暑湿秽浊，饮食不洁所致的痧证吐泻、腹中绞痛，甚至昏厥者，多与苍术、麝香等同用，以增强解毒辟秽醒神作用，如蟾蜍丸。

近年用蟾酥治疗各种癌肿，有一定的攻毒抗癌、消肿止痛作用。如用治肝癌、肠癌、白血病、皮肤癌等，内服或外用，均取得一定的疗效。临床亦用于呼吸、循环衰竭，有迅速而持久的升压作用，并有显著的兴奋呼吸作用。

【用量用法】 0.015～0.03克，入丸散。外用适量，研末调敷或入膏药内贴患处。

【使用注意】 孕妇忌服；外用不可入目。

马 钱 子

《本草纲目》

为马钱科常绿乔木植物马钱 Strychnos nux – vomica L. 或同科木质大藤本云南马钱（皮氏马钱）S. pierriana A. W. Hill 的干燥成熟种子，又称番木鳖。主产于印度、越南、泰国；皮氏马钱主产于云南、广东、海南岛等地。夏秋摘取成熟果实。除去果肉，取种子洗净晒干。经炮制后入药，主要炮制方法为：①取沙子放锅内拌炒热后，再放入马钱子，待马钱子炒至外面呈棕黄色并膨胀时取出；②将马钱子用水煮沸，水浸后切片晾干；③以麻油置锅内烧热，入马钱子炸至膨胀焦黄取出滤净后，研末用。

【性味归经】 苦，寒。有毒。归肝、脾经。

【功效主治】 通络散结，消肿止痛。用于痈疽，跌打肿痛，风湿痹痛，拘挛麻木。

【临床应用】 1.马钱子有消肿止痛之效。用治痈疽，可配以穿山甲、僵蚕，研末糊为丸散。治跌打损伤，可配自然铜、骨碎补同用，以增强疗效。

2.马钱子能通络散结。用治风湿痹痛，拘挛麻木等证，常与羌活、乳香、没药等药配伍应用。

【用量用法】 外用适量，研末调涂。内服0.3～1克。作丸散服。

【使用注意】 本品有毒。过量服可引起肢体颤动、惊厥、呼吸困难，甚至昏迷等中毒症状。故必须严格控制剂量，并注重炮制。孕妇忌服。

蛇 床 子

《本 经》

为伞形科一年生草本植物蛇床 Cnidium monnieri（L.）Cuss. 的成熟果实，主产于广东、广西、安徽、江苏等地。夏秋季果实成熟时割取全株，晒干，打下果实筛净。生用。

【性味归经】 辛、苦，温。归肾经。

【功效主治】 温肾壮阳，散寒祛风，燥湿杀虫。用于阳痿，宫冷不孕，寒湿带下，湿痹腰痛，阴部湿痒，湿疮，疥癣。

【临床应用】 1.蛇床子能温肾壮阳，用治男性阳痿、女性宫冷不孕，可与五味子、菟丝子各等份研末，以蜜为丸，即三子丸。

2.蛇床子有散寒祛风燥湿的作用。用治寒湿带下，可配山茱萸、车前子等同用。治湿痹腰痛，可与杜仲、桑寄生等益肾祛风湿药同用，以增强疗效。

3.蛇床子外用能燥湿杀虫止痒，为皮肤科常用药。用治阴部湿痒、湿疹、湿疮、疥癣等证，可与苦参、生百部等煎水外洗或坐浴。

此外，治滴虫性阴道炎，以蛇床子配伍白果、雄黄、黄连、枯矾制成膏剂，涂擦局部，疗效显著。

【用量用法】 外用15~30克，水煎洗，也可研末做成栓剂；内服3~10克。

露 蜂 房

《本　经》

本品为胡蜂科昆虫果马蜂 Polistes olivaceous（DeGeer）、日本长脚胡蜂 P. japonicus Saussure 或异腹胡蜂 Parapolybia varia Fabricius 的巢。我国各地均产，主产于南方地区。秋、冬二季采收，晒干，或略蒸，除去死蜂死蛹，晒干后剪成小块，生用或炒黄用。

【性味归经】 甘，平。有毒。归肝、胃经。

【功效主治】 解毒杀虫，祛风止痛。用于痈疽，瘰疬，牙痛，疥癣，风湿痹痛。

【临床应用】 1.露蜂房有毒，既能解毒杀虫，又能止痛，既可外用，又可内服。用治痈疽溃烂，以本品水煎液冲洗疮口。治瘰疬脓水不干，可配玄参、蛇蜕等熬膏外贴。治风虫牙痛，单用本品煎水含漱，或配伍细辛等同用。治皮肤瘙痒、疥癣，单味研末油调外敷或煎水外洗。

2.露蜂房有祛风止痛之功效。治风湿疼痛，配伍独头大蒜、百草霜外敷；亦可配伍桑寄生、威灵仙、鸡血藤等同用。

此外，亦常用于恶性肿瘤，可与全蝎、僵蚕、山慈菇等同用。

【用量用法】 外用适量，研末调敷或煎水冲洗。内服煎汤6~12克；研末服1.5~3克。

藜　芦

《本　经》

为百合科多年生草本植物黑藜芦 Veratrum nigrum L. 的根茎。主产于山西、河北、山东、河南、辽宁等地。夏季抽花茎前采挖根部。洗净，晒干入药。

【性味归经】 辛、苦，寒。有毒。归肺、胃、肝经。

【功效主治】 涌吐风痰，杀虫疗疮。用于中风，癫痫，疥癣秃疮。

【临床应用】 1.藜芦内服催吐作用强，善涌吐风痰。用治中风不语、痰涎壅盛，可配伍天南星，研末为丸，温酒服。用治中风痰壅、癫狂烦乱、不省人事，或误服毒物，尚未吸收者，配瓜蒂、防风，即三圣散。

2．藜芦外用，有杀虫疗疮止痒之功效。用治疥癣，可单用研末，生油调敷；治白秃头疮，则以之研末，猪脂调涂患处。

此外，藜芦研末外掺，有灭虱功效。又近人用以杀灭蚊蝇及其幼虫，亦可作农药杀虫剂。

【用量用法】 外用适量，研末油调外涂；0.3～0.9克，宜作丸、散。

【使用注意】 本品毒性强烈，内服宜慎。反细辛、芍药及人参、沙参、丹参、玄参。服之吐不止，饮葱汤解。

常　山
《本　经》

为虎耳草科落叶小灌木植物常山 Dichroa febrifuga Lour. 的根。又名鸡骨常山。分布于长江以南各省区及四川、贵州、湖南、江西、湖北等地。秋季挖取根部，除去须根，洗净晒干。以水略泡后润透，切片晒干。生用或酒炒、醋炒入药。

【性味归经】 苦、辛，寒。有毒。归肺、心、肝经。

【功效主治】 涌吐痰涎，杀虫截疟。用于胸中痰饮，疟疾。

【临床应用】 1．常山辛开苦泄，宣可去壅，善涌吐胸中痰饮。用于胸中痰饮积聚等，可以常山与甘草、蜂蜜同用，煎汤温服取吐。

2．常山苦燥痰湿，又为劫痰截疟之主药。用于痰湿内蕴，疟邪内伏所致的多种疟疾，可与草果、槟榔、厚朴等燥湿化痰截疟之品同用，如截疟七宝饮。用治疟疾久发不止，湿热偏重者，与知母、草果等化痰截疟之品同用，如常山饮。

【用量用法】 5～10克。涌吐多生用，截疟多酒炒或醋炒用。

【使用注意】 本品毒性较强，易损伤正气，体虚者忌服。用于治疟疾时为防止常山致呕的副作用，可与半夏、槟榔同用。

小　结

外用药物分别具有解毒杀虫、消肿定痛、去腐生肌、收湿敛疮等功效。主要用治疮痈肿痛、疥癣、水火烫伤及眼耳鼻喉等五官疾患。多数具有毒性，故以外用为主，部分药物尚可内服。

硫黄、雄黄均能解毒杀虫，用治恶疮疥癣，然雄黄解毒力强，兼能燥湿止痒，用治痈疽疮毒、蛇虫咬伤，内服可治虫积腹痛、惊痫疟疾；硫黄杀虫止痒力强，用治疥癣湿疹、皮肤瘙痒，内服有壮阳通便之效，可治肾虚阳痿、腰膝冷痛及虚喘、冷秘。

明矾、皂矾，均能解毒杀虫、燥湿止痒，均可用治疥癣湿疮。但明矾偏于燥湿止痒，多用治湿疹、湿疮、耳道流脓；内服尚能止泻、止血，可治泻痢不止、吐衄下血、风痰癫痫；皂矾又能杀虫补血，内服可治钩虫病、黄肿病。

砒霜，外用拔毒蚀疮，用治疮疡、瘰疬、痔疮、牙疳，极少量内服能劫痰定喘，用治寒痰喘咳。

水银、轻粉、升药，均能攻毒杀虫，用治痈疽恶疮、溃烂多脓。水银、轻粉用治疥癣、梅毒。轻粉内服还能利水通便，可治水肿实证、二便不通；升药拔毒去腐，主治痈疽溃后，腐肉不去。

铅丹外用解毒止痒，敛疮生肌，主治疮疡不敛之证；内服有截疟之效，还可用治疟疾。

炉甘石、硼砂均有解毒、明目之效，用治目赤翳障。然炉甘石还能收湿敛疮，可治溃疡不敛、皮肤湿疮；硼砂解毒力强，还可用治咽喉肿痛、口舌生疮，内服有清肺化痰之效，还可用治痰热咳嗽。

毛茛外用，有止痛、截疟功效，可治头痛、牙痛、疟疾。大蒜能解毒、消肿、杀虫，外敷可治痈疽肿毒、疥癣瘙痒，内服可治肺痨、顿咳、泄痢、虫积。

斑蝥攻毒蚀疮、破血散结。外用治痈疽、瘰疬、顽癣；内服可治经闭，癥瘕。蟾酥能解毒消肿、止痛、开窍，用治痈疽疔疮、咽喉肿痛，既可内服，又可外用；还可用于痧胀、腹痛、神昏之症。

马钱子能通络散结、消肿止痛，凡痈疽肿毒、跌打肿痛、风湿顽痹、拘挛麻木均可选用。蛇床子能温肾壮阳、散寒祛风、燥湿杀虫、用治肾虚阳痿、宫冷不孕、湿痹腰痛、阴痒带下、疥癣瘙痒。露峰房有解毒杀虫，祛风止痛之效，用治痈疽、瘰疬、牙痛、疥癣、风湿痹痛。

藜芦、常山均能涌吐痰涎，用治胸中痰饮之证。然藜芦催吐作用强，善于涌吐风痰，可治中风、癫痫、喉痹等病证，外用还有杀虫之效，可治疥癣、秃疮；常山还有截疟作用，主治多种疟疾。

附　　篇

一、历代本草著作简介

（一）《神农本草经》

《神农本草经》简称《本经》，是我国现存最早的一部药学专著。其成书年代一般认为是东汉时期，但也有人认为是西汉，或在战国时代就已有雏形。该书是汉代以前许多医药学家的集体创作，而托名于神农。

《本经》全书四卷，其中"序录"简要地概括了四气、五味、毒性、配伍应用等中药基本理论。上中下三卷，载药365种，分别记述各药的性味、主治病证。

《本经》是汉代以前劳动人民在实践中所积累的用药经验的总结，它将药物按毒性的大小和有无及药物的补泻性能分为上中下三品，是中药按药性分类之开始。所述药物的功能主治，大部分是正确的，有一定的科学价值。它所记载的大多数药物，不但确有实效，而且有一些还是世界上最早的记载。如用水银治皮肤病，比阿拉伯和印度早500~800年。其中大多数药物仍为现代临床所常用，是许多治法、方剂中的主药。

《本经》对我国药学的发展影响很大。历史上具有代表性的几部本草，如《本草经集注》、《新修本草》、《证类本草》以及《本草纲目》，都是在《本经》的基础上发展起来的。由于历史条件所限，《本经》中也未免掺杂了一些糟粕，如称某些药物，可以"久服神仙不死"等等，应本着去芜存精的精神，批判地继承。

（二）《本草经集注》

《本草经集注》成书于公元492~500年之间。为南北朝梁代陶弘景所编著。

自《本经》成书以来，经过魏晋的历史变迁，当时的名医如吴普、李当之等对其进行了增减。尔后流传下来的《本经》药物品种不一，药性寒热的记载，以及主治的多少也各不相同，加以草石不分，虫兽混记，不便医家传阅。于是陶氏搜集各种《本经》的传抄本，并编入《名医别录》，逐条注释，定名为《本草经集注》。

全书分三卷，后作七卷抄写，载药730种，分成玉石、草木、虫兽、果、菜、米谷、有名未用七类。这是药物第一次按自然分类法进行分类。它创立的"诸病通用药"，对临床选择用药有很大的帮助。此外对药物的产地、采集时间、炮制要求、用量服法、药品真伪与药物疗效的关系等，均有论述。本书对后世修订本草有很大的影响，唐代的《新修本草》就是在此基础上补充修订而成的。

本书早在唐代已经佚散，现仅存敦煌石窟所藏唐代的抄写残本。原书中的内容经《新修本草》流传至《证类本草》等书中，可从《证类本草》中寻见。

（三）《新修本草》

《新修本草》，成书于公元 657～659 年，即唐显庆 2～4 年。苏敬等 23 人编著，后世简称为《唐本草》。

唐代初年，经济发达，文化昌盛，居于世界前列，医药相应迅速发展。当时医家所依据的《本草经集注》，已不能适应需要。因此，苏敬于唐显庆二年上表要求重新修订本草，当即得到唐高宗批准，并命李勣等组织人员，实际由苏敬负责，进行修订。于显庆四年完成《新修本草》。这是我国，也是世界最早带药典性质的药学著作。

本书有本草经文 20 卷，目录 1 卷；又有药图 25 卷，药图目录 1 卷，图经 7 卷，，共计 54 卷，载药 850 种，新增药物 114 种。所增药物中，有一部分外来药品。分玉石、草、木、禽兽、虫鱼、果、菜、米谷、有名未用共 9 类。

本书保存了《本经》原貌，同时收集资料比较广泛，能采纳群众意见，对药物的功用，详细探讨，多方考证，从而改变了辗转抄录的习惯，有较强的学术价值。本书图文对照，便于学习鉴别，这种编写方法，开创了本草著作的先例。唐朝政府规定本书为学医者必读书。它对我国药学的发展起了积极的推动作用，流传 300 年之久，直到宋代《重定开宝本草》问世，才被其代替。公元 713 年，日本已有此书的传抄本。

（四）《本草拾遗》

《本草拾遗》，成书于约公元 741 年，即唐开元 29 年。陈藏器编著。

陈氏认为《本经》问世以后，虽有陶弘景、苏敬等人的增修和注释，但还有许多药品遗漏而未收入本草。特将《新修本草》所遗漏的药物搜集起来，撰写成序录 1 卷，拾遗 6 卷，解纷 3 卷，共计 10 卷，总名叫《本草拾遗》。

本书原著早已佚散，但从《证类本草》中还可见其大部分内容，《本草纲目》引用的诸家本草中，也以引用本书所载药物为多。

本书按照宣、通、补、泻、轻、重、滑、涩、燥、湿十剂进行分类，对后世医药学的发展，有较大贡献。

（五）《重广英公本草》

《重广英公本草》，成书于约公元 935～960 年，即五代后蜀明德 2 年～广政 23 年间，后世称为《蜀本草》。由翰林学士韩保昇等所编著。

本书是韩保昇等人奉后蜀之主孟昶之命所修订的，以《新修本草》作蓝本，复加增补，尤其对药物图形的解说，更详于以前的本草。因《新修本草》为唐英国公李勣等所编撰，故把本书谓之《重广英公本草》。全书共 20 卷。

本书早在宋代就已佚散，但其部分内容尚可从《证类本草》中看到，《本草纲目》亦引用了本书的部分内容。

（六）《日华子诸家本草》（《大明本草》）

《日华子诸家本草》简称为《日华子本草》或《大明本草》。著作年代尚无定论，一般认为是五代时作品，或称北宋初年作品。其作者有称为"大明"的，如掌禹锡说："国初开宝中四明人撰，不著姓氏，但云日华子大明序集诸家本草近世所用药物。"李时珍曰："日华子盖姓大，名明也"。

本书凡二十卷，详述各药性味、形状、功用，尤其注重总结当时的用药经验，故对药性功能尤多阐发。

本书原著早在宋代已经佚散，但其主要内容，可在《证类本草》与《本草纲目》等书中见到。

（七）《开宝本草》

《开宝本草》约成书于 973～974 年，即宋开宝 6～7 年。是由刘翰与马志等人奉宋太祖之诏编著的。

自《新修本草》问世后，经历了 300 余年，传到宋代，由于社会经济与文化的发展，医学的进步，药品数量有所增加，该书已不能适应需要。因此北宋朝庭诏令刘翰、马志等重新编纂。

《开宝本草》经两次修订而定稿，共计 20 卷，载药 983 种，书名为《开宝重定本草》。本书修成不久，即为《嘉祐补注本草》所取代，故原著亦已佚散，其内容仍然通过《嘉祐本草》而转载于《证类本草》和《本草纲目》之中。

（八）《嘉祐补注本草》、《本草图经》

《嘉祐补注本草》成书于公元 1057～1061 年，即宋嘉祐 2～5 年。原书名为《嘉祐补注神农本草经》，后世简称为《嘉祐本草》。为掌禹锡、林亿、苏颂等人集体编著。本书也是奉朝廷之命所编，以《开宝本草》作蓝本，复又参考唐、宋诸家本草及经史百家所载的药学知识，并搜罗当时医家所常用而未载于本草的药物，增加注释。全书共分为 21 卷，收载药物 1082 种，比《开宝本草》新增药物 99 种。

《本草图经》成书于公元 1058～1062 年，即宋嘉祐 3～6 年，由苏颂等人所编著。

本书是《嘉祐本草》的姊妹篇，鉴于唐代《新修本草》的"图经"、"药图"已经佚散，加之新药品种不断增多，真假难分。因此，政府下令将各地所产药物，一律绘图，并注明开花、结实、收采季节以及药物功用，送到京城。如系进口者，询问关税机关和客商，辨清来源，取一二枚或一二两作样品，派人送到京城，供绘画。所收到的资料，由苏颂加以编辑。全书共 21 卷，名为《本草图经》，也叫《图经本草》。本书的特点是考证详明；长于鉴别药物形状；对药物性能也有所发挥；新增药物 100 种。丰富了本草学的内容。

本书原单独刊行，后在《证类本草》中将其与《嘉祐本草》合并。故其内容，全部保存在《证类本草》中。

（九）《经史证类备急本草》

《经史证类备急本草》，约成书于公元 1082～1097 年，即宋元丰 5 年～绍圣 4 年之间，简称为《证类本草》，为唐慎微编著。

本书以《嘉祐本草》与《本草图经》作蓝本，除将二书合并之外，复又系统收集唐宋各家医药著作，以至经史、传记、佛书、道藏等书，对其中药学知识进行全面整理。全书共编成 30 卷，载药 1746 种，药图 929 幅，附方 3000 余首。新增药物 628 种，集宋以前本草学之大成，为明代《本草纲目》成书之前，上下 500 年期间研究本草学的重要文献。它取材广泛、编辑合理、分类详明，文献价值很高。历史上很多失传的医药文献，均靠从其引文中窥其梗概。全书以药附方，药图对照，具有较高的学术价值与实用价值。

由于本书收载内容较全，且为临床医家实用，故得到当时朝廷的重视，宋代曾几次进行修订。第一次在大观二年，即公元 1108 年，经医官艾晟重修，改名为《经史证类大观本草》，即被作为官定本而刊行。至政和六年，即公元 1116 年，又经医官曹孝忠重加修订，再改名为《政和新修经史证类备急本草》。南宋绍兴二十九年，即公元 1159 年，又由医官王继先进行了校订，命名为《绍兴校定经史证类备急本草》。元定宗四年（南宋淳祐九年），即 1249 年，平阳张存惠将寇宗奭的《本草衍义》随文加入书中，定名为《重修政和经史证类备用本草》，流传至今。

（十）《汤液本草》

《汤液本草》约成书于元大德二年，即公元 1298 年，为王好古编著。

本书归纳张元素的《珍珠囊》、李东垣的《用药法象》与《用药心法》等书的内容，并结合自己的用药经验而写成。选用药品大多为当时临床常用之品，故名《汤液本草》。

全书共三卷，载药仅 280 余种。上卷着重阐述药性的气味阴阳、升降浮沉、补泻、归经等中药基本理论，以及用药之法；中下二卷论述各药的药性与主治。全书删繁就简，甚为临床医家实用，明清以来，颇受医家重视。尤其在药性理论研究方面。是一部不可多得的重要文献。

（十一）《本草品汇精要》

《本草品汇精要》约成书于公元 1505 年，即明弘治十八年。由医官刘文泰等人撰辑。唐、宋两朝都有官修本草，明朝孝宗亦想仿效，故诏命刘文泰等撰编。

本书所收药物，主要取材于《经史证类备急本草》，同时也搜集了一些该书未收载的药物。分成玉石、草、木、人、兽、禽、虫鱼、果、米谷、菜、有名未用十一部，每部收载药品，又按《本经》之例，分上、中、下三品，共收药物 1815 种，共计四十二卷。每部各药名之下，首先朱书《本经》原文，次以墨书《别录》以下各家本草的原文。再次又分名、苗、地、时、收、用、质、色、味、性、气、臭、主、行、助、反、制、治、合、禁、代、忌、解、膺二十四项，分别叙述各药的异名、产地、采集、色质、制法、性味、功效、主治、配伍、禁忌、真伪等内容。各项的注释，都根据历代本草所述。所据诸家的注释则未一一标明，统称为"别录"（注意非《名医别录》的简称）。对旧本欠发挥者，或近代应用有效者，另加注解，则称为"谨按"。

本书的特点在于分项精细，叙述简明，使读者能系统了解每一种药物的各方面情况。缺点是内容多摘自历代本草，而不是由实际观察、研究所总结出来的。

本书撰辑完成后，因明孝宗突然去世，故稿存内府而未能刊行。虽成书早于《本草纲目》，而在医药史上却未曾发生应有的影响。书中所绘彩色药图，有较高的艺术水平与学术水平。

清代，康熙曾令医官王道纯等人续增了《本草纲目》所新增药物内容，但亦未刊行。现在所见的版本，是商务印书馆据散失前的清代重抄本重新排版印刷的。

（十二）《本草蒙筌》

《本草蒙筌》成书于公元 1565 年，即明嘉靖 44 年。为陈嘉谟编著。

元明以来，流传于世的本草书籍，《证类本草》过于浩繁，《本草汇编》则词简不赅，《本草会编》又杂采诸家，都不适作授徒之需。陈氏编著此书，拟作初学启蒙之用，故名为《本草蒙筌》。

全书共 12 卷，是在《本草集要》等书的基础上吸取诸家之长，结合自己的经验，加以修订，历经七年时间，五易其稿。

该书内容有药物的产地、采集时间、品种鉴别、炮制方法、药性四气五味、升降浮沉、归经及七情、服法等。从总论到各药，均是按声律写成对偶句，便于初学者记诵，确实收到了"蒙筌"的作用。

（十三）《本草纲目》

《本草纲目》成书于公元 1578 年，即明万历 6 年（刊行于 1596 年）。为李时珍所编著。

李氏认为历代著述的本草，存在许多差错、遗漏。因此，下决心编写一部比较系统、全面的本草书籍。他花去了三十年的时间，以《证类本草》作蓝本，参考历代本草、医籍、方书、经史百家，以及其他有关书籍八百余种，结合自己在实践中的体会，于 1578 年编成了举世瞩目的《本草纲目》。

本书的特点是："振纲分目"、"纲目分明"。全书分水、火、土、金石、草、谷、菜、果、木、服器、虫、鳞、介、禽、兽、人 16 部（纲），每部又分若干小类，共 60 类（目）。每类下列出该类所属药物。共载药 1892 种（其中新增药物达 370 余种），附方 11096 首，附图 1160 幅。正文以前，先列实物图谱，次序"百病主治药"，然后依纲目叙述各种药物的"释名"、"集解"、"气味"、"主治"、"修治"、"发明"、"附方"等项，介绍该药的别名、产地、形态、采集方法、性能、功效、炮制方法、配方等内容。收集的文献极为广泛，编辑的内容非常丰富。

本书是一部伟大的医药学巨著，不仅在医药史上占有非常重要地位，而且在科学史上也写下了光辉的一页。

1. 全面系统地总结了 16 世纪以前我国劳动人民的用药经验和积累的药学知识。整理了历代诸家本草所载的药物，更增加了许多新药，还充实了药物炮制、鉴别、培植等内容，在医药史上起到承先启后的作用。

2．以实事求是的科学态度，批判地继承了前人对药物功用的论述。纠正了历代本草中的一些荒诞之处，补充了药物的新功用，扩充了大量附方，更实用于临床医家；许多药性发明，阐述透彻，对后世进行药性探讨有很大影响。

3．本书按照自然属性进行分类，在分类学上是一大进步。李氏采取"析族区类"方法，虽然脱胎于陶弘景，但更接近于科学分类方法。在 16 世纪就能根据生物分类学的法则，把各种植物进行比较系统、明晰的分类，是一项了不起的成就。

4．本书问世后，不仅在国内广为流传，而且对国外也有很大影响。书成不久即流传到了日本，受到日本医药学家的重视，把它当作重要的参考书和教科书。本书还先后被译成英文、法文、日文等，广泛流传于世界许多国家。

（十四）《本草汇言》

《本草汇言》成书于公元 1624 年，即明天启 4 年，由倪朱谟编著。

倪氏编著此书，取材于历代主要本草，上至《本经》，下至《本草纲目》，参考书籍达40 余种，兼收并补订。删繁就简，共撰成 20 卷。

倪氏在编著该书过程中，曾周游各地，遍访名医，对本草中存在的一些问题，皆一一核记。书中所录用的方剂，也必须是古本有据。当时医家用之有验的方予采纳。对方士的一切荒诞之谈，一概弃而不录，故本书很有实用价值。

（十五）《本草备要》

《本草备要》成书于公元 1694 年，即清康熙 33 年。为汪昂编著。

汪氏认为古今本草有数百家之多，内容精详，莫如《本草纲目》，但是它卷帙浩繁，仓促之间难以查阅，亦不便携带，所谓"备则备矣，而未能要也。"又如《明医指掌》中的药性歌，虽便于初学者诵习，但又过于简略，所谓"要则要矣，未能备也。"其他各家本草，各有美中不足之处。因此，汪氏特从诸家本草中取常用者 400 余味，对每味药说明其性味、归经、功用、主治，以土产、修治、畏恶附于其后。既著其功，亦明其过。使初学者开卷了然。故颇受后世医家欢迎。

（十六）《本草从新》

《本草从新》成书于公元 1757 年，即清乾隆 22 年。吴仪洛编著。

自《本草备要》刊行以来，受到初学者的欢迎。但吴氏认为汪昂不是临床医家，没有实践经验，只知专信古人，杂采诸家之说，没有自己的见解，不免存在一些错误。因此，他将《本草备要》加以重订，并补充了一些新的内容，改名为《本草从新》。书成共 18 卷，载药720 种。

本书仿效《本草纲目》的分类方法分成 10 部 51 类。对于药物的功效论述确切恰当，而且对于药品的真伪鉴别与修治方法均有一定论述，颇受读者欢迎。

（十七）《本经逢原》

《本经逢原》成书于公元 1695 年，即清康熙 34 年。为张璐所编著。

鉴于《本经》中所载药物不多，而且有些药物已很少使用，或已失传，另一方面有些常用之药又未收入。因此，张氏将《本经》中的药物作了适当的删节与补充，并据经文加以引申发明。对性味、效用、诸家治法以及药物真伪优劣的鉴别，都扼要地作了叙述，使学者易于领会《本经》的要点。

全书共 4 卷，载药 700 余种。该书在当时不仅是阐发《本经》，而且是指导初学者临床用药的一部药物著作。

（十八）《本草纲目拾遗》

《本草纲目拾遗》成书于公元 1765 年，即清乾隆 30 年。为赵学敏编著。

本书是在《本草纲目》刊行 160 余年后所编著的。其目的是拾《本草纲目》之遗。全书共 10 卷，载药 921 种，其中新增的有 716 种，绝大部分是民间药物。如现在常用的冬虫夏草、鸦胆子、太子参等都首见于此书。此外还记载了一些外来药品。本书除将《本草纲目》以外的药物进行总结之外，还对《本草纲目》所载药物进行了补充、订正。本书分类体例与《纲目》相似。除未列人部的之外，另加了藤、花两类，并把"金石"分成两部。本书是继《本草纲目》之后对本草学的又一次总结。

（十九）《本草求真》

《本草求真》成书于公元 1769 年，即乾隆 34 年。为黄宫绣编著。

黄氏认为诸家本草，对药物的形质气味、证治、功能虽然备载，但还存在着道理不明、意义不切等问题。因此，他将以往的本草书籍仔细考订，删除那些牵强附会的内容，着重阐明药物作用的道理，而编成此书。

全书共七卷，载药 520 种，分上下两编。药品按药性分为补、涩、散、泻、血、杂、食物七类，每类又各分若干子目。对每种药物分述其气味、功能、禁忌、配伍和制法等。下编 3 卷，就药物与脏腑病证的关系，六淫偏胜之所宜，作了扼要介绍，对临床用药具有指导意义。

二、引用方剂索引

（凡由单味药组成的方剂，在正文中已经写明，不再列入索引）

一　画

一服散（《世医得效方》）

乌梅　罂粟壳　半夏　杏仁　阿胶　苏叶　生姜　甘草

主治　肺虚久咳。

二　画

二冬膏（《张氏医通》）

麦冬　天冬　蜂蜜

主治　肺胃燥热，咳嗽痰粘。

二母散（《医方考》）

知母　贝母

主治　肺热咳嗽，或阴虚燥咳痰稠者。

二至丸（《证治准绳》）

女贞子　旱莲草

主治　肝肾阴虚，头晕目眩，失眠多梦，腰膝酸软，及阴虚出血，须发早白等。

二陈汤（《和剂局方》）

半夏　陈皮　白茯苓　甘草　生姜　乌梅

主治　湿痰咳嗽。症见咳嗽痰多色白，胸膈胀满，恶心呕吐，头眩心悸，舌苔白润，脉滑等。

二姜丸（《和剂局方》）

高良姜　干姜（炮黑）

主治　脘腹冷痛。

二前汤（山东《中药方剂学》）

前胡　白前　桑叶　杏仁　桔梗　薄荷　牛蒡子　甘草

主治　风热外感。症见发热，头痛，恶风，咽痛，咳嗽气急。

二母宁嗽丸（《古今医鉴》）

知母　贝母　黄芩　栀子仁　生石膏　桑白皮　茯苓　瓜蒌仁　陈皮　枳实　五味子　生甘草　生姜

主治　痰火郁结所致的痰热咳嗽，痰黄稠，胶粘难咯者。

二味拔毒散（《医宗金鉴》）

雄黄　白矾

主治　痈肿疮毒及疥癣等疾。

十灰散（《十药神书》）

大蓟　小蓟　茅根　侧柏叶　荷叶　山栀　茜草根　大黄　棕榈皮　牡丹皮

主治　血热妄行所致的咯血、衄血、便血及崩漏等证。

十枣汤（《伤寒论》）

大戟　芫花　甘遂　大枣

主治　悬饮，胁下有水气及水肿腹胀，属于实证者。

十全大补汤（《和剂局方》）

熟地　当归　川芎　白芍　人参　白术　茯苓　甘草　黄芪　肉桂　大枣　生姜

主治　诸虚不足。症见面色萎黄，脚膝无力，不进饮食，或喘咳，遗精，失血，以及妇女崩漏，经候不调，痈疽溃久不敛等。

丁香散（《沈氏尊生书》）

丁香　砂仁　白术

主治　脾胃虚寒，脘腹冷痛。

丁香柿蒂汤（《症因脉治》）

丁香　柿蒂　人参　生姜

主治　胃气虚寒，失于和降所致的呃逆、呕吐、食少等证。

七厘散（《良方集腋》）

血竭　儿茶　乳香　没药　冰片　红花　麝香　朱砂

主治　跌打损伤，筋断骨折，瘀滞肿痛，或外伤出血。

七味白术散（《六科准绳》）

人参　白茯苓　白术　木香　葛根　藿香叶　甘草

主治　脾胃虚弱，发热、口渴、纳减、腹泻等。

七宝美髯丹（《医方集解》引邵应节方）

何首乌　当归身　枸杞子　菟丝子　补骨脂　白茯苓　牛膝

主治　精血亏虚，羸弱周痹，腰酸脚软，头晕眼花，须发早白，及肾虚无子。

八正散（《和剂局方》）

木通　车前子　山栀子　滑石　瞿麦　萹蓄　大黄　炙甘草

主治　湿热下注，发为热淋、石淋。症见尿频涩痛，淋沥不畅，甚或癃闭不通，小腹胀满，口燥咽干等。

八宝丹（鲍相璈《验方新编》）

龙骨　炉甘石　血竭　乳香　没药　赤石脂　冰片　轻粉

主治　溃疡不敛。

八珍汤（《正体类要》）

人参　白术　白茯苓　甘草　熟地　当归　川芎　白芍　生姜　大枣

主治　气血两虚。症见面色苍白或萎黄，头晕目眩，四肢倦怠，气短懒言，心悸怔忡，食欲不振，舌质淡，苔薄白，脉细弱或虚大无力。

八厘散（《医宗金鉴》）

苏木　没药　乳香　自然铜　血竭　红花　香木鳖　丁香　麝香

主治　跌打损伤，瘀滞疼痛。

八宝眼药水（《全国中成药处方集》）

炉甘石　冰片　琥珀　煅珊瑚　珍珠　朱砂　麝香　煅硼砂　熊胆

主治　火眼肿痛，云翳胬肉。

人参胡桃肠（《济生方》）

人参　胡桃　生姜

主治　肺肾不足的喘急胸满，不能睡卧。

人参养荣汤（《和剂局方》）

人参　白术　茯苓　炙甘草　熟地　当归　白芍　黄芪　桂心　五味子　远志　陈皮

主治　积劳虚损，气血衰少之证。

人参蛤蚧散（《卫生宝鉴》）

人参　蛤蚧　杏仁　甘草　知母　桑白皮　茯苓　贝母

主治　久病体虚，兼有肺热之气喘咳嗽，痰中带血，或面目浮肿等。

九味羌活汤（《此事难知》）

羌活　防风　苍术　细辛　川芎　白芷　生地黄　黄芩　甘草

主治　外感风寒湿邪。症见恶寒发热，无汗头痛，肢体酸疼，口苦微渴，舌苔白，脉浮。

三　画

三才汤（《温病条辨》）

天冬　生地　人参

主治　热病气阴两伤，舌干口渴，或津亏消渴。

三子丸（《千金方》）

五味子　菟丝子　蛇床子

主治　阳痿，宫冷不孕。

三仁汤（《温病条辨》）

白蔻仁　生苡仁　杏仁　滑石　白通草　竹叶　厚朴　半夏

主治　湿温初起。症见头痛身重，胸闷不饥，午后身热，苔白不渴，脉濡等。

三圣散（《儒门事亲》）

藜芦　瓜蒂　防风

主治　中风闭证及癫痫等有痰浊壅塞胸中，脉象浮滑者；或误服毒物，尚未吸收者。

三拗汤（《和剂局方》）

麻黄　杏仁　甘草　生姜

主治　风寒外束，肺气壅遏，鼻塞声重，胸满气喘，咳嗽多痰。

三妙丸（《医学正传》）

黄柏　苍术　牛膝

主治　湿热下注，足膝肿痛，或两脚麻痿，或如火烙。

三棱丸（《六科准绳》）

三棱　莪术　川芎　牛膝　延胡索　蒲黄　牡丹皮　芫花　白芷　干地龙　干姜　大黄

主治　妇人经脉不通，气痛，带下，血瘕。

三子养亲汤（《韩氏医通》）

　　苏子　莱菔子　白芥子

　　主治　咳嗽喘逆，痰多胸痞，食少难消，舌苔白腻，脉滑等。

三甲复脉汤（《温病条辨》）

　　生龟板　生鳖甲　生牡蛎　阿胶　干地黄　麦冬　生白芍　炙甘草

　　主治　温热病后期，阴血亏损，肝风内动，手足心热，手指蠕动，痉厥；或内伤杂病，阴虚阳亢，头晕目眩，耳鸣心悸等证。

三物备急丸（《金匮要略》）

　　巴豆　干姜　大黄

　　主治　寒邪食积，阻结肠道，卒然心腹胀痛，痛如锥刺，矢气不通，甚至气急暴厥者。

下瘀血汤（《金匮要略》）

　　大黄　桃仁　䗪虫（蜜丸）

　　主治　产妇腹痛，有瘀血著脐下；或血瘀而致经水不利等。

大半夏汤（《金匮要略》）

　　半夏　人参　白蜜

　　主治　反胃呕吐。

大补阴丸（《丹溪心法》）

　　熟地　龟板　知母　黄柏　猪脊髓　蜂蜜

　　主治　肝肾阴虚，虚火上炎，症见骨蒸潮热，盗汗，咳嗽咯血，或烦热易饥，足膝疼热等。

大建中汤（《金匮要略》）

　　蜀椒　人参　干姜　饴糖

　　主治　中阳衰弱，阴寒内盛，症见脘腹剧痛，呕不能食等。

大承气汤（《伤寒论》）

　　大黄　芒硝　厚朴　枳实

　　主治　阳明腑实证。症见热盛便秘，腹部胀满，疼痛拒按，烦躁谵语，舌苔焦黄起刺，脉沉实有力；或热结旁流，下利清水臭秽；或热厥、痉病、发狂之属于里热实证者。

大陷胸汤（《伤寒论》）

　　大黄　芒硝　甘遂

　　主治　水饮与热邪结聚所致的结胸证。

大陷胸丸（《伤寒论》）

　　大黄　芒硝　甘遂　葶苈子　杏仁　白蜜

　　主治　结胸证，项亦强，如柔痉状。

大黄牡丹皮汤（《金匮要略》）

　　大黄　芒硝　牡丹皮　桃仁　冬瓜子

　　主治　肠痈初起。症见右少腹疼痛拒按，或右足屈而不伸，恶寒发热等。

川芎散（《卫生宝鉴》）

　　川芎　菊花　石膏　白僵蚕

主治 偏头风。亦治外感风热头痛。

川芎茶调散（《和剂局方》）

　　川芎　白芷　防风　细辛　羌活　荆芥　薄荷　甘草　茶

　　主治 外感风邪，头目昏重，偏正头痛，或肢体疼痛等。

小黄丸（《中国医学大辞典》引张洁古方）

　　半夏　天南星　黄芩

　　主治 热痰咳嗽。

小半夏汤（《金匮要略》）

　　半夏　生姜

　　主治 胃寒或寒饮所致的呕吐。

小青龙汤（《伤寒论》）

　　麻黄　桂枝　细辛　干姜　五味子　半夏　芍药　甘草

　　主治 外感风寒，内停水饮。症见恶寒发热，喘咳痰多而清稀等。

小承气汤（《伤寒论》）

　　大黄　厚朴　枳实

　　主治 阳明腑实证，热结便秘，腹痛胀满；或痢疾初起，腹痛胀满，里急后重者。

小建中汤（《伤寒论》）

　　桂枝　芍药　生姜　大枣　甘草　饴糖

　　主治 虚劳里急，腹中时痛，喜得温按，按之则痛减；或虚劳心中悸动，虚烦不宁，面色无华；或虚劳阳虚发热。

小活络丹（《和剂局方》）

　　制川乌　制草乌　制天南星　地龙　乳香　没药

　　主治 中风手足不仁，日久不愈，经络中有湿痰死血，而见腿臂间有一二点作痛，或风寒湿邪留滞经络，筋脉挛痛，肢体屈伸不利，或疼痛游走不定等。

小柴胡汤（《伤寒论》）

　　柴胡　黄芩　半夏　生姜　人参　大枣　甘草

　　主治 伤寒邪在少阳。症见寒热往来，胸胁苦满，口苦，咽干，目眩等；或妇人伤寒，热入血室；以及疟疾，黄疸等杂病见少阳者。

小陷胸汤（《伤寒论》）

　　黄连　瓜蒌实　半夏

　　主治 痰热互结所致的小结胸证。症见胸脘痞闷，按之则痛等。

小蓟饮子（《济生方》）

　　小蓟　蒲黄　藕节　生地黄　木通　滑石　淡竹叶　当归　山栀子　炙甘草

　　主治 下焦热结所致的血淋、尿血等症。

干姜半夏人参丸（《金匮要略》）

　　干姜　半夏　人参

　　主治 胃虚挟饮，妊娠呕吐。

己椒苈黄丸（《金匮要略》）

防己　椒目　大黄　葶苈子

主治　肠间有水气。症见腹满、口舌干燥者；或水饮停聚所致的咳喘、肿满等症。

四　　画

天王补心丹（《摄生秘剖》）

生地黄　玄参　柏子仁　酸枣仁　远志　桔梗　五味子　当归身　天冬　麦冬　人参　丹参　白茯苓

主治　阴亏血少。症见虚烦心悸，睡眠不安，精神衰疲，梦遗健忘，不耐思虑等。

天台乌药散（《医学发明》）

天台乌药　茴香　木香　青皮　高良姜　槟榔　巴豆　川楝子

主治　寒凝气滞的小肠疝气，少腹痛引睾丸。

天麻钩藤饮（《杂病证治新义》）

天麻　钩藤　石决明　黄芩　山栀　川牛膝　杜仲　桑寄生　益母草　夜交藤　茯神

主治　肝阳上亢，肝风内动所致的头痛眩晕、耳鸣眼花、震颤失眠，甚或半身不遂等证。

木瓜煎（《本事方》）

木瓜　乳香　没药　生地

主治　筋急项强，不可转侧。

木香散（《本事方》）

木香　黄连　生姜　罂粟壳　麝香　甘草

主治　久痢、血痢。

木香槟榔丸（《儒门事亲》）

木香　槟榔　青皮　陈皮　大黄　莪术　黄连　黄柏　香附子　黑牵牛

主治　积滞内停。症见脘腹痞满胀痛，大便秘结，以及赤白痢疾，里急后重等。

无极丸（《医林集要》）

大黄　当归　红花　醇酒　童便

主治　瘀血凝滞，经血不调。

五仁丸（《世医得效方》）

桃仁　杏仁　郁李仁　松子仁　柏子仁　陈皮

主治　肠燥便秘。

五皮饮（《麻科活人全书》）

茯苓皮　大腹皮　生姜皮　五加皮　陈橘皮

主治　水肿。

五苓散（《伤寒论》）

茯苓　泽泻　猪苓　白术　桂枝

主治　外有表证，内停水湿，所致发热烦渴，水入则吐，小便不利；或水湿内停所致水肿，泄泻，小便不利；或水饮内停，脐下动悸等证。

五加皮散（《保婴撮要》）

五加皮　川牛膝　木瓜

主治 小儿行迟。

五子衍宗丸 (《摄生众妙方》)

枸杞子 覆盆子 五味子 车前子 菟丝子

主治 肾虚阳痿，遗精滑精及不育等证。

五味消毒饮 (《医宗金鉴》)

蒲公英 野菊花 紫花地丁 紫背天葵 金银花

主治 各种疔毒、痈疮、疖肿。

不忘散 (《证治准绳》)

远志 人参 茯苓 茯神 菖蒲

主治 心神不安，失眠，健忘。

不换金正气散 (《和剂局方》)

藿香 苍术 厚朴 陈皮 半夏 甘草

主治 湿阻中焦，兼有外感。症见脘腹胀满，食欲不振，恶心呕吐，泄泻，恶寒发热等。

止嗽散 (《医学心悟》)

荆芥 桔梗 陈皮 紫菀 百部 白前 甘草

主治 风邪犯肺。症见咳嗽咽痒，恶风发热。

止痛灵宝散 (《外科精要》)

皂角刺 瓜蒌 明乳香 没药 甘草 鬼系腰 (即络石藤)

主治 肿疡毒气凝聚作痛。

内消散 (《医宗金鉴》)

银花 贝母 皂角刺 穿山甲 知母 天花粉 乳香 半夏 白及

主治 痈疽发背，对口疔疮，乳痈，无名肿毒，一切恶疮。

内消瘰疬丸 (《疡医大全》)

夏枯草 连翘 玄参 青盐 海粉 海藻 川贝母 薄荷叶 天花粉 白蔹 熟大黄
生甘草 生地黄 桔梗 枳壳 当归 硝石

主治 瘰疬。

贝母丸 (《证治准绳》)

贝母 紫菀 款冬花 杏仁 麦冬

主治 肺燥咳嗽，吐痰稠粘，或久咳气急，甚或咳血者。

牛郎丸 (《普济方》)

牵牛子 槟榔

主治 蛔虫、绦虫等肠道寄生虫病。

牛黄散 (《证治准绳》)

牛黄 朱砂 蝎尾 钩藤 天竺黄 麝香

主治 温热病及小儿惊风，壮热神昏，痉挛抽搐等证。

牛蒡汤 (《证治准绳》)

薄荷 荆芥穗 牛蒡子 防风 大黄 甘草

主治 风热壅滞，咽喉肿痛，及咳嗽咯痰不利等证。

牛蒡子汤（《证治准绳》）

　　牛蒡子　升麻　桔梗　玄参　犀角　黄芩　木通　甘草

　　主治　风热上壅，咽喉肿痛。

牛黄解毒丸（《常用中成药》）

　　牛黄　黄芩　生大黄　生石膏　雄黄　冰片　桔梗　甘草

　　主治　热毒郁结所致的咽喉肿痛溃烂，牙龈肿痛，口舌生疮，痈疽疔毒等证。

升麻葛根汤（《小儿药证直诀·阎氏小儿方论》）

　　升麻　葛根　芍药　甘草

　　主治　麻疹未发，或发而未透。症见发热恶风，目赤流泪等；亦治温疫。

化虫丸（《医方集解》）

　　使君子　槟榔　鹤虱　苦楝根皮　芜荑　铅粉　枯矾

　　主治　诸虫积。症见腹痛时作，痛剧时呕吐清水，或吐蛔。

化血丹（《医学衷中参西录》）

　　三七　花蕊石　血余炭

　　主治　咳血、吐衄及二便下血而有瘀滞者。

化斑汤（《温病条辨》）

　　犀角　玄参　石膏　知母　粳米　生甘草

　　主治　温热病，热毒炽盛，气血两燔。症见神昏谵语，身热发斑。

乌贝散（《中医文献研究摘要》）

　　乌贼骨　贝母

　　主治　胃痛吐酸。

乌药汤（《济阴纲目》）

　　乌药　香附　当归　木香　甘草

　　主治　妇女经行腹痛。

乌梅丸（《伤寒论》）

　　乌梅　细辛　当归　附子　桂枝　蜀椒　干姜　黄连　黄柏　人参

　　主治　蛔厥。症见腹痛时作，手足厥逆，烦闷呕吐，吐蛔。又治久痢。

丹参饮（《医宗金鉴》）

　　丹参　白檀香　砂仁

　　主治　血瘀气滞所致的心腹胃脘疼痛。

月华丸（《医学心悟》）

　　天冬　麦冬　生地黄　熟地黄　山药　百部　沙参　川贝母　阿胶　茯苓　獭肝　白菊花
霜桑叶

　　主治　阴虚咳嗽，劳瘵久嗽。

少腹逐瘀汤（《医林改错》）

　　炒小茴香　炒干姜　延胡索　没药　川芎　官桂　赤芍药　炒五灵脂　蒲黄　当归

　　主治　少腹瘀血。

六一散（《伤寒标本》）

滑石　甘草

主治　暑湿证。亦治膀胱湿热，小便赤涩。

六神丸（《雷氏方》）

牛黄　麝香　蟾酥　冰片　雄黄　珍珠

主治　痈疽疮毒，咽喉肿痛。

六味地黄丸（《小儿药证直诀》）

熟地黄　干山药　山茱萸　牡丹皮　白茯苓　泽泻

主治　肾阴不足。症见腰膝酸软，头晕目眩，耳鸣耳聋，潮热盗汗，遗精，消渴等。

火府丹（《本事方》）

黄芩　生地　木通

主治　心经蕴热，小便赤少，五淋涩痛。

巴戟丸（《和剂局方》）

高良姜　肉桂　吴茱萸　紫金藤　青盐　巴戟天

主治　肾阳不足，腰胯沉重，百节酸疼，四肢无力，及妇女子宫久冷，月经不调，或多或少，赤白带下。

双解贵金丸（《医宗金鉴》）

白芷　生大黄　连须葱　黄酒

主治　背疽初起，便秘，脉实者。

水陆二仙丹（《仁存堂经验方》）

芡实　金樱子

主治　遗精，白浊，尿频，白带过多。

五　　画

玉女煎（《景岳全书》）

石膏　知母　熟地黄　麦冬　牛膝

主治　胃热阴虚。症见头痛牙痛，齿松牙衄，口舌生疮，烦热口渴等。

玉关丸（《景岳全书》）

枯矾　诃子　五味子　文蛤　白面

主治　肠风血脱，崩漏带下，及泻痢滑泄等。

玉泉丸（《沈氏尊生书》）

麦冬　天花粉　葛根　人参　茯苓　乌梅　甘草　生黄芪　蜜黄芪

主治　消渴证及热病伤津，口渴多饮。

玉泉散（《百代医宗》）

葛根　天花粉　五味子　生地　麦冬　甘草　糯米

主治　消渴证，烦渴多饮。

玉壶丸（《和剂局方》）

生半夏　生南星　天麻　（生姜汤下）

主治　风痰吐逆，头痛目眩，及咳嗽痰盛，呕吐涎沫。

玉真散 (《外科正宗》)

　　防风　白芷　羌活　天麻　天南星　白附子

　　主治　破伤风

玉液汤 (《医学衷中参西录》)

　　生黄芪　葛根　知母　天花粉　生山药　生鸡内金　五味子

　　主治　消渴。

玉锁丹 (《和剂局方》)

　　五倍子　白茯苓　龙骨

　　主治　心气不足，思虑太过，肾精虚损，真阳不固，溺有遗沥，小便白浊如膏。

玉屏风散 (《世医得效方》)

　　黄芪　白术　防风

　　主治　表虚自汗，以及虚人易感风邪者。症见恶风，面色㿠白，舌淡，脉浮缓。

玉竹麦冬汤 (《温病条辨》)

　　玉竹　麦冬　沙参　生甘草

　　主治　秋燥伤阴，燥热咳嗽，舌干少津。

甘麦大枣汤 (《金匮要略》)

　　甘草　小麦　大枣

　　主治　妇人脏躁，喜悲伤欲哭，象如神灵所作。

甘草附子汤 (《金匮要略》)

　　甘草　附子　桂枝　白术

　　主治　风湿相搏，骨节疼烦掣痛，不得屈伸，近之则痛剧，汗出短气，小便不利，恶风不
　　　　　欲去衣，或身微肿者。

左金丸 (《丹溪心法》)

　　黄连　吴茱萸

　　主治　肝经火旺。症见胁肋胀痛，呕吐吞酸等。

石韦散 (《圣济总录》)

　　石韦　槟榔　　(姜汤送服)

　　主治　咳嗽。

石决明丸 (《证治准绳》)

　　石决明　菟丝子　熟地黄　知母　山药　北细辛　五味子

　　主治　肝虚血少，日久目昏等证。

石斛夜光丸 (《原机启微》)

　　石斛　菊花　菟丝子　青葙子　枸杞子　生地黄　熟地黄　草决明　天冬　人参　茯苓
　　五味子　麦冬　杏仁　干山药　牛膝　蒺藜　肉苁蓉　川芎　炙甘草　枳壳　防风　黄连
　　乌犀角　羚羊角

　　主治　神水宽大渐散，昏如雾露中行，渐睹空中有黑花，睹物成二体，久则光散不收，及
　　　　　内障神水淡绿色、淡白色者。

龙胆泻肝汤 (《医方集解》)

龙胆草　柴胡　黄芩　栀子　木通　泽泻　车前子　生地黄　当归尾　甘草

主治　肝胆实火上炎所致的胁痛，头痛，口苦，目赤，耳聋，耳肿；及肝经湿热下注之阴肿阴痒，带下，小便淋浊等。

平胃散（《和剂局方》）

苍术　厚朴　陈皮　甘草　生姜　大枣

主治　湿浊中阻所致的脘腹胀满，不思饮食，体重倦怠，呕恶吞酸，大便溏薄，舌苔厚腻等。

四生丸（《妇人良方》）

生地黄　生柏叶　生荷叶　生艾叶

主治　血热妄行所致的吐血、衄血、咯血等。

四妙丸（《成方便读》）

苍术　黄柏　牛膝　薏苡仁

主治　湿热下注所致的下肢痿软无力，或足膝红肿热痛，或湿热带下，或下部湿疮等。

四苓散（《明医指掌》）

茯苓　泽泻　猪苓　白术

主治　内伤饮食，有湿而见小便赤少，大便溏泄。亦可用于水肿小便不利。

四物汤（《和剂局方》）

当归　川芎　熟地　白芍

主治　营血虚滞。症见惊惕头晕，目眩耳鸣，唇爪无华，妇人月经量少，或经闭，痛经等。

四逆汤（《伤寒论》）

附子　干姜　炙甘草

主治　少阴病。症见四肢厥逆，恶寒蜷卧，吐利腹痛，下利清谷，神疲欲寐，脉沉微细。亦可用于亡阳证，冷汗自出，四肢厥逆，脉微欲绝。

四神丸（《内科摘要》）

补骨脂　肉豆蔻　五味子　吴茱萸　生姜　大枣

主治　脾肾虚寒之久泄、五更泄泻等。

四君子汤（《和剂局方》）

人参　白术　茯苓　炙甘草

主治　脾胃气虚。症见面色萎白，倦怠乏力，食少便溏等。

四磨饮子（《济生方》）

乌药　沉香　人参　槟榔

主治　七情郁结，上气喘急。

四妙勇安汤（《验方新编》）

金银花　玄参　当归　甘草

主治　脱疽。

生脉散（《内外伤辨惑论》）

人参　麦冬　五味子

主治　热伤气阴，口渴多汗，体倦气短，脉弱者。亦治久咳伤肺，气阴两伤，干咳短气，自汗之证。

生化汤（《景岳全书》）

当归　川芎　桃仁　炮姜　炙甘草

主治　产后恶露不行，小腹疼痛。

生铁落饮（《医学心悟》）

生铁落　菖蒲　远志　丹参　朱砂　茯苓　连翘

主治　善怒发狂，惊悸不安。

生肌干脓散（《证治准绳》）

白矾　白砒　青黛　斑蝥　黄连　草乌头　麝香

主治　瘰疬瘘疮，脓汁不干者。

生肌玉红膏（《外科正宗》）

白芷　当归　血竭　白蜡　轻粉　甘草　紫草　麻油

主治　疮疡、湿疹、阴痒及烫伤、火伤等诸般溃烂证。

失笑散（《和剂局方》）

五灵脂　蒲黄　醋

主治　瘀血停滞所致的月经不调，少腹急痛，痛经，产后恶露不行，心腹疼痛。亦治瘀滞胸痛，脘腹疼痛等。

仙灵脾散（《圣惠方》）

仙灵脾　威灵仙　苍耳子　桂心　川芎

主治　行痹走注疼痛，或肢体麻木。

仙方活命饮（《校注妇人良方》）

金银花　甘草节　赤芍　穿山甲　皂角刺　白芷　贝母　防风　当归尾　天花粉　乳香　没药　陈皮

主治　疮疡肿毒初起，红肿焮痛。

白龙丹（《证治准绳》）

硼砂　炉甘石　冰片　玄明粉

主治　一切火热眼，及翳膜胬肉。

白虎汤（《伤寒论》）

石膏　知母　粳米　甘草

主治　伤寒阳明经热盛，或温病邪在气分，壮热，烦渴，脉洪大等实热亢盛之证。

白金丸（《本事方》）

白矾　川郁金

主治　痰气壅阻，闭塞心窍所致的惊痫、癫狂等。

白前汤（《千金方》）

白前　紫菀　半夏　大戟

主治　咳喘浮肿，喉中痰鸣，属于实证者。

白通汤（《伤寒论》）

附子　干姜　葱白

　　主治　少阴病，下利，脉微者。

白蔹散（《鸡峰普济方》）

　　白蔹　白及　络石藤

　　主治　疮疡溃后不敛者。

白薇汤（《本事方》）

　　白薇　人参　当归　甘草

　　主治　产后血虚发热，昏厥。

白花蛇酒（《濒湖集简方》）

　　白花蛇　全蝎　羌活　天麻　防风　独活　白芷　升麻　当归　五加皮　赤芍　甘草

　　主治　诸风无新久，手足缓弱，口眼㖞斜，语言謇涩，或筋脉拳急，肌肉顽痹，皮肤瘙
　　　　　痒。骨节疼痛，或生恶疮、疥癞等疾。

白头翁汤（《伤寒论》）

　　白头翁　黄连　黄柏　秦皮

　　主治　湿热泻痢，热毒血痢，发热腹痛，下痢脓血，里急后重等。

白芥子散（《证治准绳》）

　　白芥子　木鳖子　没药　桂心　木香

　　主治　营卫循行失度，痰滞经络，肩臂肢体疼痛麻痹。

白及枇杷丸（《证治准绳》）

　　白及　枇杷叶　藕节　阿胶　鲜生地汁

　　主治　肺阴不足，干咳咯血之证。

白虎加人参汤（《伤寒论》）

　　石膏　知母　粳米　甘草　人参

　　主治　热病气津两伤。症见身热，烦渴不止，汗多，脉大无力。

瓜蒌薤白白酒汤（《金匮要略》）

　　瓜蒌实　薤白　白酒

　　主治　胸痹喘息咳唾，胸背痛，短气，寸口脉沉而迟，关上小紧数者。

瓜蒌薤白半夏汤（《金匮要略》）

　　瓜蒌　薤白　半夏　白酒

　　主治　胸痹不得卧，心痛彻背者。

玄麦甘桔汤（《中药成药制剂手册》）

　　玄参　麦冬　甘草　桔梗

　　主治　内热所致的口渴，咽喉干痒肿痛，咳嗽。

归脾汤（《济生方》）

　　龙眼肉　酸枣仁　茯神　白术　炙甘草　黄芪　人参　木香　生姜　大枣　当归　远志
　　（后二味乃《校注妇人良方》补入）

　　主治　思虑过度，劳伤心脾。症见心悸怔忡，健忘失眠，及妇女月经超前，量多色淡，淋
　　　　　沥不止等。

半硫丸（《和剂局方》）

　　半夏　硫黄

　　主治　心腹痃癖冷气，及高年风秘、冷秘，或泄泻等。

半夏厚朴汤（《金匮要略》）

　　半夏　厚朴　苏叶　茯苓　生姜

　　主治　痰气郁结，咽中如有物阻的梅核气。亦治湿痰咳嗽或呕吐等证。

半夏泻心汤（《伤寒论》）

　　半夏　黄芩　干姜　人参　甘草　黄连　大枣

　　主治　胃气不和，心下痞硬，但满不痛，或干呕，或呕吐，肠鸣下利者。

半夏秫米汤（《灵枢经》）

　　半夏　秫米

　　主治　胃有痰浊，胃不和而卧不安之证。

半夏白术天麻汤（《医学心悟》）

　　半夏　白术　茯苓　天麻　橘红　甘草　生姜　大枣

　　主治　风痰所致的眩晕、头痛等证。

加味地黄丸（《医宗金鉴》）

　　鹿茸　五加皮　熟地黄　山药　山茱萸　茯苓　牡丹皮　泽泻　麝香

　　主治　精血不足，筋骨无力，或小儿发育不良，骨软行迟，囟门不合等证。

加减葳蕤汤（《重订通俗伤寒论》）

　　生葳蕤　生葱白　淡豆豉　薄荷　桔梗　白薇　甘草　红枣

　　主治　阴虚之体，感冒风热，发热咳嗽，痰稠难出，咽干口渴。

六　　画

地骨皮汤（《圣济总录》）

　　地骨皮　知母　鳖甲　柴胡　秦艽　贝母　当归

　　主治　虚劳，阴阳不和，有偏胜，早晚潮热。

地肤子汤（《济生方》）

　　黄柏　猪苓　瞿麦　通草　地肤子　知母　枳实　升麻　冬葵子　甘草梢

　　主治　湿热蕴结膀胱，小便不利，赤涩疼痛之证。

芍药汤（《医学六书》）

　　芍药　木香　槟榔　黄连　黄芩　当归　甘草　大黄　官桂

　　主治　湿热痢。症见腹痛，里急后重，便脓血，肛门灼热等。

芍药甘草汤（《伤寒论》）

　　芍药　甘草

　　主治　脘腹挛急作痛，或四肢拘挛作痛。

夺命丹（《外科全生集》）

　　金银花　黄连　蚤休　赤芍　甘草　细辛　蝉蜕　僵蚕　防风　泽兰　羌活　独活　青皮

　　主治　痈肿疔毒。

百花膏（《济生方》）

　　百合　款冬花　蜜

　　主治　久咳不已，或痰中带血。

百合地黄汤（《金匮要略》）

　　百合　生地黄

　　主治　热病后，余热未清，虚烦惊悸，失眠多梦，神思恍惚等。

百合固金汤（《慎斋遗书》）

　　百合　熟地黄　生地黄　玄参　贝母　桔梗　生甘草　麦冬　芍药　当归

　　主治　肺肾阴亏，虚火上炎。症见咽喉燥痛，咳嗽气喘，痰中带血等。

百合知母汤（《金匮要略》）

　　百合　知母

　　主治　热病后，余热未清，虚烦惊悸，失眠多梦，神思恍惚，莫名所苦等。

至宝丹（《和剂局方》）

　　生乌犀屑　生玳瑁屑　琥珀　朱砂　雄黄　龙脑　麝香　牛黄　安息香　金箔　银箔

　　主治　中暑、中恶、中风及温病因于痰浊内闭所致的神昏，以及小儿惊厥属于痰浊内闭者。

当归散（《金匮要略》）

　　白术　当归　芍药　川芎　黄芩

　　主治　妊娠小便不利之证

当归六黄汤（《兰室秘藏》）

　　当归　生地黄　熟地黄　黄连　黄柏　黄芩　黄芪

　　主治　阴虚有热。症见发热盗汗，五心烦热，面赤口干，舌红苔黄，脉数者。

当归龙荟丸（《医学六书》）

　　当归　龙胆草　栀子　青黛　黄连　黄柏　黄芩　大黄　芦荟　木香　麝香　（蜜丸，生姜汤下）

　　主治　肝胆实火之头晕头痛，目赤肿痛，烦躁易怒，及抽搐等。

当归补血汤（《内外伤辨惑论》）

　　当归　黄芪

　　主治　劳倦内伤，血虚气弱。

当归建中汤（《千金翼方》）

　　当归　桂枝　甘草　大枣　芍药　生姜　饴糖

　　主治　产后虚羸不足，腹中疼痛不止，或少腹拘急，痛引腰背，不能饮食等属于营血内虚之证。

当归贝母苦参丸（《金匮要略》）

　　当归　贝母　苦参

　　主治　妊娠小便不利之证。

当归生姜羊肉汤（《金匮要略》）

　　当归　生姜　羊肉

主治　寒疝腹中痛，及胁痛里急者。

朱砂安神丸（《医学发明》）

朱砂　黄连　炙甘草　当归　生地

主治　心火亢盛，灼伤阴血所致的心神不安，胸中烦热，惊悸怔忡，失眠多梦等证。

肉苁蓉丸（《证治准绳》）

肉苁蓉　熟地黄　菟丝子　五味子　山药

主治　肾虚精亏，肾阳不足之阳痿、尿频等。

舟车丸（《景岳全书》录刘河间方）

大黄　黑牵牛　甘遂　大戟　轻粉　芫花　青皮　陈皮　木香　槟榔

主治　水肿水胀，形气俱实，大小便秘者。亦用于胸胁积液等证。

冰硼散（《外科正宗》）

冰片　硼砂　玄明粉　朱砂

主治　咽喉口齿肿毒碎烂，及痰火久嗽，音哑咽痛等证。

安宫牛黄丸（《温病条辨》）

牛黄　麝香　犀角　郁金　黄芩　黄连　雄黄　山栀子　朱砂　梅片　珍珠　金箔

主治　温热病，热邪内陷心包，痰热壅闭心窍所致高热烦躁，神昏谵语　或舌謇肢厥，以及中风窍闭、小儿惊厥属于痰热内闭者。

安神定志丸（《医学心悟》）

石菖蒲　远志　茯苓　龙齿　茯神　人参

主治　惊恐不安，失眠健忘，梦中惊跳怵惕等。

异功散（《小儿药证直诀》）

人参　白术　茯苓　炙甘草　陈皮

主治　脾胃虚弱而兼气滞。症见饮食减少，消化不良，大便溏薄，胸脘痞闷不舒等。

导气汤（《医方简义》）

川楝子　小茴香　淡吴茱萸　木香

主治　寒疝，以及偏坠，小肠疝痛。

导赤散（《小儿药证直诀》）

木通　生地　甘草梢　竹叶

主治　心经有热。症见口舌生疮，心胸烦热，渴欲饮冷。或心移热于小肠，小便短赤而涩，尿时刺痛等。

导痰汤（《济生方》）

陈皮　半夏　茯苓　枳实　南星　生姜　甘草

主治　痰涎壅盛，胸膈留饮。症见咳嗽恶心，发热背寒，饮食少思，及中风痰盛，语涩眩晕等。

阳和汤（《外科全生集》）

鹿角胶　肉桂　姜炭　熟地黄　麻黄　白芥子　甘草

主治　一切阴疽、贴骨疽、流注、鹤膝风等属于阴寒之征。

防己黄芪汤（《金匮要略》）

防己　白术　黄芪　生姜　大枣　甘草

主治　风水或风湿。症见汗出恶风，肢体面目浮肿，小便不利等。

达原饮（《瘟疫论》）

槟榔　厚朴　知母　芍药　黄芩　草果　甘草

主治　瘟疫或疟疾邪伏膜原，憎寒壮热。

如意金黄散（《外科正宗》）

天花粉　黄柏　姜黄　白芷　大黄　紫厚朴　陈皮　甘草　苍术　南星

主治　外科一切顽恶肿毒，如痈疽、发背、疔肿、跌扑损伤、湿痰流毒、大头时肿、漆疮、火丹、风热天泡、肌肤赤肿、干湿脚气、乳痈、小儿丹毒等。

红藤煎（录自山西省中医研究所编《中医方药手册》）

红藤　紫花地丁　连翘　银花　没药　乳香　丹皮　延胡索　甘草　（一方有大黄）

主治　肠痈。

七　画

寿胎丸（《医学衷中参西录》）

川续断　桑寄生　菟丝子　阿胶

主治　肝肾不足，滑胎。

远志丸（《济生方》）

远志（甘草汤泡去骨）　茯神　朱砂　龙齿　人参　石菖蒲　白茯苓（一作枣仁）

主治　因事有所大惊，梦寐不宁，登高涉险，神不守舍，心志恐怯，及心肾不足，梦遗滑精。

杏苏散（《温病条辨》）

杏仁　紫苏　陈皮　生姜　苦桔梗　茯苓　半夏　甘草　前胡　枳壳　大枣

主治　外感凉燥，痰湿内阻。病见头微痛，恶寒无汗，咳嗽痰稀，鼻塞嗌塞等。亦可用于外感风寒，发热恶寒，头痛鼻塞，咳嗽胸闷之证。

杞菊地黄丸（《医级》）

枸杞子　菊花　熟地黄　山茱萸　干山药　泽泻　牡丹皮　白茯苓

主治　肝肾阴虚而眼花歧视，或枯涩疼痛者。

苇茎汤（《千金方》）

苇茎　冬瓜子　薏苡仁　桃仁

主治　肺痈。症见咳吐腥臭黄痰脓血，胸中隐隐作痛，咳时尤甚等。

苍耳散（《济生方》）

苍耳子　辛夷　香白芷　薄荷叶　（用葱、茶清调服）

主治　鼻渊头痛，不闻香臭，时流浊涕等症。

芦根饮（《千金方》）

生芦根　生姜　青竹茹　粳米

主治　伤寒后，干呕哕，不下食。

苏合香丸（《和剂局方》）

苏合香油（入安息香膏内） 麝香 丁香 白术 青木香 乌犀屑 香附子 朱砂 诃子
白檀香 安息香 沉香 荜茇 龙脑 熏陆香

主治 寒邪或痰湿闭塞气机所致的闭证。如中风昏迷，痧胀昏厥，或时疫霍乱导致昏迷等。

苏子降气汤（《和剂局方》）

紫苏子 厚朴 陈皮 半夏 前胡 肉桂 川当归 炙甘草 生姜 大枣 薄荷

主治 上实下虚，痰涎壅盛，咳喘上气，胸膈满闷等。

赤石脂禹余粮汤（《伤寒论》）

赤石脂 禹余粮

主治 泻痢日久，滑泻不禁。

更衣丸（《先醒斋医学广笔记》）

芦荟 朱砂

主治 热结便秘而见烦躁易怒，失眠者。

吴茱萸汤（《伤寒论》）

吴茱萸 人参 生姜 大枣

主治 胃中虚寒，食谷欲呕，胃脘作痛，吞酸嘈杂；或厥阴头痛，干呕吐涎沫；或少阴病吐利，手足厥冷，烦躁欲死等。

牡蛎散（《和剂局方》）

牡蛎 麻黄根 黄芪 小麦

主治 体虚卫外不固。症见自汗，夜卧更甚，心悸惊惕，短气烦倦等。

何人饮（《景岳全书》）

何首乌 人参 当归 陈皮 煨生姜

主治 疟疾久发不止，气血两虚者。

皂荚丸（《金匮要略》）

皂荚（刮去皮，酥炙，作蜜丸，以枣膏和汤送下）

主治 咳逆上气，时时唾浊不得眠。

含化丸（《证治准绳》）

海藻 昆布 海蛤 海带 瓦楞子 文蛤 诃子 五灵脂 猪靥

主治 瘿瘤、痰核等证。

谷精龙胆散（《证治准绳》）

谷精草 荆芥 龙胆草 赤芍 生地黄 红花 木通 甘草 白茯苓 牛蒡子 灯芯

主治 肝经风热，目赤肿痛，羞明多泪，及目生翳膜。

沉香桂附丸（《卫生宝鉴》）

沉香 附子 川乌 炮干姜 炒高良姜 炒茴香 官桂 吴茱萸

主治 脾胃虚寒，积冷腹痛。

沉香四磨汤（《卫生家宝》）

沉香 乌药 木香 槟榔

主治 冷气攻冲，心腹作痛。

沙参麦冬汤（《温病条辨》）

沙参 麦冬 天花粉 玉竹 生扁豆 生甘草 冬桑叶

主治 燥伤肺胃，津液亏损，而见咽干口渴，干咳少痰，舌红少苔等证。

羌活胜湿汤（《内外伤辨惑论》）

羌活 独活 藁本 防风 甘草 川芎 蔓荆子

主治 风湿在表。病见头痛头重，一身尽痛，难以转侧，恶寒微热，苔白脉浮等。

诃子散（《伤寒六书·素问病机》）

诃子 黄连 木香 甘草 （白术、芍药汤调下）

主治 久痢腹痛而有热者。

诃子饮（《济生方》）

诃子 杏仁 通草 煨生姜

主治 久咳，语声不出。

诃子汤（《宣明论方》）

诃子 桔梗 甘草

主治 失音不能言语者。

诃子皮散（《兰室秘藏》）

诃子 干姜 罂粟壳 橘皮

主治 脱肛日久，复下赤白脓痢，作里急后重，白多赤少。

诃黎勒丸（《脾胃论》）

诃子 母丁香 椿根白皮

主治 休息痢。

补肺汤（《永类钤方》）

黄芪 五味子 桑白皮 熟地黄 人参 紫菀

主治 肺气亏虚，气短喘咳，语言无力，声音低弱，及劳嗽潮热，盗汗。

补骨脂丸（《永类钤方》）

补骨脂 菟丝子 胡桃肉 沉香 乳香 没药

主治 下元虚败，脚手沉重，阳痿。

补中益气汤（《脾胃论》）

黄芪 人参 白术 当归 橘皮 炙甘草 升麻 柴胡

主治 脾胃气虚，中气下陷。症见身热有汗，头痛恶寒，渴喜热饮，少气懒言，四肢乏力，及脱肛，子宫下垂，胃下垂，久泻久痢等。

补阳还五汤（《医林改错》）

黄芪 当归尾 川芎 赤芍 桃仁 红花 地龙

主治 中风后，气虚血滞。症见半身不遂，口眼㖞斜，语言謇涩等。

补肺阿胶汤（原名阿胶散，又名补肺散）（《小儿药证直诀》）

阿胶 马兜铃 牛蒡子 炙甘草 杏仁 糯米

主治 肺虚火盛，喘咳咽干痰少，或痰中带血。

芪附汤（《赤水玄珠》）

　　黄芪　附子

　　主治　阳气大虚，汗出不止。

良附丸（《良方集腋》）

　　高良姜　香附　生姜汁

　　主治　肝郁气滞，胃有寒凝之胃脘疼痛，胸闷胁痛，痛经等。

附子理中丸（《和剂局方》）

　　附子　干姜　人参　白术　炙甘草

　　主治　脉微肢厥，昏睡露睛，或寒中内脏之霍乱吐利、转筋、口噤、四肢强直等脾肾阳虚
　　　　　之阴寒重证。

鸡鸣散（《证治准绳》）

　　木瓜　吴茱萸　陈皮　槟榔　紫苏叶　桔梗　生姜

　　主治　寒湿郁结所致的湿脚气。症见足胫肿重无力，行动不便，麻木冷痛，或挛急上冲，
　　　　　甚至胸闷泛恶，以及风湿流注，发热恶寒，脚足痛不可忍，筋脉浮肿者。

八　　画

青皮丸（《沈氏尊生书》）

　　青皮　山楂　麦芽　神曲　草果

　　主治　食痛饱闷，噫败卵气。

青蛾丸（《和剂局方》）

　　杜仲　补骨脂　胡桃

　　主治　肾虚腰痛脚弱，腰间重坠，起坐困难。

青州白丸子（《和剂局方》）

　　天南星　半夏　白附子　川乌

　　主治　手足顽麻，半身不遂，口眼㖞斜，痰涎壅盛，及小儿惊风，大人头风等证。

青蒿鳖甲汤（《温病条辨》）

　　青蒿　鳖甲　细生地　丹皮　知母

　　主治　温病后期，邪热未尽，深伏阴分，阴液已伤。症见夜热早凉，热退无汗，舌红少
　　　　　苔，脉数等。亦可用于慢性病，由于阴虚内热所致的潮热证。

青黛海石丸（《症因脉治》）

　　青黛　瓜蒌仁　川贝母　海石

　　主治　热咳气急痰稠之证。

枇杷清肺饮（《医宗金鉴》）

　　枇杷叶　黄连　黄柏　北沙参　甘草　炙桑皮　山栀子

　　主治　肺热咳喘，痰黄而浓，口燥咽干等。

苓桂术甘汤（《金匮要略》）

　　茯苓　桂枝　白术　炙甘草

　　主治　脾虚不运，水湿停蓄，或停饮所致的头眩、心悸、咳嗽等证。

虎潜丸（《丹溪心法》）

熟地黄　白芍药　知母　黄柏　龟板　锁阳　虎骨　干姜　陈皮

主治　肝肾阴亏，精血不足。症见筋骨痿软，腰膝酸楚，腿足瘦弱，步履乏力等。

虎骨木瓜酒（《全国中药成药处方集》）

虎骨　木瓜　川芎　川牛膝　当归　天麻　五加皮　红花　续断　白茄根　玉竹　秦艽
防风　桑枝

主治　风寒湿气，流入经络。症见筋脉拘挛，骨节酸痛，四肢麻木，口眼歪斜，山岚瘴
气，历节风痛等。

昆布丸（《广济方》）

昆布　海藻　海蛤　通草　羊靥

主治　气瘿。症见胸膈满塞，咽喉颈项渐粗。

易黄汤（《傅青主女科》）

黄柏　芡实　山药　车前子　白果

主治　脾虚湿热带下。症见带下粘稠量多，色白兼黄，其气腥臭，头眩且重，乏力等。

固冲汤（《医学衷中参西录》）

生黄芪　白术　海螵蛸　茜草　龙骨　牡蛎　山茱萸　生杭芍　棕榈炭　五倍子

主治　冲脉不固，脾胃虚弱。症见血崩或月经过多，色淡质稀，心悸气短等。

固肠丸（《证治准绳》）

乌梅肉　肉豆蔻　诃子肉　罂粟壳　苍术　人参　茯苓　木香

主治　久泻不止。

固经丸（《妇人大全良方》）

樗根白皮　龟板　香附　白芍　黄芩　黄柏

主治　血虚有热，经水不止，崩漏紫黑成块。

知柏地黄丸（《医宗金鉴》）

知母　黄柏　熟地黄　山茱萸　干山药　白茯苓　泽泻　牡丹皮

主治　阴虚火旺。症见骨蒸潮热，盗汗梦遗等。

使君子丸（《局方》）

厚朴　陈皮　川芎　使君子仁

主治　小儿五疳，脾胃不和。

使君子散（《幼科准绳》）

使君子　甘草　芜荑　苦楝子

主治　小儿疳蛔。

金刚丸（《张氏医通》）

川萆薢　肉苁蓉　杜仲　菟丝子　鹿胎　紫河车　巴戟肉

主治　肾虚骨痿，不能起动。

金沸草散（《类证活人书》）

旋覆花　生姜　半夏　细辛　前胡　荆芥　赤芍药　甘草　枣子

主治　伤寒，中脘有痰，令人壮热，项强筋急，时发寒热。

金铃子散（《圣惠方》）

金铃子　延胡索

主治　肝气郁滞，气郁化火所致的胸腹胁肋疼痛，或痛经，疝气痛，时发时止等证。

金锁固精丸（《医方集解》）

沙苑蒺藜　芡实　莲须　龙骨　牡蛎　莲子粉

主治　肾虚不固。症见遗精滑泄，神疲乏力，四肢酸软，腰痛耳鸣等。

钓痰膏（《圣惠方》）

皂角　半夏　明矾　柿饼

主治　胸中痰结。

肥儿丸（《医宗金鉴》）

人参　白术　茯苓　黄连　胡黄连　使君子肉　神曲　麦芽　山楂肉　炙甘草　芦荟

主治　小儿疳积，腹痛，面色萎黄，消瘦。

炙甘草汤（《伤寒论》）

炙甘草　人参　阿胶　干地黄　桂枝　麦门冬　麻仁　生姜　大枣

主治　气虚血少。症见虚羸少气，心悸心慌，脉结代或虚数等。

疝气内消丸（《北京市中药成方选集》）

小茴香　吴茱萸　橘核　川楝子　荔枝核　沉香　肉桂　甘草　白术　丝瓜炭　炮姜　青皮　大茴香　补骨脂　制附子

主治　厥阴肝经寒凝气滞所致的小肠疝气。

河车大造丸（《中国医学大辞典》）

熟地黄　龟版　黄柏　天冬　麦冬　紫河车　人参　杜仲　牛膝

主治　虚损劳瘵，神志失守，内热水亏。

泻心汤（《金匮要略》）

黄连　黄芩　大黄

主治　心胃火炽，迫血妄行，以及吐衄便秘；或三焦炽热，目赤口疮，牙龈肿痛；或外科痈肿属于热毒炽盛者。

泻白散（《小儿药证直诀》）

桑白皮　地骨皮　炙甘草　粳米

主治　肺热咳嗽气喘。

泽泻汤（《金匮要略》）

泽泻　白术

主治　痰饮所致的眩晕。亦治泄泻。

定喘汤（《摄生众妙方》）

黄芩　桑白皮　白果　麻黄　苏子　甘草　款冬花　杏仁　半夏

主治　风寒外束，痰热内蕴所致的哮喘证。病见痰多气急，痰稠色黄，或有表证，恶寒发热等。

建瓴汤（《医学衷中参西录》）

生地黄　生牡蛎　生龙骨　怀牛膝　生赭石　生山药　生杭芍　柏子仁

主治　肝阳上亢引起的头痛眩晕，耳鸣目胀，心悸健忘，梦多失眠，脉弦硬而长等。

抱龙丸（《小儿药证直诀》）

　　天竺黄　雄黄　辰砂　麝香　胆南星

　　主治　小儿惊风，痰壅抽搐。

参附汤（《校注妇人良方》）

　　人参　附子

　　主治　元气大亏，阳气暴脱。症见出现手足厥逆，汗出，呼吸微弱，脉微等。

参苓白术散（《和剂局方》）

　　人参　白术　白茯苓　甘草　山药　莲子肉　白扁豆　缩砂仁　薏苡仁　桔梗　大枣

　　主治　脾胃气虚挟湿。症见四肢无力，形体虚羸，饮食不化，或吐或泻，胸脘痞塞，面色萎黄等。

参茸固本丸（《中国医学大辞典》）

　　人参　当归身　熟地黄　枸杞子　鹿茸　白芍药　小茴香　陈皮　白术　黄芪　牛膝　桂心　巴戟肉　菟丝子　山药　茯神　肉苁蓉　炙甘草

　　主治　诸虚百损，五劳七伤，元气不足。症见畏寒肢冷，腰痛耳鸣，四肢酸软，形体瘦弱，精神疲乏，阳痿早泄，宫冷不孕，小便频数等。

参赭镇气汤（《医学衷中参西录》）

　　党参　山茱萸　生赭石　生芡实　苏子　生山药　生龙骨　生牡蛎　生杭芍

　　主治　阴阳两虚，喘逆迫促，有将脱之势。亦治肾虚不摄，冲气上干，致胃气不降而作满闷。

驻景丸（《和剂局方》）

　　菟丝子　熟地黄　车前子

　　主治　肝肾亏虚，眼昏生翳。

九　　画

枯痔散（广东中医学院主编《外伤科学》）

　　白砒　白矾　硼砂　雄黄　硫黄

　　主治　痔疮。

枳术丸（《脾胃论》引张洁古方）

　　枳实　白术

　　主治　脾胃虚弱，饮食停滞。症见脘腹痞满，不思饮食等。

枳实导滞丸（《内外伤辨惑论》）

　　枳实　大黄　黄连　黄芩　神曲　白术　茯苓　泽泻

　　主治　积滞内阻，蕴湿生热。症见胸腹痞满，下痢，泄泻，腹痛后重，或大便秘结，小便短赤等。

枳实消痞丸（《兰室秘藏》）

　　枳实　厚朴　半夏曲　白术　干生姜　炙甘草　麦芽　白茯苓　人参　黄连

　　主治　脾胃虚弱，寒热互结所致的心下痞满，不欲饮食，体弱倦怠，或胸腹痞胀，食少不化，大便不畅者。

枳实栀子豉汤（《伤寒论》）

枳实　栀子　豆豉

主治　病后劳复，身热，心下痞闷者。

枳实薤白桂枝汤（《金匮要略》）

枳实　薤白　桂枝　瓜蒌　厚朴

主治　胸痹，气结在胸，心中痞满，气从胁下上逆抢心者。

柏子仁丸（《本事方》）

柏子仁　人参　牡蛎　五味子　半夏曲　白术　麻黄根　枣肉　净麸

主治　虚烦不眠，惊悸怔忡，盗汗。

柿蒂汤（《济生方》）

柿蒂　丁香　生姜

主治　胸满呃逆不止，属寒呃而胃气不虚者。

胡芦巴丸（《圣济总录》）

胡芦巴　附子　硫黄

主治　肾脏虚冷，胸胁胀满。

荆防败毒散（《摄生众妙方》）

荆芥　防风　羌活　柴胡　前胡　川芎　枳壳　独活　茯苓　桔梗　甘草

主治　外感风寒湿邪，以及时疫疟疾、痢疾、疮疡具风寒湿表证者。

草还丹（《扶寿精方》）

山茱萸　破故纸　当归　麝香

主治　肾阳不足阳痿，滑精，腰酸神疲。

草果平胃散（《和剂局方》）

草果　苍术　厚朴　陈皮　甘草　生姜　大枣

主治　湿浊内蕴，脘腹胀痛，呕吐少食，舌苔厚腻。

茵陈蒿汤（《伤寒论》）

茵陈　栀子　大黄

主治　湿热黄疸。

茵陈五苓散（《金匮要略》）

茵陈　猪苓　泽泻　白术　茯苓　桂枝

主治　湿热黄疸，湿邪偏重，小便不利显著者。

茵陈四逆汤（《玉机微义》）

茵陈　附子　干姜　炙甘草

主治　寒湿阴黄　症见手足逆冷，脉沉微细等。

荔香散（《景岳全书》）

荔枝核　木香

主治　心腹胃脘久痛，屡触屡发者。

荜茇丸（《圣济总录》）

荜茇　木香　附子　胡椒　桂　干姜　诃黎勒皮　厚朴

主治 脾虚呕逆心腹痛。

荜澄茄散（《扁鹊心书》）

荜澄茄 高良姜 肉桂 丁香 厚朴 桔梗 陈皮 三棱 甘草 香附

主治 脾胃虚寒，寒气上攻于心，心腹刺痛，两胁作胀。

牵牛丸（《沈氏尊生书》）

槟榔 牵牛 大黄 雄黄

主治 蛔虫等肠道寄生虫病。

牵正散（《杨氏家藏方》）

白附子 僵蚕 全蝎

主治 中风面瘫，口眼㖞斜，甚或面部肌肉抽动。

胃苓汤（《丹溪心法》）

茯苓 苍术 甘草 陈皮 白术 官桂 泽泻 猪苓 厚朴 生姜 大枣

主治 伤湿停食，脘腹胀满，泄泻，小便短少等。

骨碎补散（《圣惠方》）

骨碎补 自然铜 虎胫骨（用代用品） 败龟板 没药 胡桃仁

主治 金疮伤筋断骨，痛不可忍。

钩藤饮（《医宗金鉴》）

钩藤钩 天麻 羚羊角 全蝎 人参 炙甘草

主治 小儿急惊。症见牙关紧闭，手足抽搐，惊悸壮热，眼目窜视等。

香苏散（《和剂局方》）

紫苏叶 香附子 陈皮 炙甘草

主治 外感风寒，内有气滞。症见形寒身热，头痛无汗，胸脘痞闷，不思饮食等。

香连丸（《兵部手集方》）

木香 黄连（与吴茱萸同炒，去吴茱萸）

主治 湿热痢疾，脓血相兼，腹痛，里急后重等证。

香参丸（《沈氏尊生书》）

木香 苦参 甘草

主治 湿热泻痢。

香桂散（《张氏医通》）

麝香 肉桂

主治 胎死腹中，或胞衣不下。

香橘散（《张氏医通》）

小茴香 橘核 山楂肉

主治 睾丸偏坠胀痛。

香薷散（《和剂局方》）

香薷 白扁豆 厚朴（姜制）

主治 暑月乘凉饮冷，外感于寒，内伤于湿所致恶寒发热，头重头痛，无汗，胸闷，或四肢倦怠，腹痛吐泻，舌苔白腻等。亦治夏伤暑湿，脾胃失和之吐泻。

香砂六君子丸（《中国医学大辞典》）

　　人参　白术　茯苓　炙甘草　法半夏　陈皮　木香　砂仁　生姜　大枣

　　主治　中虚气滞，痰湿内阻。症见胸中满闷，食难运化，呕恶，腹疼，肠鸣，泄泻等。

香砂六君子汤（《中国医学大辞典》）

　　人参　白术　茯苓　甘草　砂仁　木香　半夏　陈皮　生姜

　　主治　气虚痰饮，呕恶痞闷，纳减消瘦，及脾胃不和，变生诸证。

复元活血汤（《医学发明》）

　　大黄　桃仁　红花　当归　炮山甲　柴胡　瓜蒌根　甘草

　　主治　跌打损伤，瘀血留于胁下，痛不可忍者。

复方土茯苓汤（卫生部编《中医临床经验资料汇编》）

　　土茯苓　金银花　白鲜皮　甘草　威灵仙

　　主治　梅毒或因梅毒服汞剂而致肢体拘挛者。

保元汤（《景岳全书》）

　　人参　黄芪　炙甘草　肉桂

　　主治　疮痘气虚塌陷。

保和丸（《丹溪心法》）

　　莱菔子　山楂　神曲　陈皮　半夏　茯苓　连翘

　　主治　食积停滞。症见胸脘痞满，腹胀时痛，嗳腐吞酸，厌食恶心，或大便泄泻。

保赤丸（1977年版《中华人民共和国药典》）

　　巴豆霜　六曲　天南星　朱砂

　　主治　小儿冷积，停乳停食，腹部胀满，大便秘结，痰多，惊悸不安。

独活寄生汤（《千金方》）

　　独活　桑寄生　干地黄　杜仲　牛膝　细辛　秦艽　茯苓　肉桂心　防风　川芎　人参
　　甘草　当归　芍药

　　主治　痹证日久，肝肾两亏，气血不足。症见腰膝冷痛，肢节屈伸不利，酸软气弱，或麻
　　　　　木不仁，畏寒喜温等。

活络效灵丹（《医学衷中参西录》）

　　丹参　乳香　没药　当归

　　主治　气血凝滞所致的心腹疼痛，腿臂疼痛，及风湿痹痛，跌打瘀肿，癥瘕积聚及疮疡初
　　　　　起等。

宣郁通经汤（《傅青主女科》）

　　白芍　黄芩　柴胡　当归　牡丹皮　黑山栀　白芥子　香附　川郁金　生甘草

　　主治　肝郁有热，经前腹痛。

养心汤（《证治准绳》）

　　柏子仁　酸枣仁　五味子　茯苓　人参　黄芪　茯神　半夏曲　当归　川芎　远志　辣桂
　　甘草

　　主治　心虚血少，惊惕不宁。

养脏汤（《和剂局方》）

人参　白术　肉桂　白芍药　木香　诃子　当归　肉豆蔻　炙甘草　罂粟壳（蜜炙）

主治　泻痢日久，脾胃虚寒，滑脱不禁，甚至脱肛。

前胡散（《证治准绳》）

前胡　桑白皮　贝母　杏仁　麦冬　炙甘草　生姜

主治　咳嗽涕唾稠粘，心胸不利，时有烦热。

首乌延寿丹（《世补斋医书》）

何首乌　女贞子　旱莲草　豨莶草　菟丝子　杜仲　牛膝　桑叶　银花　生地　桑椹　金樱子　黑脂麻

主治　阴虚血虚，腰膝酸软，眩晕目暗，耳鸣，失眠，须发早白。

神术散（《和剂局方》）

苍术　白芷　川芎　藁本　细辛　羌活　甘草

主治　四时瘟疫，发热憎寒，头痛项强，身体疼痛。

神应丸（《证治准绳》）

威灵仙　桂心　当归

主治　风湿或跌打损伤，腰痛如折，牵引背膂，俯仰艰难。

冠心苏合丸（《中药知识手册》）

苏合香　檀香　冰片　乳香　青木香

主治　冠心病心绞痛。

追虫丸（《证治准绳》）

黑丑　槟榔　雷丸　木香　茵陈　皂角　苦楝皮

主治　蛔虫病。

厚朴麻黄汤（《金匮要略》）

厚朴　麻黄　生石膏　杏仁　半夏　细辛　干姜　五味子

主治　湿痰壅肺，胸满作喘。

绛矾丸（原名枣矾丸）（《医方考》）

绛矾　红枣　苍术　厚朴　陈皮　甘草

主治　中满腹胀黄肿。

十 画

珠黄散（《上海市药品标准》）

珍珠　西黄

主治　咽喉肿瘤，腐烂，牙疳，口疳，口舌破碎等证。

蚕矢汤（《霍乱论》）

蚕砂　薏苡仁　黄连　陈吴萸　黄芩　大豆　黄卷　陈木瓜　制半夏　通草　焦山栀

主治　湿热内蕴，霍乱吐泻。症见腹痛转筋，口渴烦躁等。

秦艽鳖甲散（《卫生宝鉴》）

秦艽　青蒿　鳖甲　知母　地骨皮　柴胡　当归　乌梅

主治　骨蒸壮热，肌肉消瘦，唇红颊赤，气粗，四肢困倦，夜有盗汗。

桂附丸（《卫生宝鉴》）

炮川乌　炮附子　炮姜　赤石脂　炒川椒　肉桂

主治　暴感风寒，卒然心痛。

桂枝汤（《伤寒论》）

桂枝　芍药　炙甘草　生姜　大枣

主治　外感风寒表虚证。症见发热头痛，汗出恶风，或鼻鸣干呕，舌苔薄白，脉浮缓等。

桂附八味丸（《医方集解》）

肉桂　附子　熟地　山茱萸　山药　茯苓　泽泻　牡丹皮

主治　肾阳不足，腰膝酸痛，少腹拘急，水肿，小便不利；或阳痿，尿频遗尿，尺脉微弱，以及痰饮喘咳，或肾不纳气，喘急欲脱等。亦治消渴，脚气。

桂枝附子汤（《金匮要略》）

桂枝　附子　生姜　甘草　大枣

主治　风湿相搏，身体疼烦，不能自转侧。

桂枝茯苓丸（《金匮要略》）

桂枝　茯苓　桃仁　丹皮　芍药

主治　妇人小腹有癥块，及血瘀经闭，痛经。

桃花汤（《伤寒论》）

赤石脂　干姜　粳米

主治　少阴病，下利便脓血。

桃仁四物汤（《医宗金鉴》）

桃仁　红花　熟地黄　当归　川芎　白芍

主治　瘀血阻滞引起的月经不调及癥瘕。亦治损伤瘀痛等证。

都气丸（《医宗己任编》）

熟地黄　山茱萸　干山药　泽泻　牡丹皮　白茯苓　五味子

主治　肾阴虚而喘，面赤呃逆者。

真武汤（《伤寒论》）

附子　白术　茯苓　生姜　芍药

主治　脾肾阳虚，水气内停。症见小便不利，肢体沉重疼痛，恶寒腹痛，下利，或肢体浮肿，以及大汗伤阳，寒水内动所致的心悸头眩，身体振振动摇等证。

破故纸丸（《魏氏家藏方》）

破故纸　茴香

主治　肾气虚冷，小便无度。

柴胡散（《本事方》）

柴胡　炙甘草

主治　伤寒时疾，中暍，伏暑。

柴胡疏肝散（《景岳全书》）

柴胡　芍药　陈皮　香附　川芎　枳壳　炙甘草

主治　肝气郁结，胁肋疼痛，寒热往来。

柴葛解肌汤（《伤寒六书》）

柴胡　葛根　黄芩　石膏　芍药　甘草　羌活　白芷　桔梗　生姜　大枣

主治　感冒风寒，寒郁化热。症见恶寒渐轻，而身热增盛，头痛肢楚，目痛鼻干，心烦不眠，眼眶痛等。

通窍活血汤（《医林改错》）

赤芍　川芎　桃仁　红花　老葱　生姜　红枣　麝香

主治　妇女干血痨。

逍遥散（《和剂局方》）

柴胡　芍药　当归　白术　茯苓　生姜　炙甘草　薄荷

主治　肝郁血虚所致的两胁作痛，头痛目眩，口燥咽干，神疲食少，或见往来寒热，或月经不调，乳房作胀等。

透脓散（《外科正宗》）

生黄芪　当归　川芎　穿山甲　皂角刺

主治　痈疽诸毒，内脓已成，不溃破者。

射干汤（《幼幼新书》）

射干　升麻　马勃　芒硝

主治　咽喉肿痛，难下饮食，兼有热痰壅盛者。

射干兜铃汤（《痧胀玉衡》）

射干　桑白皮　马兜铃　桔梗　贝母　玄参　花粉　金银花　菊花　甘草　薄荷

主治　肺热咳嗽，痰黄稠者。

射干麻黄汤（《金匮要略》）

射干　麻黄　生姜　细辛　紫菀　款冬花　五味子　大枣　半夏

主治　痰饮，咳而上气，喉中有水鸡声者。

胶艾汤（《金匮要略》）

干地黄　当归　芍药　甘草　阿胶　艾叶　川芎

主治　妇女冲任虚损所致的崩漏下血，月经过多，产后或小产损伤冲任，下血不止，或妊娠下血，腹中疼痛者。

凉惊丸（《中国医学大辞典》引钱乙方）

龙胆草　青黛　龙脑　麝香　钩藤钩　黄连　牛黄　防风

主治　小儿惊风，发热痉挛等证。

凉膈散（《和剂局方》）

大黄　朴硝　甘草　栀子　黄芩　薄荷　连翘　竹叶

主治　上、中二焦热邪炽盛，烦躁口渴，面赤唇焦，口舌生疮，或咽痛吐衄，便秘尿赤，舌红，苔黄干，脉滑数等症。

消乳汤（《医学衷中参西录》）

知母　穿山甲　瓜蒌　丹参　生明乳香　金银花　连翘　生明没药

主治　乳痈肿痛。

消瘰丸（《医学心悟》）

　　玄参　贝母　牡蛎

　　主治　瘰疬痰核。

海金沙散（《医学发明》）

　　海金沙　牵牛子　甘遂

　　主治　脾湿太过，通身肿满，喘不得卧，腹胀如鼓。

海藻玉壶汤（《医宗金鉴》）

　　海藻　陈皮　连翘　川芎　当归　甘草　昆布　贝母　青皮　半夏　独活　海带

　　主治　瘿瘤。

润肠丸（《济生方》）

　　肉苁蓉　沉香　麻子仁汁

　　主治　发汗利小便，亡津液，大便秘结。

益胃汤（《温病条辨》）

　　麦冬　细生地　玉竹　冰糖　沙参

　　主治　热病伤津，或病退胃阴未复，舌干口渴，食欲不振。亦可用于消渴证。

举元煎（《景岳全书》）

　　人参　黄芪　白术　升麻　炙甘草

　　主治　气虚下陷，血崩血脱，亡阳垂危等证。

浚川散（《张氏医通》）

　　郁李仁　大黄　二丑　芒硝　甘遂　木香

　　主治　癃闭便秘，二便不通的阳实水肿证。

涤痰汤（《济生方》）

　　竹茹　半夏　橘红　枳实　茯苓　甘草　南星　人参　菖蒲

　　主治　中风痰迷，舌强不语。

调胃承气汤（《伤寒论》）

　　大黄　芒硝　甘草

　　主治　阳明燥热内结。症见恶热，口渴便秘，腹痛拒按等。亦治肠胃积热引起的发斑，口齿喉痛及疮疡等。

桑杏汤（《温病条辨》）

　　桑叶　杏仁　象贝　沙参　香豉　栀皮　梨皮

　　主治　外感温燥。症见头痛身热，口渴，干咳无痰，或痰少而粘，舌红，苔薄白而燥，脉浮数等。

桑菊饮（《温病条辨》）

　　桑叶　菊花　杏仁　桔梗　连翘　薄荷　芦根　甘草

　　主治　外感风热及温病初起。症见发热头昏头痛，咳嗽，及咽喉肿痛等。

桑麻丸（《医级》）

　　嫩桑叶　黑胡麻子　白蜜

　　主治　肝阴不足，眼目昏花，咳久不愈，肌肤甲错，麻痹不仁。

桑螵蛸散（《本草衍义》）

桑螵蛸　远志　菖蒲　龙骨　茯神　人参　龟板　当归

主治　心神恍惚，健忘，小便频数。

高良姜汤（《千金方》）

高良姜　厚朴　当归　桂心

主治　心腹绞痛如刺。

十 一 画

理中丸（《伤寒论》）

人参　干姜　白术　炙甘草

主治　脾胃虚寒。症见脘腹冷痛，泄泻，呕吐，腹满不食。或阳虚失血，及小儿慢惊，病
后喜唾涎沫，以及胸痹等证由中焦虚寒而致者。

理中汤（《伤寒论》）

人参　干姜　白术　炙甘草

主治　脾胃虚寒。症见脘腹冷痛，泄泻，呕吐，腹满不食。或阳虚失血，及小儿慢惊，病
后喜唾涎沫，以及胸痹等证由中焦虚寒而致者。

理中安蛔汤（《类证治裁》）

人参　白术　茯苓　干姜　川椒　乌梅

主治　气冲心痛，饥不欲食，吐蛔。

栀子豉汤（《伤寒论》）

栀子　淡豆豉

主治　外感热病，身热懊侬，虚烦不眠，胸脘痞闷等证。

栀子柏皮汤（《伤寒论》）

栀子　黄柏　甘草

主治　肝胆湿热郁结所致的黄疸，发热，小便短赤等证。

菖蒲郁金汤（《温病全书》）

鲜石菖蒲　竹沥　炒山栀　竹叶　丹皮　连翘　广郁金　菊花　滑石　牛蒡子　姜汁　玉
枢丹末

主治　湿温病，湿热酿痰，蒙蔽心包。症见身热不甚，胸脘痞闷，时或神昏谵语等。

萆薢分清饮（《丹溪心法》）

川萆薢　益智仁　石菖蒲　乌药

主治　膏淋白浊。症见小便频数，混浊不清，白如米泔，积如膏糊。

菟丝子丸（《世医得效方》）

菟丝子　鹿茸　附子　肉苁蓉　桑螵蛸　五味子　牡蛎　鸡内金

主治　肾虚小便多，或小便不禁。

黄土汤（《金匮要略》）

灶心黄土　干地黄　附子　阿胶　白术　黄芩　甘草

主治　脾阳不足所致的大便下血，以及吐血、衄血、妇人血崩，血色黯淡，四肢不温等。

黄龙汤（《伤寒六书》）

人参　当归　大黄　芒硝　厚朴　枳实　甘草

主治　里实热结而气血虚者。

黄芪汤（《医部全录》）

黄芪　生地　麦冬　瓜蒌根　茯苓　五味子　炙甘草

主治　诸渴疾。

黄连汤（《千金方》）

黄连　黄柏　干姜　当归　阿胶　炙甘草　酸石榴皮

主治　赤白痢，久痢不止。

黄芩滑石汤（《温病条辨》）

黄芩　滑石　通草　白蔻仁　茯苓皮　猪苓　大腹皮

主治　湿温邪在中焦，湿热并重。症见发热身痛，汗出热解，继而复热，渴不多饮，或竟不渴等。

黄连阿胶汤（《伤寒论》）

黄连　黄芩　白芍　阿胶　鸡子黄

主治　阴虚火旺，心中烦热，失眠；或热病后期，余热未清，阴液亏损，虚烦不得眠，以及心火亢盛，迫血妄行所致的吐血、衄血等证。

黄连解毒汤（《外台秘要》引崔氏方）

黄连　黄芩　黄柏　栀子

主治　三焦热盛，症见大热烦扰，口燥咽干，错语不眠，或吐衄发斑，以及外科痈肿疔毒等。

黄连解毒汤（《外科正宗》）

黄连　黄芩　黄柏　栀子　连翘　牛蒡子　甘草　灯芯

主治　疔毒攻心，内热口干，烦闷恍惚，脉实者。

黄芪桂枝五物汤（《金匮要略》）

黄芪　桂枝　白芍　生姜　大枣

主治　血痹证。症见身体不仁，如风痹状。

黄连橘皮竹茹半夏汤（《温热经纬》）

黄连　橘皮　竹茹　半夏

主治　胃热呕哕。

控涎丹（《三因方》）

甘遂　大戟　白芥子　（淡姜汤下）

主治　痰涎伏在胸膈上下，忽然胸背、颈项、腰胯痛不可忍，筋骨牵引钓痛，走易不定，或手足冷痹，或令头痛不可忍，或神志昏倦多睡，或饮食无味，痰唾稠粘，夜间喉中痰鸣，多流涎唾等证。

银翘散（《温病条辨》）

金银花　连翘　薄荷　桔梗　淡竹叶　生甘草　荆芥穗　淡豆豉　牛蒡子　芦根

主治　外感风热及温病初起。症见头痛，发热，微恶风寒，无汗或有汗不畅，头痛口渴，或兼见咳嗽咽喉肿痛，脉浮数等。

猪苓汤（《伤寒论》）

　　猪苓　茯苓　泽泻　滑石　阿胶

　　主治　水热互结，小便不利，发热，口渴欲饮，或见心烦不寐，或兼咳嗽、呕恶等。亦治淋疾尿血。

旋覆花汤（《圣济总录》）

　　桔梗　桑白皮　大黄　鳖甲　柴胡　槟榔　旋覆花　甘草

　　主治　支饮，胸膈实痞，呼吸短气。

旋覆代赭汤（《伤寒论》）

　　旋覆花　半夏　生姜　人参　代赭石　甘草　大枣

　　主治　胃气虚弱，痰浊内阻，胃气上逆而致心下痞硬，噫气不除，反胃呕吐、吐涎沫等。

麻黄汤（《伤寒论》）

　　麻黄　桂枝　杏仁　甘草

　　主治　外感风寒表实证。症见恶寒发热，头痛身疼，无汗而喘，脉浮紧等。

麻子仁丸（《伤寒论》）

　　麻子仁　大黄　厚朴　枳实　杏仁　芍药

　　主治　肠胃燥热，大便硬，小便数。

麻黄杏仁甘草石膏汤（《伤寒论》）

　　麻黄　杏仁　甘草　石膏

　　主治　热邪壅肺而致喘咳者。

麻黄杏仁薏苡甘草汤（《金匮要略》）

　　麻黄　杏仁　薏苡仁　炙甘草

　　主治　汗出当风，或久伤取冷所致之风湿。症见一身尽疼，发热，日晡所剧者。

麻黄细辛附子汤（《伤寒论》）

　　麻黄　细辛　附子

　　主治　阳虚外感，恶寒发热，脉反沉者。

清肠饮（《疡医大全》）

　　金银花　地榆　麦冬　玄参　薏苡仁　黄芩　当归　生甘草

　　主治　肠痈。

清胃散（《医宗金鉴》）

　　石膏　黄连　生地黄　牡丹皮　黄芩　升麻

　　主治　胃中实火上炎，牙缝出血，牙龈肿痛，口舌生疮等证。

清骨散（《证治准绳》）

　　银柴胡　地骨皮　青蒿　胡黄连　知母　秦艽　鳖甲　甘草

　　主治　虚劳骨蒸，或低热日久不退。症见唇红颧赤，形瘦盗汗等。

清宫汤（《温病条辨》）

　　玄参心　连心麦冬　莲子心　竹叶卷心　连翘心　犀角尖（用代用品）

　　主治　外感温病，发汗而汗出过多，耗伤心液，以致邪陷心包，出现神昏谵语等证。

清凉散（《万病回春》）

山豆根　连翘　桔梗　牛蒡子　黄芩　黄连　栀子　薄荷　防风　贝母　甘草

主治　热毒壅结，咽喉肿瘤。

清营汤（《温病条辨》）

犀角（用代用品）　生地黄　玄参　竹叶心　麦冬　丹参　黄连　银花　连翘

主治　温热病，邪热初入营分，症见身热夜甚，口渴或不渴，时有谵语，心烦不眠；或斑疹隐隐，舌绛而干，脉细数等。

清膈煎（《类证治裁》）

海浮石　胆南星　贝母　木通　白芥子　陈皮

主治　痰热喘咳，顽痰胶结。

清气化痰丸（《医方考》）

黄芩　胆南星　枳实　瓜蒌仁　陈皮　杏仁　茯苓　半夏　（姜汁为丸）

主治　痰热内结，症见咳嗽痰黄，粘稠难咯，胸膈痞满，甚则气急呕恶等。

清瘟败毒饮（《疫疹一得》）

生石膏　生地　栀子　桔梗　赤芍　鲜竹叶　犀角　牡丹皮　玄参　知母　黄连　黄芩
连翘　甘草

主治　温热病，肺胃热毒壅盛，气血两燔。症见大热烦躁，渴饮干呕，头痛如劈，昏狂谵语；或有吐衄斑疹；或痉厥并见，舌绛唇焦，脉洪数等。

清燥救肺汤（《医门法律》）

杏仁　麦冬　桑叶　石膏　甘草　人参　胡麻仁　阿胶　枇杷叶

主治　温燥伤肺。症见头痛，身热，干咳无痰，气逆而喘，咽喉干燥，鼻燥，心烦口渴，舌干无苔等。

羚羊角散　（《和剂局方》）

羚羊角　决明子　黄芩　龙胆草　升麻　甘草　车前子　栀子仁

主治　大人小儿一切风热毒，上攻眼目，暴发赤肿；或生疮疼痛，隐涩羞明。

羚角钩藤汤（《通俗伤寒论》）

羚羊角　霜桑叶　双钩藤　滁菊花　鲜生地　京贝母　生白芍　生甘草　淡竹茹　茯神木

主治　热病邪传厥阴，壮热神昏，烦闷躁扰，手足搐搦，发为痉厥等。

密蒙花散（《和剂局方》）

密蒙花　菊花　木贼　石决明　杜蒺藜　羌活

主治　风气攻注，两眼昏暗，羞明多泪，隐涩难开，渐生翳膜；及久患偏头疼，牵引两眼，渐觉细小，昏涩隐痛，并暴赤肿痛等。

续断丸（《妇人良方》）

川续断　黄芪　熟地黄　当归　乌贼骨　五味子　龙骨　赤石脂　牛角腮　甘草　地榆
艾叶　附子　干姜　川芎

主治　妇人经水不止，口干心烦，四肢羸乏，饮食减少。

常山饮（《圣济总录》）

常山　厚朴　草豆蔻　肉豆蔻　乌梅　槟榔　甘草

主治　山岚瘴疟，寒热往来。

十 二 画

琥珀散 (《灵苑方》)

琥珀　当归　莪术　乌药

主治　妇人心膈迷闷，腹脏撮痛，气急气闷，经水不通。

琼玉膏 (《医方集解》录申氏方)

地黄　茯苓　人参　白蜜

主治　诸虚百损，虚劳干咳。

款冬花汤 (《圣济总录》)

款冬花　杏仁　贝母　知母　桑白皮　五味子　炙甘草

主治　暴发咳嗽。

葛根芩连汤 (《伤寒论》)

葛根　黄芩　黄连　炙甘草

主治　外感表证未解，热邪入里。症见身热下利，胸脘烦热，口干作渴等。

葶苈大枣泻肺汤 (《金匮要略》)

葶苈　大枣

主治　痰涎壅盛，咳喘胸满。

越婢汤 (《金匮要略》)

麻黄　生姜　石膏　炙甘草　大枣

主治　风水证。症见发热或无大热，汗出或无汗，恶风，或渴，一身悉肿，脉浮等。

越鞠丸 (《丹溪心法》)

香附　苍术　川芎　神曲　栀子

主治　六郁。

紫金锭 (《惠直堂经验方》)

雄黄　朱砂　山慈菇　山文蛤　千金子　当门子　红芽大戟

主治　瘟疫瘴疟，神志不清；或误食毒物，呕吐恶心，腹痛，泄泻；以及痈疽发背，疔肿
　　　恶疮等。

紫金丹 (《本事方》)

信石　淡豆豉

主治　多年喘急哮嗽，夕不得卧。

紫菀汤 (《医方集解》录王海藏方)

紫菀　知母　贝母　阿胶（蛤粉炒）　桔梗　人参　茯苓　五味子　甘草

主治　肺虚劳热久嗽，吐痰吐血。

紫雪丹 (《和剂局方》)

犀角屑（用代用品）　羚羊角屑　石膏　寒水石　磁石　滑石　青木香　沉香　玄参　升
麻　甘草　朱砂　丁香　朴硝　硝石　麝香　黄金

主治　温热病，邪热内陷心包而致的高热烦躁，神昏谵语，痉厥，以及小儿热极惊厥等。

紫草快斑汤 (《张氏医通》)

紫草　蝉蜕　赤芍　甘草　木通

主治　血热毒盛而致斑疹不畅，色不红活之证。

紫草消毒饮（《张氏医通》）

紫草　牛蒡子　连翘　山豆根　荆芥　甘草

主治　痘疹血热咽痛。

黑锡丹（《和剂局方》）

附子　肉桂　黑锡　硫黄　阳起石　破故纸　胡芦巴　金铃子　木香　肉豆蔻　沉香　茴香

主治　真元不足，上盛下虚，痰壅气喘，汗出肢厥，脉沉微；或寒疝腹痛，男子阳痿精冷，女子血海虚寒等。

稀涎散（《传家秘宝》）

晋矾（即明矾）　猪牙皂荚

主治　风涎潮于上膈，痹气不通。

痛泻要方（《景岳全书》引刘草窗方）

防风　白术　陈皮　白芍

主治　肝郁脾虚。症见肠鸣腹痛，泄泻，泻必腹痛。

温经汤（《金匮要略》）

当归　川芎　吴茱萸　生姜　芍药　人参　桂枝　阿胶　牡丹皮　半夏　麦门冬　甘草

主治　冲任虚寒瘀血阻滞之月经不调，或前或后；或逾期不止；或一月再行，傍晚发热，手心发热，唇口干燥，或小腹冷痛；或久不受孕等。

温胆汤（《千金方》）

半夏　陈皮　茯苓　枳实　竹茹　生姜　大枣　甘草

主治　痰热上扰，胆胃不和，虚烦不眠，眩晕心悸，痰多呕吐等。

温脾汤（《千金方》）

人参　附子　干姜　大黄　甘草

主治　冷积便秘，或久痢赤白，腹痛，手足不温，脉沉弦。

滋血汤（《和剂局方》）

当归　牡丹皮　川芎　马鞭草　荆芥穗　赤芍药　枳壳　肉桂

主治　妇人血热气虚，经候涩滞不通，致使血聚，肢体麻木，肌热生疮，浑身痛倦，将成劳瘵等。

滋燥饮（《沈氏尊生书》）

天花粉　天冬　麦冬　生地　白芍　秦艽

主治　肺燥咳嗽，口燥作渴。

普济消毒饮（《医方集解》录李东垣方）

黄芩　黄连　陈皮　柴胡　桔梗　板蓝根　连翘　牛蒡子　玄参　马勃　薄荷　僵蚕　升麻　甘草

主治　大头瘟。症见恶寒发热，头面红肿焮痛，咽喉不利，舌燥口渴等。

犀角大青汤（《伤寒活人书括》）

犀角（用代用品）　大青叶　栀子　淡豆豉

主治　温热病，热毒入于血分。症见壮热神昏，烦躁，发斑疹，其色紫暗，或兼咽喉肿痛等。

犀黄丸（《外科全生集》）

犀黄　麝香　乳香　没药　黄米饮

主治　乳癌，横痃，瘰疬，痰核，流注，痈毒。

犀角地黄汤（《千金方》）

犀角（用代用品）　生地黄　牡丹皮　赤芍药

主治　热甚动血，血热妄行所致的吐衄、尿血、便血，斑色紫黑，舌绛起刺，或蓄血发狂等。

疏凿饮子（《济生方》）

泽泻　赤小豆　茯苓皮　槟榔　羌活　秦艽　商陆　大腹皮　生姜皮　椒目　木通

主治　遍身水肿，喘息口渴，二便不利者。

十 三 画

蒿芩清胆汤（《重订通俗伤寒论》）

青蒿脑　淡竹茹　仙半夏　赤茯苓　青子芩　生枳壳　广陈皮　碧玉散

主治　少阳湿热痰浊证。症见寒热如疟，寒轻热重，口苦膈闷，吐酸苦水，或呕吐黄涎而粘，甚则干呕呃逆，胸胁胀痛等。

暖肝煎（《景岳全书》）

肉桂　沉香　乌药　当归　枸杞　小茴香　茯苓　生姜

主治　肝肾阴寒，小腹疼痛，疝气等。

十 四 画

酸枣仁汤（《金匮要略》）

酸枣仁　知母　茯苓　川芎　甘草

主治　虚劳虚烦不得眠。

截疟七宝饮（《杨氏家藏方》）

常山　草果　槟榔　厚朴　青皮　陈皮　炙甘草

主治　疟疾数发不止，痰湿甚而体壮者。

磁朱丸（《千金方》）

磁石　朱砂　六曲

主治　心肾不交所致的心悸失眠，耳鸣耳聋，视物昏花。亦治癫痫。

蝉花散（《一草亭目科全书》）

蝉蜕　菊花　木贼　谷精草　羌活　甘草　蒺藜　草决明　防风　山栀　川芎　蒙花　荆芥穗　蔓荆子　黄芩

主治　肝经风热，目赤，目翳，多泪等证。

缩泉丸（《校注妇人良方》）

益智仁　山药　乌药

主治 下元虚冷，小便频数，及小儿遗尿。

豨桐丸（《养生经验合集》）

豨莶草 臭梧桐

主治 感受风湿，或嗜饮冒风，内湿外邪，以致两脚软酸疼痛，不能步履，或两手牵绊不能仰举，状似风瘫。亦治中风手足不遂。

槐花散（《集简方》）

槐花 侧柏叶 荆芥穗 枳壳

主治 肠风下血，血色鲜红，或痔疮出血。

十 五 画

增液汤（《温病条辨》）

生地 玄参 麦冬

主治 阳明温病，津液不足。症见大便秘结，口渴，舌干红，脉细稍数或沉而无力。

增液承气汤（《温病条辨》）

生地 玄参 麦冬 大黄 芒硝

主治 阳明温病，热结阴亏，燥屎不行，下之不通者。

镇肝熄风汤（《医学衷中参西录》）

生赭石 生牡蛎 生龙骨 生杭芍 怀牛膝 生龟板 玄参 天冬 川楝子 生麦芽 茵陈 甘草

主治 阴虚阳亢，肝风内动所致的眩晕头痛，目胀耳鸣，或肢体不利，口眼歪斜，或眩晕颠仆，昏不知人等。

十 六 画

橘皮竹茹汤（《金匮要略》）

橘皮 竹茹 生姜 人参 大枣 甘草

主治 胃虚有热而哕逆者。

醒脾散（《古今医统》）

天麻 僵蚕 全蝎 白附子 人参 白术 茯苓 木香 生姜 大枣 甘草

主治 小儿吐泻不止，作慢惊。

醒消丸（《外科全生集》）

乳香 没药 麝香 雄精

主治 红肿痈毒。

薏苡附子败酱散（《金匮要略》）

薏苡仁 附子 败酱草

主治 肠痈脓已成者。

薯蓣纳气汤（《医学衷中参西录》）

山药 熟地黄 生龙骨 山茱萸 柿霜饼 白芍药 牛蒡子 苏子 炙甘草

主治 阳虚不能纳气之喘逆。

十七画以上

薷术丸（《僧深集方》）

香薷　白术

主治　暴水、风水、气水，通身皆肿。

礞石滚痰丸（《养生主论》）

青礞石（与焰硝同煅）　沉香　黄芩　大黄

主治　实热顽痰，咳喘胸痞，大便秘结，以及癫狂等证。

藿香正气散（《和剂局方》）

藿香　紫苏　白芷　半夏曲　厚朴（姜汁炙）　大腹皮　茯苓　白术　陈皮　苦桔梗　生姜　大枣　炙甘草

主治　外感风寒，内伤湿滞。症见发热恶寒，头痛，胸膈满闷，脘腹疼痛，恶心呕吐，肠鸣泄泻，舌苔白腻等。

藿朴夏苓汤（《医原》）

藿香　半夏　厚朴　赤苓　淡豆豉　杏仁　生苡仁　白蔻仁　猪苓　泽泻

主治　湿温病初期。症见身热不渴，肢体倦怠，胸闷口腻，舌苔白滑，脉濡缓者。

鳖甲煎丸（《金匮要略》）

鳖甲　乌扇　桃仁　大黄　䗪虫　丹皮　柴胡　黄芩　鼠妇　干姜　芍药　葶苈　石韦　厚朴　瞿麦　紫葳　阿胶　蜂蜜　赤硝　蜣螂　半夏　人参　桂枝

主治　久疟、疟母，肝脾肿大，胁肋疼痛。

鳖甲丸（《圣惠方》）

鳖甲　川大黄　琥珀

主治　经闭，癥瘕。

蟾酥丸（《绛囊撮要》）

蟾酥　上西黄　真茅术　朱砂　明雄黄　麝香　丁香

主治　诸般痧证。

麝香汤（《圣济总录》）

麝香　木香　桃仁　吴茱萸　槟榔

主治　厥心痛。

蠲痛散（《妇人良方》）

香附子　荔枝核

主治　血气刺痛。

蠲痹汤（《百一选方》）

羌活　防风　姜黄　当归　黄芪　赤芍　炙甘草

主治　风痹。症见项背拘急，肩肘臂痛，举动艰难等。

蠲痹汤（《医学心悟》）

羌活　秦艽　当归　桂心　海风藤　独活　川芎　木香　乳香　桑枝　炙甘草

主治　风寒湿痹，肢体关节疼痛，或沉重麻木，得热则减，遇寒冷则加剧者。

三、中文药名索引